Phänomenologische
und psychopathologische
Aspekte in der Diabetologie

Mit freundlichen Empfehlungen

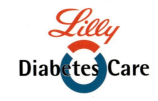

Alexander Risse

Phänomenologische und psychopathologische Aspekte in der Diabetologie

Walter de Gruyter
Berlin · New York 1998

Dr. Alexander Risse
Städt. Kliniken Dortmund
Münsterstr. 240
44145 Dortmund

Die Deutsche Bibliothek − CIP-Einheitsaufnahme

> **Risse, Alexander:**
> Phänomenologische und psychopathologische Aspekte in
> der Diabetologie / Alexander Risse. − Berlin ; New York :
> de Gruyter, 1998
>   ISBN 3-11-015911-2

© Copyright 1997 by Walter de Gruyter & Co., D-10785 Berlin.
Dieses Werk einschließlich aller seiner Teile ist urheberrechtlich geschützt. Jede Verwertung außerhalb der engen Grenzen des Urheberrechtsgesetzes ist ohne Zustimmung des Verlages unzulässig und strafbar. Das gilt insbesondere für Vervielfältigungen, Übersetzungen, Mikroverfilmungen und die Einspeicherung und Verarbeitung in elektronischen Systemen.
Der Verlag hat für die Wiedergabe aller in diesem Buch enthaltenen Informationen (Programme, Verfahren, Mengen, Dosierungen, Applikationen etc.) mit Autoren und Herausgebern große Mühe darauf verwandt, diese Angaben genau entsprechend dem Wissensstand bei Fertigstellung des Werkes abzudrucken. Trotz sorgfältiger Manuskriptherstellung und Korrektur des Satzes können Fehler nicht ganz ausgeschlossen werden. Autoren bzw. Herausgeber und Verlag übernehmen infolgedessen keine Verantwortung und keine daraus folgende oder sonstige Haftung, die auf irgendeine Art aus der Benutzung der in dem Werk enthaltenen Informationen oder Teilen davon entsteht.
Die Wiedergabe von Gebrauchsnamen, Handelsnamen, Warenbezeichnungen und dergleichen in diesem Buch berechtigt nicht zu der Annahme, daß solche Namen ohne weiteres von jedermann benutzt werden dürfen. Vielmehr handelt es sich häufig um gesetzlich geschützte, eingetragene Warenzeichen, auch wenn sie nicht eigens als solche gekennzeichnet sind.
Konvertierung: Arthur Collignon GmbH, Berlin − Druck: Gerike GmbH, Berlin − Buchbinderische Verarbeitung: Lüderitz & Bauer, Berlin − Umschlagentwurf: Rudolf Hübler, Berlin.
Printed in Germany.

Vorwort

Seit Pierre Duhem und Thomas Kuhn wissen wir, daß jeder experimentelle Befund mit jeder erklärenden Theorie durch zusätzliche Annahmen in Übereinstimmung gebracht werden kann. Der Charme der Naturwissenschaft besteht nicht in zwingenden Einsichten, sondern in der weitgespannten Vernetzung von Methoden und Theorien, die sich gegenseitig stützen und vorwärtstreiben, indem sie uns durch Prognosen und die davon geleitete Technik garantierte Spielräume der Voraussicht und gewaltige Wirkungsmöglichkeiten schenken. Je mehr dieses ungeheure Gebäude aus Gedanken und technischer Paxis in Staunen und schwindelerregende Höhe wächst, desto stärker drängt sich die Frage auf, auf welchen Fundamenten in der Lebenserfahrung es ruht. Ganz einfach lautet diese Frage so: Was muß ich gelten lassen? Das naturwissenschaftliche Objektivitätsideal ist das des beliebig übertragbaren Vor- und Nachmachenkönnens von Messungen mit intermomentan und intersubjektiv übereinstimmendem Resultat; es ist erkauft durch den Reduktionismus, die Welt bis auf solche Merkmale abzuschleifen, die sich zuverlässig intermomentan und intersubjektiv identifizieren, quantifizieren und manipulieren (d. h. in einer einzigen Dimension selektiv variieren) lassen. Die Physik krankt daran, daß ihr Grundbegriff, die Kraft, nicht dazu gehört. Dies ist ein Beispiel für die Tragik der Naturwissenschaft, daß sie von einer schmalen, konstruktiv verengten Basis aus mit ungeheurem intellektuellem Aufwand wie mit Kränen ins Leben hineingreifen muß, um rekonstruierend das aufzufangen, was auf dieser Basis keinen Platz hat.

Dem naturwissenschaftlichen Objektivitätsideal steht das phänomenologische gegenüber. Es richtet sich nach der Frage: Was muß ich gelten lassen? Was sind die mir jeweils unhintergehbaren, nicht im Ernst bestreitbaren Hypothesen? Diese Frage richtet sich auf die Fundamente intellektueller Konstruktionen in der Lebenserfahrung, die nun nicht methodisch verkürzt werden soll; der Preis dafür ist der Verzicht auf das beliebig übertragbare Vor- und Nachmachenkönnen, also auf die Garantie intermomentaner und intersubjektiver Invarianz der Ergebnisse. Die intersubjektive Übereinstimmung ist für den Phänomenologen nur ein heuristisches Regulativ; seine Kompetenz ist einerseits die kritische der Eingrenzung intellektueller Willkür, der Abwehr von Scheinproblemen, andererseits und fast noch mehr die inventorische der Aufdeckung von Zusammenhängen, die durch die Blickschienen konstruktiver

Methoden und Theorien, aber auch der diesen zu Grunde liegenden, die Lebenserfahrung filternden Einstellungen und Konzeptionen verdeckt und zerrissen werden.

Der erste entschlossene Phänomenologe war Hume mit dem Programm, zu jeder *idea* (jedem gedanklichen Konstrukt) die zugehörige *impression* (den unwillkürlichen Eindruck) zu suchen und, wenn sich keine finden läßt, die idea als ungedeckten Wechsel zu Protest gehen zu lassen. Die Zurückführung der gesamten Philosophie auf Phänomenologie versuchte seit 1900 Edmund Husserl, der sich aber leider, statt an den Skeptiker Hume, an Descartes, den spekulativen Vorreiter der konstruktiven und reduktionistischen Naturwissenschaft, und an die transzendental-idealistische Konstitutionstheorie von Kant und Fichte anschloß, so daß die Phänomenologie mit der tragikomischen Verkehrung begann, vorgeblich „zu den Sachen selbst" zu streben, tatsächlich aber die Lebenserfahrung mit dem Ballast der spekulativen und konstruktiven Tradition zuzuschütten. Kant und Husserl wollen uns eine Konstitution der Gegenstandswelt vorführen, die von einem Subjekt ober Bewußtsein durch Synthesen oder intentionale Akte geleistet wird; dabei ist dieses Subjekt von vornherein mit einem so stattlichen Apparat von Vermögen ausgerüstet, daß man sich umsonst fragt, warum überhaupt noch etwas konstituiert werden muß, wenn jemand gleich so fertig dasteht. Sie erzählen uns vom Einzelnen, vom (angeblich) Wirklichen und Tatsächlichen in vielen Gestalten, ohne daran zu denken, daß Einzelheit, Wirklichkeit, Tatsächlichkeit sich nicht von selbst verstehen, sondern sich in unserer Lebenserfahrung aus den tiefen Wurzeln des elementar-leiblichen und affektiven Betroffenseins, das wir mit den Tieren teilen, durch Vergegenständlichung erst herausringen. Die wahre Konstitution ist in diesem Sinn die Entfaltung der primitiven Gegenwart (um es kurzerhand in meiner Sprache, die ich hier nicht erläutern kann, zu sagen).

Nach dem falschen Ansatz der Phänomenologie bei Husserl, der blitzartig erhellenden, aber unreif abgerissenen und durch artistische Mystifikation verdunkelten Korrektur durch Heidegger und den zu glatt und bequem vermittelnden Formulierungen Merleau-Pontys hat die Neue Phänomenologie die Aufgabe übernommen, die menschliche Lebenserfahrung im Spielraum zwischen Betroffenheit und Vergegenständlichung nach allen Seiten auszuleuchten. Bei der Prägung der dominanten Intellektualkultur in der zweiten Hälfte des fünften vorchristlichen Jahrhunderts sind zwei Hauptmassen dieser Erfahrung aus dem Gesichtskreis verdrängt worden: der spürbare Leib und die Situationen. Das Wesentliche am neophänomenologischen Situationskonzept ist die These, daß Bedeutsamkeit primär ist und nicht auf bedeutungslose Daten projiziert wird, so daß an die Stelle einer Sinnlichkeit, die vom Verstand synthetisch überformt würde, binnendiffuse, durch Sachverhalte, Programme und

Probleme bedeutsame Ganzheiten treten, die sich dem Verstand zur Explikation anbieten. In den Situationen sind Gefühle als räumlich ergossene Atmosphären gleichsam aufgehängt; was hier „räumlich" heißt, wird durch eine differenzierte Phänomenologie der Räumlichkeit aufgeklärt, der eine entsprechende für die Zeit zur Seite steht. Zwischen dem Leib und den Situationen schlägt leibliche Kommunikation als Grundform der Wahrnehmung und aller sozialen Kontakte die Brücke. Die Subjektivität wird aus der Regionalisierung (als Innenwelt eines Subjektes, z. B. Seele) befreit und auf die Subjektivität von Tatsachen zurückgeführt, die ursprünglich ebenso auf jemand „zugeschnitten" sind, wie Wünsche als Programme, Sorgen als Probleme in eigener Sache; dabei muß man sich durch genaue Klärung der Sachlage der Verführung durch die Sprache entziehen, die gleich eine Subjekt-Sache postulieren läßt, wenn von „jemand" die Rede ist. Das sind einige Leitmotive der Neuen Phänomenologie.

Die Neue Phänomenologie ist dazu bestimmt, der Verzerrung der Lebenserfahrung durch konstruktives Denken entgegenzuwirken, ohne dem konstruktiven Denken der Naturwissenschaft, sofern es sich auf die Bahnung der prognostischen Orientierung für menschliches Erwarten und technische Praxis beschränkt, seine enorme Wichtigkeit zu bestreiten. Beide Bedürfnisse, das nach begreifender Sensibilität für die Lebenserfahrung und das nach quantitativ exakter Prognose und Manipulation, stoßen in der medizinischen Prophylaxe, Diagnose und Therapie zusammen, und es ist das höchste Interesse der Neuen Phänomenologie, dem menschlichen Lebenkönnen darin zu helfen, daß es diese Spannung aushält und die richtige Mitte, die aristotelische Mesotes, findet. Die nachstehend abgedruckten Abhandlungen von Alexander Risse sind mutige und verheißungsvolle Schritte in dieser Richtung. Ich begleite sie mit der lebhaften Hoffnung, daß es ihnen gelingen möge, dafür das Verständnis zu wecken und zu vertiefen, daß wir mit ebenso scharfen wie geschmeidigen Begriffen auch das ins Licht der Besinnung heben können, woraus wir unser Lebenkönnen und Lebenwollen schöpfen, was aber in den positiven Wissenschaften im Interesse allseits exakter quantitativer Reproduzierbarkeit bisher ausgeblendet worden ist.

Hermann Schmitz

Inhalt

Einleitung 1

Die Bedeutung der Psychopathologie und dynamischen Psychiatrie für die Behandlung von Patienten mit Diabetes mellitus 7

1	Besonderheiten der Therapie chronisch Kranker	7
2	Definitionen	8
2.1	Psychopathologie	8
2.1.1	Der psychopathologische Befund	9
2.1.2	Der Psychopathiebegriff	12
2.2	Psychoanalytische Zugänge und Psychotherapie	13
2.2.1	Differenzierung des Psychopathiebegriffs unter genetischen und dynamischen Gesichtspunkten: die Charakterstruktur/Charakterpathologie	13
2.2.2	Symptomneurose – Charakterneurose – neurotischer Charakter	16
2.2.3	Einige psychoanalytische und erkenntnistheoretische Fachbegriffe, die zur weiteren Problematisierung notwendig sind ..	17
2.2.3.1	Übertragung – Gegenübertragung	17
2.2.3.2	Agieren	18
2.2.3.3	Kollusion	18
2.2.3.4	Abwehrmechanismen des Ich	19
2.2.3.5	Denkstilgebundene Gestaltwahrnehmung	20
2.2.3.6	Wissenschaftliches Paradigma	21
2.2.3.7	Self-fulfilling prophecy	22
2.3	Psychologie	22
3	Dimensionen diabetologischer Therapie unter psychopathologischen und psychotherapeutischen Gesichtspunkten	23
3.1	Der Patient	23
3.2	Der Arzt/das Behandlungsteam	25
3.3	Die Interaktion	25
3.3.1	Interaktion zwischen Arzt und Patient	27
3.3.2	Interaktion im Team	27
3.3.3	Interaktion zwischen den Ärzten verschiedener Fachgruppen	28

4	Psychopathologisch bedingte Grenzen somatologischer Interventionen	29
4.1	Der „schwierige" Patient: „mangelnde Compliance" (Raucher, Dicke und andere „Psychopathen")	29
4.2	Das chronische, hirnorganische Psychosyndrom	31
4.3	Endogene Psychosen: Schizophrenie und endogene Depression als Störgrößen somatologischer Therapie	34
4.4	Münchhausen- versus Artefaktsyndrom	35
5	Schlußfolgerungen	37
6	„Idealer" Therapeut und „idealer" Patient	38
	Literatur	39

Phänomenologie und Diabetologie ... 42

1	Philosophie, Phänomenologie und Neue Phänomenologie	42
2	Was ist Diabetologie?	43
3	Nosologie des Diabetes mellitus	44
4	Schwierigkeiten der Klassifikation	45
5	Besonderheiten im Umgang mit chronisch Kranken	46
6	Patientenschulung als Grundvoraussetzung der Diabetestherapie	48
7	Instabile Mannigfaltigkeit als wesentliches Problem der Diabetestherapie	49
8	Einleibung statt „Patientenschulung"	51
9	Organisationsstrukturen im Allgemeinkrankenhaus im phänomenologischen Paradigma	52
10	Folgekomplikationen des Diabetes mellitus	54
11	Das diabetische Fuß-Syndrom	55
11.1	Problemstellung	56
11.2	Körpermaschine mit Bewußtsein versus Leiblichkeit	57
11.3	Konstanter Leibesinselschwund als Ursache des Therapieversagens auf der Ebene des Ortsraumes	60
11.3.1	Der Leib und die Kategorialanalyse der Leiblichkeit	60
11.3.2	Aufweis der Leiblichkeit an Phantomgliederlebnissen	61
11.3.3	Unkontaminierte Leiblichkeit: die Inselstruktur des körperlichen Leibes	62
11.4	Phänomenologie als therapeutische Option beim diabetischen Fuß-Syndrom	64
11.4.1	Konstitution und Selbstverständnis des Subjekts durch Leibesinseln	64

11.4.2	„Leibesinselschwund" durch diabetische Polyneuropathie . .	65
11.4.2.1	Verlust der Warnfunktion des Schmerzes mit entsprechendem Ausbleiben personaler Regression durch Schmerz	66
11.4.2.2	Änderung der leiblichen Ökonomie durch konstanten Leibesinselschwund bei diabetischer Polyneuropathie	66
11.4.2.3	Mißverständnis zwischen Arzt und DFS-Patient durch unterschiedliche leibliche Ökonomie.	67
11.4.2.4	Mißerfolg rein kognitiver Schulungsprogramme zum DFS ohne Berücksichtigung der spezifischen leiblichen Ökonomie des DFS-Patienten	68
11.4.3.	Therapeutische Ansätze unter Berücksichtigung des diabetesbedingten Leibesinselschwundes	68
11.4.3.1	Introspektion: der Therapeut im Kontakt mit seinen eigenen Füßen	68
11.4.3.2	Arzt-Patient-Beziehung: patientengerechte Kommunikation durch ärztliche Kenntnis eigener Leiblichkeit	69
11.4.3.3	Schulung: Primär-, Sekundär- und Tertiärprophylaxe unter Berücksichtigung der Leibesinseldynamik	69
11.4.3.4	Leibesinselbildung trotz diabetischer Polyneuropathie?	70
11.5	Zusammenfassung	70
12	Das wissenschaftliche und klinische Setting der Diabetologie	71
13	Phänomenologische Diabetologie in der Praxis	73
13.1	Ist und Soll	73
13.1.1	Ist	73
13.1.2	Wissenschaftstheoretische und erkenntnistheoretische Bemerkungen zum medizinischen Diskurs: Was ist medizinische (diabetologische) Wahrheit?	75
13.1.2.1	Probleme der Annäherung an die Wahrheit durch operationalisierte, quantifizierbare Daten	75
13.1.2.2	Problematik wissenschaftlicher Aussagen in Bezug auf Prävention, Prophylaxe und „Life-Style"	75
13.1.3	Soll	76
13.2	Praktische Maßnahmen	78
13.2.1	Die „therapeutische Gemeinschaft" in der Diabetologie . . .	78
13.2.2	Die Etablierung praktischer Diabetologie im Akutkrankenhaus	79
13.2.3.	Die Rolle des diabetischen Fuß-Syndroms für die Propagierung der Neuen Phänomenologie	79
13.2.4	Neue Phänomenologie im Perzeptionshorizont der Diabetologie	80

XII Inhalt

13.2.5	Entwurf einer praktischen Synthese von Neuer Phänomenologie und Diabetologie am Beispiel der Phänomenologie der diabetischen Polyneuropathie und des diabetischen Fuß-Syndroms	80
14	Zusammenfassung: Diabetologie und Phänomenologie (Denkstilgerichete Wahrnehmungsverarmung versus vollere Realität)	81
	Literatur	82

Liebe, Cohabitation und moderne Sexualwissenschaft 87

1	Die Liebe	92
1.1	Conditio humana der abendländischen Intellektualkultur: Selbstermächtigung über die unwillkürlichen Regungen	92
1.2	Existentielle Sinnerfahrung: Verankerung im Jetzt, Projektionen in die Zukunft und Sofort-Substitute	93
1.3	Personale Regression als Möglichkeit, seinem Schicksal als Hagestolz zu entgehen	94
1.4	Das Göttliche	94
1.5	Liebe als gemeinsame Situation: dialektische versus koionionistische Liebesauffassung	94
1.6	Psychoanalytische Deutung	95
2	Verliebtsein: Stadien der Liebe	97
3	Das Göttliche: Gott – Götter – Greta Garbo	100
4	Störungen der Liebesfähigkeit	104
4.1	Einsickern in den Hintergrund der jeweiligen Programme, Probleme und Sachverhalte	104
4.2	Charakterkonstellationen mit Störungen der Liebesfähigkeit	105
5	Die Kohabitation	106
5.1	Liebe und Leib, Liebe und Wollust, Wollust	107
5.2	Der Ablauf der geschlechtlichen Exstase	108
6	Funktion/Aufgabe der Sexualwissenschaft	110
6.1	Klassifikation der Kohabitationsstörungen	112
6.2	Bedeutung des Symptoms im psychoanalytischen Zusammenhang	114
6.3	Wiederherstellung der technischen Fähigkeiten	117
7	Aufgaben und Grenzen des Diabetologen	118
7.1	Empathie als Grundlage der Erfassungsmöglichkeit	118
7.2	Behandlungskompetenz	119
7.3	Bewußtsein eigener Verletzlichkeit und (Denk-/Akzeptanz-)Grenzen	119

7.4	Bewußte Beschränkung der Intervention	119
7.5	Das Problem der weiblichen Funktionsstörungen	120
7.6	Einfache diagnostische Maßnahmen ohne apparativen Aufwand	121
	Literatur	122

Adiposologie – eine Streitschrift
Phänomenologische, interaktive und reduktionistische Aspekte der Adipositas 126

1	Einleitung	126
2	Der Problemgegenstand des Diabetologen	128
2.1	Quantifizierende Zugänge zum Adipositasproblem	128
2.2	Der Therapieanspruch der Diabetologie	129
2.3	Die Wirklichkeit des Diabetologen	132
3	Protopathische Adiposologie und Anthropologie	133
4	Genese	135
4.1	Reduktionistische Thesen zur Genese der Adipositas	135
4.2	Psychoanalytische Modelle der Adipositasgenese	137
4.3	Zusammenfassung	140
5	Therapie	140
5.1	Reduktionistische Therapieansätze	141
5.2	Psychoanalytische Modelle	142
5.3	Diabetologischer Anspruch	143
6	Therapeutische Realität der praktischen Diabetologen (und Haltungen zum Diätproblem)	145
6.1	Diabetologische Realität und semantisches Feld	145
6.1.1	Habitueller diabetologischer Sprachgebrauch	145
6.1.2	Offizieller Sprachgebrauch deutscher Diabetologie: affektives Agieren statt Besonnenheit	146
6.1.3	Weitere Anmerkungen zum „Diät"-Problem: nicht einzuhaltende Therapieoptionen	147
6.1.3.1	Die Tragik der Deutschen Gesellschaft für Ernährung	147
6.1.3.2	Schuldzuweisungen an den Patienten	147
6.1.3.3	Verzerrungen der Beratung [Pudel]	148
6.2	Die „Diät-Spirale" [Siebolds] als Zentralproblem der Ernährungsberatung	149
6.3	Ärztliche Reaktionen auf das Diätversagen: Gegenaggression	150
7	Deutungsversuche der Frustration	151
8	Neo-phänomenologische Deutung des gesteigerten Nahrungsappetits	153

9	Alternativen?	156
9.1	„Beratung" statt „Führung"	158
9.2	Diabetiker-Gruppensprechstunde [Siebolds]	159
10	Konkrete Adiposologie für somatologische Diabetologen	160
11	Synopsis	161

Anhang 1
Reduktionistische Deutungsmodelle der Adipositasgenese . . 163
Anhang 2
Reduktionistische Therapieansätze 168
Literatur 171

Naturwissenschaften versus „gesunder Menschenverstand"
oder:
Wie gelangt die Diabetologie von Sachverhalten zu Tatsachen? 175

1	Einleitung	175
2	Ontologische Grundlagen und klassische Vorurteile der Erkenntnistheorie	177
3	Der „gesunde Menschenverstand" als Korrektiv des panmathematischen Aktionismus?	183
3.1	Der diabetologische Diskurs	183
3.2	Notwendige Begrifflichkeiten zur Definition des „gesunden Menschenverstandes"	186
3.2.1	Der Gegenstand und das Problem der naturwissenschaftlichen Vergegenständlichungsweise	187
3.2.2	Das Alltagsbewußtsein	191
3.3	Der „gesunde Menschenverstand"	193
4	Zusammenfassung	194
	Literatur	196

Einleitung

Diabetologie als medizinische Disziplin unterliegt – wie andere Fachdisziplinen – Einflüssen und Zwängen, die die im praktischen Alltag von Klinik und Forschung Tätigen nicht immer wahrzunehmen in der Lage sind. Die etablierte und gewohnte Umgangsweise mit Patienten, Kollegen und klinischen wie wissenschaftlichen Fragestellungen verhindert alternative, den Denkstil der betreffenden Gruppe hinterfragende Denkansätze. Zirkelschlüsse in wieder und wieder geführten Diskussionen mit erheblichem Reibungsverlust sind hierdurch fixiert. Insbesondere die Teilnehmer am wissenschaftlichen Diskurs erinnern an Versuchstiere, die durch Erhöhung ihrer Laufgeschwindigkeit (bei zunehmender Erschöpfung) versuchen, das Laufrad zu verlassen. In der von einem anerkannten diabetologischen Forscher z. B. noch in 1997 geäußerten Meinung, der diabetologische Diskurs sei Privatsache der Forscher („Über Wissenschaft sollten die reden, die auch Wissenschaft betreiben und nicht die, die nur darüber reden" [Prof. Federlin]), wird diese Problematik zumindest offiziell betoniert. Klinisch-praktisch arbeitende Kollegen hingegen werden überwältigt von Interessenskonflikten und in den letzten Jahren härter werdenden Verteilungskämpfen, die eine Besinnung auf die Grundlagen und außermedizinischen Einflußgrößen ärztlichen Handelns verhindern. Der Patient droht hierbei aus dem Zentrum des Interesses verloren zu gehen.

Möglicherweise können bereits vorhandene Ergebnisse aus anderen Wissensgebieten helfen, Probleme in der Diabetologie einer Lösung näher zu bringen. Hierzu soll der vorliegende Band einen Beitrag leisten. Die nachfolgenden Artikel fassen das Wissen aus wenigen dieser anderen Forschungsgebiete zusammen und versuchen eine erste Anwendung auf die Diabetologie.

Die Ebenen der Betrachtung umfassen:

1. Psychopathologie und Psychodynamik,
2. Philosophie mit
2.1. Erkenntnis- und Wissenschaftstheorie,
2.2. Neuer Phänomenologie

und beschreiben diabetologische Mechanismen – z. B. der Arzt-Patient-Interaktion, der sog. „wissenschaftlichen Diskussion" – und Probleme (insbes. das Diabetische Fuß-Syndrom [Reike] oder das Problem des Übergewichtes) mit dem je eigenen Begriffsinstrumentarium. Dem geneigten Diabetologen wird es hiermit idealerweise möglich, sich selbst und seine Arbeit „von außen" zu betrachten, manchem – so ist zu hoffen – sein Laufrad sogar zu verlassen.

Die Präsentation und Verbreitung philosophischen und psychiatrischen Wissens innerhalb der Diabetologie geht zurück auf die Idee und andauernde Stimulation des Präsidenten der Deutschen Diabetes Gesellschaft im Jahr 2000, Dr. Renner, der 1987 als erster die Bedeutung einer Integration dieser Fachgebiete in die Diabetologie gesehen hat. Durch unermüdliche Stützung hat er mir geholfen, diese Arbeit weiter zu verfolgen, und mir die notwendigen Foren zur Darstellung und Diskussion meiner Ergebnisse geöffnet. Hierfür mein besonderer, tiefer Dank.

Professor Angelkort, mein Chef, hat die Entwicklung und insbesondere die Umsetzung des vorgestellten Gedankenguts, das tief in die Klinikstruktur eingegriffen hat, nicht nur angstfrei ertragen (als Zeichen seiner Ich-Stärke), sondern zusätzlich meine Arbeit wesentlich gefördert, indem er über all die Jahre eine empathische und herrschaftsfreie Diskussion sichergestellt hat. Hierzu gehörte auch das Eintreten gegenüber Fachkollegen, die – beunruhigt über die Thesen – versucht haben, unter Ausnutzung des hierarchischen Gefälles, die Verbreitung der hier vorgestellten Arbeiten zu verhindern. Ihm an dieser Stelle ebenfalls herzlichen Dank in der Hoffnung auf eine möglichst lange weitere Zusammenarbeit.

Herr Dr. Reike hat von Anfang an die phänomenologische Arbeit gestützt und mir in permanenter Diskussion zur Schärfung meiner Gedanken verholfen. Auch bei zunehmender Reputation als Spezialist in der Behandlung des diabetischen Fuß-Syndroms hat er für eine kontinuierliche Integration kategorialer Problematisierungen der somatologischen Positionen und hiermit für die Verbreitung neo-phänomenologischer Betrachtungsweisen des diabetischen Fuß-Syndroms bei seiner größer werdenden Zuhörerschaft gesorgt. Trotz vieler inhaltlicher Kontroversen über Detailfragen hat die kollusive Solidität unsere eheähnliche Gemeinschaft bisher über zehn Jahre getragen.

Professor Hermann Schmitz, dessen Werk ich 1984 über Professor Matthias Hartmann kennengelernt habe, hat mir seit zehn Jahren hilfreich zur Seite gestanden, dann, wenn es um Verständnisfragen seines Werkes ging, später, wenn es galt, diabetologische Fragestellungen aus Sicht der Neuen Phänomenologie zu beurteilen. Seine grundsätzlichen Arbeiten zur Kategorialanalyse der Leiblichkeit und zur Phänomenologie der Leibesinseln waren für Dr. Reike und mich die Ausgangspunkte eines tieferen Verständnisses der Patienten mit diabetischem Fuß-Syndrom. Seine persönlichen Stellungnahmen zu Fragen der leiblichen Dynamik bei Patienten mit diabetischer Polyneuropathie und die hierdurch möglichen Diskussionen, haben auch die ärztliche Praxis in unserer Klinik verändert.

Der größte Dank gebührt meiner diabetologischen Familie, Frau Ellen Lange, Frau Ingrid Ott, Frau Dr. Susanne Karl, Herrn Dr. Hans Brill und all jenen, die mir über die letzten zehn Jahre die Möglichkeit gegeben haben, meine Gedanken am Krankenbett zu diskutieren und theoretisch gewonnene Positionen am konkreten Stationsalltag, d. h. mit der notwendigen „Leibnähe", in unendlich vielen Diskussionen zu schleifen, und mir insbesondere durch ihre verläßliche Arbeit die Therapiesicherheit der Abteilung gewährleistet haben. Durch ihr Engagement auf der Station, auf Kongressen und Seminaren haben sie auch in der klinischen Routine die notwendige erotische Besetzung [Kernberg] aufrecht erhalten, die die Voraussetzung der Hypothesengenerierung war.

Professor Berger hat, obwohl radikaler Reduktionist, seit Jahren die Kritik an den von ihm so unnachgiebig vertretenen Positionen bewußt gesucht und stimuliert. Er hat wesentlich zur Verbreitung meiner Positionen beigetragen, auch dann, wenn sie für ihn erwartungsgemäß mit seiner eigenen Auffassung nicht übereinstimmten. Er hat damit für uns gezeigt, daß die Grundhaltung von Wissenschaftlichkeit, also offene Diskussion, zumindest noch rudimentär in der Deutschen Diabetologie vorhanden ist.

Professor Siebolds, mit dem ich seit drei Jahren in vielen Seminaren zusammenarbeiten darf, hat meine Denkweise durch systemtheoretische Ansätze erheblich befruchtet und bildet für mich das notwendige Korrektiv zu theoretischer Arbeit.

Herrn Erwin Muth, Mitarbeiter der Firma Lilly, danke ich für die ständige Bereitschaft zur Diskussion und seine praktische Unterstützung durch Ausrichtung von Seminaren und Workshops, sowie durch Publikationen, schon zu einer Zeit, als auf Seiten der Pharmaindustrie noch breitestes und explizites Desinteresse an der hier vorgestellten Thematik herrschte.

Herrn Dr. Dorna danke ich für die Korrekturlektüre meiner Texte, einer aufgrund meiner Rechtschreibschwäche erheblich belastenden Aufgabe. Zusätzlich ist er, obwohl durch seine eigene Charakterstruktur zu scharfer Individuation und Klarheit gezwungen, für den seit 1995 bestehenden, schillernd-oszillierenden, an die Bedeutungsvielfalt der Husserlschen Puppe erinnernden Arbeitstitel der Textsammlung: „Phänomenologie und Psychopathologie der Diabetologen" verantwortlich.

Dr. P. K. danke ich für die ontologische Immersion.

Die in diesem Band gesammelten Artikel entstanden zu verschiedenen Anlässen und für verschiedene Rezipientengruppen. Überschneidungen des Inhaltes und Wiederholungen sind daher unvermeidlich. Die Reihenfolge der

Arbeiten folgt nicht der Chronologie ihrer Erstellung, sondern einer der Lesbarkeit und dem Verständnis entgegenkommenden thematischen Abfolge. Die sei im einzelnen kurz kommentiert:

Die Bedeutung der Psychopathologie und dynamischen Psychiatrie für die Behandlung von Patienten mit Diabetes mellitus
Neben der Darstellung verschiedener Aspekte psychopathologischer und psychoanalytischer Grundpositionen findet sich hier die extensive Erklärung des „Hirnorganischen Psychosyndroms" (HOPS), einer kardinalen Stellgröße diabetologischen Therapieerfolges. Die Kenntnis des HOPS hilft, Therapieziele an den Patienten anzupassen und sowohl diesen als auch den Therapeuten zu entlasten.

Phänomenologie und Diabetologie
Dieser Artikel entstammt einem Vortrag vor Philosophen, mit dem Ziel, diesen die Möglichkeiten der Anwendung neo-phänomenologischen Gedankengutes in der Diabetologie aufzuzeigen. Er nähert sich somit dem Problem der Diabetologie von außen. Zusätzlich enthält er neben der Darstellung der Leibesinselproblematik Darstellungen über allgemeine erkenntnistheoretische und wissenschaftskritische Deutungen des diabetologischen Diskurses, die zum Verständnis der Verzerrungen des klinischen Alltags durch den habituellen Wissenschaftsbetrieb, das sind die Deutsche Diabetes Gesellschaft und ihre Protagonisten, entstehen. Der Artikel enthält die wesentlichen Kapitel einer Auftragsarbeit von Professor Chantelau [„Die Bedeutung der Phänomenologie für die Behandlung des diabetischen Fuß-Syndroms"], zuerst erschienen in seinem Buch: „Amputation – Nein Danke!". Ziel war es damals – unter Benutzung der „Kategorialanalyse der Leiblichkeit" [Schmitz] verständlich zu machen, warum die Patienten im Klinikalltag so schwierig sind und dem Therapeuten insbesondere der rein kognitive Zugang zu ihnen häufig verwehrt bleibt. Der eingeführte Begriff des „Leibesinselschwundes" durch diabetische Polyneuropathie kann helfen, die anthropologischen Dimensionen des Problems zu sehen und hierdurch idealerweise Aggressionen im Behandlungskontext abzubauen.

Liebe, Cohabitation und moderne Sexualwissenschaft
Der Artikel, eine Auftragsarbeit von Dr. Renner, zeigt den möglichen und notwendigen Denkstilhintergrund der Beratung und Therapie einer verbreiteten, häufig übersehenen Folgekomplikation des Diabetes mellitus: der Erektilen Dysfunktion. Neben den unterschiedlichen intellektuellen Positionen wird versucht, einen einfachen Algorithmus zur Diagnostik und Differentialdiagnostik der E. D. vorzustellen. Zusätzlich bietet der Artikel die Möglichkeit, tiefer in die Materie der Neuen Phänomenologie einzudringen, hier mit einem auch den Therapeuten wahrscheinlich interessierenden Thema: „Die Liebe".

Adiposologie — eine Streitschrift
Phänomenologische, interaktive und reduktionistische Aspekte der Adipositas
Die Adipositas und ihre Behandlungsversuche stellen das Zentralproblem der Diabetologie dar, gleichzeitig das offenbarste Zeichen des Scheiterns eines rein somatologisch-reduktionistischen Ansatzes der Diabetologie. Am Beispiel der akademischen Grundpositionen und der hierzu kontrastierten Realität wird versucht, dem Therapeuten die Introspektion zu seiner eigenen inneren Haltung zu erleichtern. Anhand der eingeführten Begriffe der „Realdiabetologie" im Gegensatz zu „Kongreß-(Papier-)Diabetologie" wird versucht, dem Umgang mit der immanenten Begrenztheit therapeutischen Handelns bei chronischen Erkrankungen zu verdeutlichen. Zusätzlich enthält der Artikel eine persönliche Stellungnahme H. Schmitz' zum Problem des „gesteigerten Nahrungsappetits" und der konsekutiven Adipositas. Ein weiteres Beispiel neo-phänomenologischer Deutung vermeintlich rein somatologischer Fragestellungen. Dem interessierten Leser wird bei weitergehendem Interesse ein zweitägiges Seminar hierzu zur Vertiefung angeboten.

Naturwissenschaften vs. „gesunder Menschenverstand" — *oder:*
Wie gelangt die Diabetologie von Sachverhalten zu Tatsachen?
Dieser Artikel entstand aus Anlaß einer Diskussionsbemerkung Professor Mehnerts auf einer Tagung der Deutschen Diabetes Gesellschaft. Der zunächst geplante Zeitschriftenartikel, der sich mit dem Bedeutungsgehalt der Intervention beschäftigte, wurde von der Zeitschrift „Diabetes & Stoffwechsel", hier durch seinen Chefredakteur, nicht angenommen. Professor Berger hat die Problemstellung aufgegriffen und auf einem seiner Gut-Höhne-Seminare unter der allgemeinen Frage, was denn der „gesunde Menschenverstand" sei, vorgestellt. Die in diesem Band enthaltene Ausarbeitung beschäftigt sich mit den individuellen Denkbewegungen der Therapeuten und Wissenschaftler und mit der Frage, wie wir zu therapeutischen und anderen „Wahrheiten" kommen. Mit Hilfe des neo-phänomenologischen Instrumentariums der Erkenntnistheorie wird versucht, dieser Frage näher zu kommen und eine Differenzierung in reduktionistisch-akademische Methodologie vs. Alltagsbewußtsein vs. „gesunden Menschenverstand" zu erarbeiten. Auf der Basis dieser Differenzierung sollte es möglich sein, die eigene Position insbesondere in Bezug auf Wertediskussionen zu bestimmen. Wertediskussionen, also Diskussionen, die in der nahen Zukunft vermehrt auf Mediziner und Ärzte zukommen werden, sind mit rein operationalen Mitteln nicht zu führen. Die derzeit übliche Methode, aufkommenden Wertefragen in noch mehr technischem Aktionismus oder dem Ruf nach noch mehr Zahlen („Panmathematismus") auszuweichen, wird in Zeiten immer knapper werdender finanzieller Ressourcen zunehmend schwie-

riger. So kann dieser letzte, wenn auch zugegebenermaßen komplexe Text als notwendige Vorbereitung auf die kommenden Jahre verstanden und gelesen werden.

Die Buchpublikation insgesamt geht wiederum zurück auf die Anregung von Erwin Muth. Sie ist von ihm konzipiert als Arbeitshandbuch für die vielen phänomenologischen Seminare der Firma Lilly-Deutschland, die er, der Autor und Professor Siebolds für diabetologische Anwender in den letzten Jahren abgehalten haben. Das Buch kann die persönliche Diskussion nicht ersetzen und soll daher der Vorbereitung und der nachbereitenden Vertiefung dienen. Zusätzlich soll es den Leser zur weiterführenden Beschäftigung mit neo-phänomenologischem Gedankengut anregen. Aus der Sicht des Autors liegt hierin eine wesentliche Chance, die zum Teil verworrenen Diskussionen innerhalb der diabetologischen Fachgesellschaft auf eine solidere Grundlage zu stellen.

Die Bedeutung der Psychopathologie und dynamischen Psychiatrie für die Behandlung von Patienten mit Diabetes mellitus

1 Besonderheiten der Therapie chronisch Kranker

Während Ausbildung und Selbstwertschätzung der Humanmedizin das Schwergewicht auf die naturwissenschaftliche Erkennung der Krankheiten und besonders die schnelle Behandlung von akuten Erkrankungen legen (siehe z. B. das Paradigma der kurzen Liegezeiten als Qualitätsmerkmal), spielen im Umgang mit chronisch Kranken die hierzu notwendigen somatologischen Daten und Hilfsinstrumente eine der Dauer der Erkrankung umgekehrt proportionale Rolle, um im weiteren Verlauf ganz in den Hintergrund zu treten. Zunehmendes Gewicht erhält die (idealerweise vertrauensvolle) Arzt-Patienten-Beziehung und damit notwendigerweise auch die Charakterstruktur des Patienten wie auch die des Arztes. Der Arzt steht somit in der Pflicht, über seine organmedizinische Kompetenz als notwendige Voraussetzung hinaus, den Lebensentwurf des Patienten, auch wenn dieser den medizinischen Notwendigkeiten zuwiderläuft (z. B. Raucher; Motorradfahrer), anzuerkennen, um das Arbeitsbündnis zwischen ihm und dem Patienten und damit die gesamte Therapie nicht zu gefährden [Neuhaus, 1993]. Der aus der tiefenpsychologisch fundierten Psychotherapie entlehnte Begriff des „Arbeitsbündnisses" in der Therapie chronisch Kranker stellt unmittelbar die in der Organmedizin häufig und kritiklos gebrauchten Begriffe wie „Patientenführung", „Verordnung von…", „Compliance", (spez.) „Diabeteseinstellung" etc. in Frage. Für die an ihre Stelle tretenden Begriffe wie „Beratung", „Empfehlung von…", „Empowerment", (spez.) „Hilfe zur Selbsttherapie" [Hirsch, 1994] ist in der Hochschulausbildung aber auch in der Selbstauffassung der ärztlichen Kompetenz und Pflichten noch kein geeigneter Stellenwert gefunden. Psychopathologische oder psychodynamische Kenntnisse sind ebensowenig verbreitet, sodaß die notwendigen Voraussetzungen zur Introspektion seitens des Arztes fehlen und die Einschätzung der Charakterstruktur des Patienten als wesentlicher Beeinflussungsgröße des Gelingens einer längerfristigen Therapie ebenfalls nicht gegeben sind. Bei Mißerfolg der Therapie erfolgt reflexartig die Schuldzuweisung zumeist an den Patienten („mangelnde Compliance"), sodaß ein Umdenken in der Therapie aber auch in der Ausbildung junger Ärzte bisher nicht stattfinden konnte. Bei unübersehbaren, schweren psychiatrischen Störungen empfiehlt der Arzt diffus, gleichsam protopathisch, aus mangelnder Kenntnis, einen „Psychologen" oder „Neurologen" zu konsultieren, was etwa der Empfehlung, bei Schnupfen einen Neurochirurgen um eine Hirnoperation zu bitten, entspricht. Die notwendige Differenzierung in Psychologie, Psychiatrie, stützende, bzw. analytische Psychotherapie, Psychopharmakotherapie usw. unterbleibt.

In den folgenden Ausführungen wird versucht, die faszinierende Welt der über die rein somatologischen Probleme hinausgehenden psychologischen, psychiatrischen und psychodynamischen Fragestellungen, die für alle chronischen Therapien bedeutsam sind, zu beleuchten, und − ohne auf Details näher eingehen zu können − zumindest den Horizont möglicher Diagnostik und Therapie abzustecken. Dargestellt werden verschiedene Arbeitsinstrumente insbesondere psychopathologischer und psychoanalytischer Herkunft. Es gibt weitere − pädagogische, verhaltens- und systemtherapeutische etc. − Ansätze und Techniken, die hier aufgrund der Begrenztheit des Autors nicht aufgearbeitet sind. Immerhin ist zu hoffen, daß mit der hier vorgelegten Betrachtungsweise erste Schritte zu einem holistischen Therapie-, bzw. Beratungskonzept geschaffen werden können.

Die patientenorientierte Therapie und ihr Erfolg hängen ab von der Flexibilität der Ärzte, ggf. Änderung des gesamten humanmedizinischen Paradigmas resp. der Therapiequalität und mutet dem Patienten ein erheblich höheres Maß an Eigenverantwortung zu: Dies alles bedingt das Faszinosum des vorliegenden Gegenstandsgebietes, aus dem es die Berechtigung seiner Darstellung in diesem Buch und die Hoffnung auf eine geneigte Leserschaft ableitet.

2 Definitionen

2.1 Psychopathologie

„Der Gegenstand der Psychopathologie ist das wirkliche bewußte psychische Geschehen. Wir wollen wissen, was und wie Menschen erleben, wir wollen die Spannweite der seelischen Wirklichkeiten kennenlernen. Und nicht nur das Erleben der Menschen, sondern auch die Bedingungen und Ursachen, von denen es abhängt" [Jaspers, 1973].

Psychopathologie ist somit die Wissenschaft von den Erlebnis- und Verhaltensweisen des Individuums insbesondere in seinen krankhaften Ausprägungen. Bevor die Genese möglicher Störungen geklärt werden kann, versucht die Psychopathologie jedoch, die Ausdrucksphänomene psychischen Geschehens begrifflich zu fassen, um sie möglichen nosologischen Gruppen zuzuordnen. Psychopathologie ist somit zunächst die Wissenschaft, die eine phänomenologische Erfassung krankhaften menschlichen Verhaltens anstrebt. Die Beschreibung und Klassifizierung menschlichen Verhaltens und die Zuordnung in (angenommen) gesund und pathologisch heißt jedoch nicht, daß hieraus eine Reduktion oder gar Stigmatisierung des Patienten folgen muß: „Für ihn als Psychopathologen genügt es, wenn er von der Unendlichkeit jedes Individuums weiß, die er nicht ausschöpfen kann" [Jaspers, 1973]. Die Gefahr, den Patienten ungerechtfertigterweise auf Symptome oder Störungen zu reduzieren, besteht eher dann, wenn ein diagnostisches Instrumentarium und eine Vorstellung der Bedingungskonstellationen nicht bestehen, wie es bei rein organmedizinisch ausgebildeten Ärzten häufig der Fall ist. Dann ist die Bewertung des Patienten in seinen seelischen Dimensionen irrational und läuft Gefahr, durch das bestehende Machtgefälle zwischen Arzt und Patient zum Schaden des Patienten auszufallen. Ganz entscheidend ist, daß die psychopathologische Beschreibung und Klassifikation des Verhaltens und Erlebens des Patienten sich einer moralischen Wertung dezidiert entziehen. Die Kontamination der psychiatrischen Bewertung mit moralischen Vorstellungen des Arztes ist bei psychiatrisch Ungebildeten häufig, wenn nicht gar die Regel, was sich in Begriffsbildungen wie „Sekundärversager", „mangelnde Compliance", „mangelnde Kooperationsbereitschaft", „Pat. hat eine Meise" (s. u.) etc. spiegelt. Psychopathologie kann somit helfen, den Patienten in seiner Einmaligkeit zu akzeptieren und gleichzeitig durch Erfassung und Zuordnung seines Verhaltens und Erlebens, Toleranz gegenüber seiner Individualität zu sichern, auch wenn seine Persönlichkeit der des behandelnden Arztes (bzw. Teams) zuwiderläuft: „Zumal ethische, ästhetische, metaphysische Wertungen sind völlig unabhängig von psychopathologischer Wertung und Zergliederung" [Jaspers, 1973].

2.1.1 Der psychopathologische Befund

Vorgestaltlich erhebt jeder Arzt bei jedem Patienten einen psychopathologischen Befund, ohne sich hierüber Rechenschaft abzulegen. Im Anschluß an diesen Befund kommt er zu einer Schlußfolgerung, etwa in dem Sinne „normal", „guter Patient", „Meise", „haltlos", „gute Compliance", „ordentlich" etc., d. h. es werden unsystematische Verhaltensmerkmale des Patienten mit unsystematischen Verhaltensanmutungen sowie moralischen Haltungen des Arztes verknüpft. Um dieser Gefahr zu entgehen, hilft es, sich die Kriterien des psychopathologischen Befundes vor Augen zu führen und somit den Patienten rein phänomenologisch, also ohne Deutung der Ursachen für sein Verhalten, klassifizieren zu können.

Tab. 1 Psychopathologische Befunderhebung I [AMDP, 1981]

1. Bewußtseinslage
2. Orientierung
3. Aufmerksamkeit und Gedächtnis
4. Formales Denken
5. Befürchtungen und Zwänge
6. Wahn
7. Sinnestäuschungen
8. Ich-Störungen
9. Affektivität
10. Antrieb und Psychomotorik
11. Zirkadiane Rhythmik

Der systematisch erhobene, psychopathologische Befund gliedert sich nach bestimmten Merkmalen, die in Tabelle 1 zusammengefaßt sind.

Werden die obengenannten Kriterien nach zusätzlichen Inhalten gegliedert, ergeben sich die in Tabelle 2 aufgeführten Differenzierungen, die ebenfalls von jedem Arzt im Kontakt mit dem Patienten vollzogen werden, ohne daß die Begrifflichkeiten oder deren Inhalte bekannt wären.

Die so gewonnenen Spezifizierungen bedürfen nun im Einzelnen der Definition, um als operationalisierte Symptome benutzt werden zu können. Die erforderlichen Definitionen hier darzustellen, würde den Rahmen des Kapitels sprengen; auf die entsprechende Fachliteratur sei verwiesen [AMDP, 1981; Fähndrich, 1989; Glatzel, 1981; Janzarik, 1981; Schneider, 1980]. Nach Gewinnung der Symptome aus differenzierter Beobachtung werden dann, analog dem organmedizinischen Modell, regelhaft wiederkehrende Symptomenkomplexe beschrieben und zu Syndromen (z. B. Schizophrenie) zusammengestellt. Eine Aussage über die Genese der Syndrome ist nicht getroffen. Einige Syndrome können heute organischen Ursachen und somit pathogenetischen Mechanismen zugeordnet werden (organische Psychosen), andere nicht (endogene Psychosen), was zu anhaltendem wissenschaftlichen Streit Anlaß gibt. Außer den Psychosen verbleibt eine große Anzahl von psychischen Erkrankungen und psychiatrischen Auffälligkeiten ohne Krankheitswert, die in ihrer Ätiopathogenese nicht schlüssig aufgeklärt sind und somit ebenfalls verschiedenster Hypothesenbildungen über ihre Entstehung und Behandlung unterliegen (Psychopathien, Neurosen, veränderte Bewußtseinszustände etc.). Alle diese nosologischen oder auch nur syndromalen Entitäten interferieren für den behandelnden Diabetologen unbewußt mit der somatologischen Therapie. Die gilt

Tab. 2 Psychopathologische Befunderhebung II [AMDP, 1981]

1.	**Bewußtseinsstörungen**	6.7	Verfolgungswahn
1.1	−minderung	6.8	Eifersuchtswahn
1.2	−trübung	6.9	Schuldwahn
1.3	−einengung	6.10	Verarmungswahn
1.4	−verschiebung (altered states of consciousness)	6.11	hypochondrischer Wahn
		6.12	Größenwahn
2.	**Orientierungsstörungen**	**7.**	**Sinnestäuschungen**
2.1	zeitlich	7.1	Illusion
2.2	örtlich	7.2	Halluzinationen
2.3	situativ	7.2.1	Stimmenhören (Phoneme)
2.4	zur eigenen Person	7.2.2	andere akustische H. (Akoasmen)
3.	**Aufmerksamkeit- und Gedächtnisstörungen**	7.2.3	optische Halluzinationen
		7.2.4	Körperhalluzinationen
3.1	Auffassungsstörungen	7.2.5	Geruchs- und Geschmackshalluzinationen
3.2	Konzentrationsstörungen		
3.3	Merkfähigkeitsstörungen	**8.**	**Ich-Störungen**
3.4	Gedächtnisstörungen	8.1	Derealisation
4.	**Formale Denkstörungen**	8.2	Depersonalisation
4.1	gehemmt	8.3	Gedankenausbreitung
4.2	verlangsamt	8.4	Gedankeneingebung
4.3	umständlich	8.5	Gedankenentzug
4.4	eingeengt	8.6	andere Fremdbeeinflussungserlebnisse
4.5	perseverierend		
4.6	Grübeln	**9.**	**Störungen der Affektivität**
4.7	Gedankendrängen	9.1	ratlos
4.8	Ideenflucht	9.2	Gefühl der Gefühllosigkeit
4.9	Vorbeireden	9.3	affektarm
4.10	Gedankenabreißen	9.4	deprimiert
4.11	Zerfahrenheit	9.5	hoffnungslos
5.	**Befürchtungen, Zwänge**	9.6	ängstlich
5.1	Mißtrauen	9.7	euphorisch
5.2	Hypochondrie	9.8	dysphorisch
5.3	Phobien	9.9	gereizt
5.4	Zwangsdenken	9.10	innerlich unruhig
6.	**Wahn**	9.11	klagsam, jammerig
6.1	Wahnstimmung (Trema)	9.12	Insuffizienzgefühl
6.2	Wahnwahrnehmung	9.13	gesteigerte Selbstwertgefühle
6.3	Wahneinfall	9.14	Schuldgefühle
6.4	Wahngedanken	9.15	Ambivalenz
6.5	systematisierter Wahn	9.16	Parathymie
6.6	Beziehungswahn	9.17	Affektlabilität
		9.18	Affektinkontinenz
		9.19	Affektstarre

Tab. 2 Fortsetzung

10.	**Antriebs- und psycho-motorische Störungen**	10.6	Theatralik
		10.7	Mutismus
10.1	Antriebsarmut	10.8	logorrhoisch
10.2	Antriebshemmung		
10.3	Antriebssteigerung	**11.**	**zirkadiane Rhythmik**
10.4	motorische Unruhe	11.1	morgens besser
10.5	Maniriertheit	11.2	abends besser

für alle Verhaltens- und Erlebnisvarianten ohne Krankheitswert (Charakterorganisation etc.), insofern sie zu unbewußten Konflikten zwischen Arzt und Patient führen.

Psychopathologische Kenntnis erleichtert dem Diabetologen, diese syndromalen Entitäten zu erkennen und in ihrer Einflußnahme auf den somatologischen Behandlungsprozeß zu gewichten. Diese Kenntnis ist hilfreich, auch ohne daß sich der Diabetologe in die wissenschaftlichen Diskussionen der verschiedenen psychiatrischen und psychoanalytischen Schulen über Genese und Therapie der Erkrankungen einlassen muß.

2.1.2 Der Psychopathiebegriff

Ohne auf die Probleme psychiatrischer Nosologie näher einzugehen, ist für Patienten (und Ärzte), die nicht an einer organischen oder endogenen Psychose leiden, trotzdem aber Verhaltensauffälligkeiten zeigen, d. h. den Vermutungen des Arztes über adäquate Reaktionen und „normales" Verhalten (welche nichts anderes als seine eigene Charakterorganisation oder -pathologie spiegeln) nicht entsprechen, die grobe Einteilung der „Psychopathen" von Kurt Schneider [1923] immer noch hilfreich und lesenswert (Tab. 3).

Wohlgemerkt ist diese Klassifikation rein deskriptiv, beinhaltet keine Erklärung für die Ursache des Verhaltens und enthält sich folgerichtig auch einer Aussage über therapeutische Möglichkeiten. Entscheidend für das Gelingen einer Langzeittherapie, d. h. „die Aufrechterhaltung des Arbeitsbündnisses" ist lediglich, daß die Psychopathie des Patienten und die Psychopathie des Arztes einander kompatibel sind. In diesem Falle werden beide Seiten bei anhaltender Zufriedenheit der Auffassung sein, einen normalen, psychisch gesunden und adäquaten Gesprächspartner zu haben. Sollten die Psychopathologien von Arzt und Patient nicht zueinander passen, empfiehlt es sich, die Therapie, auch wenn sie vordergründig noch so organisch anmutet, an einen anderen Kollegen weiterzuleiten.

Tab. 3   Die Psychopathen [Schneider, 1923]

1.	Hyperthymische Psychopathen
1.1	Streitsüchtige Hyperthymische
1.2	Haltlose Hyperthymische
1.3	Pseudologische Hyperthymische
2.	Depressive Psychopathen
2.1	Schwermütige Depressive
2.2	Mißmutige Depressive
2.3	Paranoische Depressive
2.4	Unstete Depressive
3.	Selbstunsichere Psychopathen
3.1	Sensitive Selbstunsichere
3.2	Anankastische Selbstunsichere
4.	Fanatische Psychopathen
4.1	Expansive Fanatiker
4.2	Matte Fanatiker (Sektierer und „Naturmenschen")
5.	Stimmungslabile Psychopathen
5.1	Zyklothymie u. Stimmungslabile
5.2	Epilepsie u. Stimmungslabile
5.3	Unstete
5.3.1	Die Wanderzustände
5.3.2	Die Triebmenschen
6.	Geltungsbedürftige Psychopathen
6.1	Der „hysterische Charakter"
6.2	Exzentrische Geltungsbedürftige
6.3	Pseudologische Geltungsbedürftige
6.3.1	Pseudologia phantastica
7.	Gemütlose Psychopathen
8.	Willenlose Psychopathen
9.	Asthenische Psychopathen
9.1	Die „Nervenschwäche"
9.2	Empfindliche Asthenische
9.3	Körperlich versagende Asthenische
9.4	Seelisch unzulängliche Asthenische: die Entfremdungserlebnisse
10.	Explosible Psychopathen

2.2   Psychoanalytische Zugänge und Psychotherapie

2.2.1   Differenzierung des Psychopathiebegriffs unter genetischen und dynamischen Gesichtspunkten: die Charakterstruktur/Charakterpathologie

Psychoanalytische Zugänge jedwelcher Ideologie gehen über den rein deskriptiven Ansatz der Psychopathologie hinaus und bemühen sich um das Verstehen des Verhaltens eines Individuums. Hierzu werden Theoriebildungen und Deutungen der Psychodynamik und der Ich-Entwicklung notwendig. An die Stelle des Psychopathiebegriffs tritt der der Charakterneurose im pathologischen Fall, bzw. der der Charakterorganisation im Falle vordergründiger psychischer Gesundheit. Im Gegensatz zur klassischen Psychiatrie und Psychopathologie fügen analytisch orientierte Ansätze dem Psychopathiebegriff eine genetische Deutung hinzu und kommen über diesen Weg auch zu Aussagen über Möglichkeiten therapeutischer Intervention [Hoffmann, 1984; König, 1993].

Die Definition des „Charakters", der „Charakterorganisation", der „Charakterpathologie" oder „Charakterneurose" sind von Schule zu Schule erheblich unterschiedlich ebenso wie die Interpretationen der Genese und die Art der Therapie [Hoffmann, 1984; Kernberg, 1991]. Für die praktischen Belange dieses Beitrags mag es genügen, einige gemeinsame Merkmale zur Umschreibung des Charakters und seiner Störungen anzuführen und sich der detaillierteren Schilderungen der Interpretationsunterschiede zu enthalten.

„Charakter" kann allgemein definiert werden als 1) die Ökonomie und Dynamik der Objektbeziehungen eines Individuums und 2) Art und Modus habituell benutzter Abwehrmechanismen (s. u.), d. h. die spezifische und persönliche Art der Triebverarbeitung: Beide Definitionen sind gekennzeichnet durch zeitliche Kontinuität als entscheidendem Merkmal des Charakters [Hoffmann, 1984]. Diese bisher benutzte Beschreibung des „Charakters" bleibt – zwar auf tieferer Ebene, aber dennoch – ebenfalls deskriptiv. Zur Erklärung der Entwicklung, die letztendlich zu einem Charakter oder der Persönlichkeit eines Individuums führt, werden darüber hinaus nun weitere Hypothesen notwendig, die Entwicklungspsychologie, Psychoanalyse und Verhaltensforschung erarbeitet haben, welche wiederum weitreichende Konstrukte benutzen, auf die hier nicht weiter eingegangen werden kann. Die Deutung der Ursachen der Charakterentwicklung und -organisation umfaßt im Wesentlichen drei Dimensionen:

1. Die genetische Dimension: „Die bleibenden Charakterzüge sind entweder unveränderte Fortsetzungen der ursprünglichen Triebe, Sublimierungen derselben oder Reaktionsbildungen gegen sie" [Freud]; „Charakterstruktur ist der erstarrte soziologische Prozeß einer bestimmten Epoche" [Reich].
2. Die Dimension der Ich-Funktion: „[Der Charakter ist die] standardisierte Möglichkeit des Ichs im Umgang mit Triebimpulsen (Es), Gewissensnormen (Über-Ich) und Realität (Ich/Selbst)" [Hoffmann, 1984] und impliziert die Qualität der Objektbeziehungen und die Qualität der Ich-Leistungen [Kernberg, 1991].
3. Die kognitive Dimension: Charakter wird hier beschrieben als die bevorzugte Benutzung „kognitiver Stile", d. h. der Art und Weise, die Wahrnehmung aufzunehmen, zu organisieren und einzusetzen [Hoffmann, 1984].

Tab. 4 Charaktertypologie nach Freud

1. orientiert an den Leistungen des strukturellen Persönlichkeitsmodells (Es-Ich-Über-Ich) [„Über libidinöse Typen"; 1931]:
   1. Erotischer Typ   (Es-bestimmt)
   2. Narzißtischer Typ   (Ich-bestimmt)
   3. Zwangstypus   (Über-Ich-bestimmt)
2. klassifiziert nach den jeweils überwiegend benutzten Abwehrmechanismen [„Hemmung, Symptom, Angst"; 1926]:
   1. Hysterischer Charakter   Verdrängung
   2. Zwangscharakter   Reaktionsbildung, Isolierung, Intellektualisierung
   3. Paranoider Charakter   Projektion
   4. Depressiver Charakter   Introjektion, Wendung gegen das Selbst

Die kognitive Dimension abstrahiert vom affektiven Betroffensein und muß somit als obere Ebene der Interpretation angesehen werden.

Auf der Ebene der genetischen Dimension im Paradigma der Triebökonomie bietet Freud zwei Modelle der Charaktertypologie an (Tab. 4).

Die Objektbeziehungstheorie erweitert die Dimension der Triebökonomie um die Erkenntnisse der Ichpsychologie und klassifiziert die Charakterorganisation anhand der Kriterien von Identitätsintegration, bzw. Qualität der Ich-Funktionen, Art der benutzten Abwehrmechanismen sowie Stabilität der Objektbeziehungen. Anhand dieses Modells ist sowohl die Beschreibung psychiatrischer Erkrankungen als auch eine Definition der unterschiedlichen Charakterorganisationen (-pathologien) möglich [Kernberg, 1988, 1991] (Tab. 5+6).

Tab. 5 Nosologie psychiatrischer Erkrankungen unter strukturellen Gesichtspunkten:

1. Neurose:
   1.1. Identitätsintegration erhalten
   1.2. Abwehrmechanismen der mittleren und höheren Ebene (Verdrängung etc.)
   1.3. Realitätsprüfung ungestört
2. Borderline:
   2.1. Identitätsintegration gestört (minimale Über-Ich-Integration)
   2.2. Primitive Abwehrmechanismen (Spaltung, primitive Idealisierung, projektive Identifizierung, Omnipotenz und Entwertung)
   2.3. Realitätsprüfung erhalten
3. Psychose:
   3.1. Identitätsdiffusion
   3.2. Spaltung vorherrschend
   3.3. Realitätsprüfung gestört

Tab. 6 Skala der Persönlichkeits-/Charakterstörungen nach strukturellen Gesichtspunkten und Qualität der Objektbeziehungen

1. Hohe Ebene
 Objektbeziehungen stabil:
  Hysterische Persönlichkeit
  Anankastische Persönlichkeit
  Depressiv-masochistische Persönlichkeit
2. Mittlere Ebene
 Objektbeziehungen konflikthaft, ambivalent, instabil: durch Infiltration mit primitiven (magischen, überidealisierten) Formen des Ich-Ideals:
  Passiv-aggressive Persönlichkeit
  Gut funktionierende narzißtische Persönlichkeit
  Sado-masochistische Persönlichkeit
  Sexuelle Devianzen
3. Niedrige Ebene
 Objektbeziehungen schwer gestört bis fehlend; wesentlich strukturiert über die Projektion der eigenen Bedürfnisse; die Wahrnehmung der Ganzheit des Gegenüber ist unmöglich („*Die Innenwelt ist bevölkert mit Karikaturen von entweder ganz guten oder ganz bösen Aspekten, die für sie wichtig gewesen sind*"); Angst vor Intimität; Ausbeuten oder ausgebeutet werden:
  Borderline-Persönlichkeit
  Narzißtische Persönlichkeit
   erfolgreicher Narzißt
   heimlicher Narzißt
   bösartiger Narzißt
  Schizoide Persönlichkeit
  „Als-ob"-Persönlichkeit
  Antisoziale Persönlichkeit

2.2.2 Symptomneurose – Charakterneurose – neurotischer Charakter

Wesentlich für die diabetologische Praxis und die Einschätzung des eigenen Umgangs mit Patienten ist die Unterscheidung von „Charakterneurose" („neurotischer Charakter", „Persönlichkeitsstörung") und „Symptomneurose": „Ist die klassische Neurose dadurch gekennzeichnet, daß der Patient Symptome entwickelt, <u>unter denen er leidet</u>, so fehlen diese bei der Charakterneurose" [Hoffmann, 1984] (Tab. 7).

Die Kriterien 1. bis 4. geben Anlaß zum Nachdenken auch und gerade über das eigene ärztliche Tun: Durch das Betroffensein der Gesamtpersönlichkeit wird die Neurose „ichsynton" und somit selbst nicht mehr als Neurose (= Krankheit) bemerkt, sondern als gesunde Normalität angenommen. Folgerichtig fehlt auch ein Krankheitsgefühl. Durch die selbstverständliche

Tab. 7 Kriterien der Charakterneurose/Persönlichkeitsstörung

1. Betroffensein der Gesamtpersönlichkeit von der neurotischen Störung
2. Fehlendes Krankheitsgefühl
3. Neigung, die Umwelt in seine Konfliktlösungen miteinzubeziehen
4. Herabsetzung der Beweglichkeit („starre" Reaktionsmuster)
5. Störung der Ich-Funktionen (Frustrationstoleranz, Triebregulierung, affektives Ansprechen, Konstanz und Qualität der Objektbeziehungen)

Sicherheit, im Besitz geistiger und seelischer Normalität zu sein, werden alle hypothetisch psychisch Gesunden aus der Sicht des Charakterneurotikers zu Andersartigen, also psychisch Kranken (Frage des Geisterfahrers auf der Autobahn: „Wieso ein Geisterfahrer? Ich sehe dutzende, hunderte ..."). Die Neigung, die Umwelt in die eigenen Konfliktlösungen miteinzubeziehen, birgt im Falle des Arztes die Gefahr, den Patienten als Medium seiner Konfliktlösungen zu benutzen (z. B. vereinfacht: penetrante Ermahnung zum Nichtrauchen eines oral gestörten Arztes). Die Herabsetzung der Beweglichkeit mit immerzu starren Reaktionsmustern verhindert das individuelle Eingehen auf die Bedürfnisse des Patienten unter Fixierung auf den organpathologischen Befund, der, wie oben geschildert, im Falle chronischer Erkrankung nur einen geringen Teil der Behandlungsqualität ausmacht. Schlußfolgerung: Ein Arzt, der an einer Charakterneurose leidet, läuft große Gefahr, den Patienten als Mittel zur Lösung seiner eigenen Konflikte zu mißbrauchen, ohne sich über das Ausmaß seiner eigenen Erkrankung klar zu sein, weil ihm jegliches Krankheitsgefühl fehlt.

Unabhängig davon, welche genetische Deutung der einzelne bevorzugt, bzw. in welchem Deutungsrahmen man sich jeweils bewegt oder bewegen will, für das Gelingen der organischen Langzeittherapie ist es wiederum wichtig, daß sich der Arzt über seine eigene Charakterorganisation (bzw. -pathologie) im Klaren ist und abzuschätzen weiß, ob die Charakterorganisation (-störung) des Patienten seiner eigenen kompatibel ist, d. h. ob die von beiden je benutzten „neurotischen Stile" [Shapiro, 1991] aufeinander abstimmbar sind. In diesem günstigen Fall wird die Therapie zu beiderseitiger Zufriedenheit gelingen. Passen Arzt und Patient, ob psychisch krank oder gesund, nicht zusammen, sollte ein anderer Arzt für die Übernahme der organischen Therapie empfohlen werden.

2.2.3 Einige psychoanalytische und erkenntnistheoretische Fachbegriffe, die zur weiteren Problematisierung notwendig sind

2.2.3.1 Übertragung – Gegenübertragung

Übertragung bedeutet „unangemessenes Verhalten in der Interaktion z. B. zwischen Arzt und Patient; zwischen Arzt und Arzt etc., das die unbewußte Neuinszenierung pathogener und konflikthafter Beziehungen zu bedeutsamen Anderen in [der] Vergangenheit reflektiert" [Kernberg, 1991]. Gegenübertragung bedeutet die „unbewußte Reaktion des Arztes auf die Übertragung des Patienten" [Kernberg, 1991]. Die im psychoanalytischen Setting sachgerechte Behandlung von Übertragung und Gegenübertragung besteht in „Klärung", „Konfrontation", „Interpretation" und „Übertragungsinterpretation". Im somatologischen Setting – sowohl im Umgang des Arztes mit seinem Patienten als auch im Umgang von Ärzten untereinander – fehlt die Verbalisierung des Konfliktpotentials, da Übertragung und Gegenübertragung mangels Kompetenz nicht begrifflich gefaßt und problematisiert werden können. Hier erfolgt die Bearbeitung des Übertragungs-Gegenübertragungs-Konfliktes üblicherweise non-verbal durch Rückzug auf die eigene soziale Rolle, bzw. dysverbal durch unterschiedliche somatologische Interpretation von außerhalb des Übertragungskonfliktes liegenden Zentrierungspunkten („fachliche" Diskussion über die einzuschlagende Therapiestrategie am Krankenbett; „wissenschaftliche" Diskussion über den Sinn oraler Antidiabetika; Ablehnen angiologischer Therapie bei fortgesetztem Inhalationsrauchen etc.).

2.2.3.2   Agieren

Agieren (Ausagieren) bedeutet das unbewußte „Ausleben verdrängter infantiler Gefühle und Wünsche" [Laplanche, 1977] in der Gegenwart. Hierdurch wird Verbalisierung und Durcharbeiten des zugrundeliegenden Konfliktes, z. B. einer Übertragungsneurose, verhindert: Durch Weiterbestehen des zugrundeliegenden Konfliktes gewinnt dieser zunehmende Bedeutung und führt zu Wiederholungszwang: Das Spiel der „wissenschaftlichen" Diskussion um die oralen Antidiabetika, die Patientendiskriminierung beginnt von Neuem.

2.2.3.3   Kollusion

„Kollusion meint ein uneingestandenes, voreinander verheimlichtes Zusammenspiel zweier oder mehrerer Partner auf Grund eines gleichartigen, unbewältigten Grundkonfliktes [...] der gemeinsame, unbewältigte Grundkonflikt wird in verschiedenen Rollen ausgetragen. [...] Die Verbindung im gleichartigen Grundkonflikt begünstigt in Paarbeziehungen beim einen Partner progressive (überkompensierende), beim anderen Partner regressive Selbstheilungsversuche. [...] Jeder hofft, von seinem Grundkonflikt durch den Partner erlöst zu werden" [Willi, 1975]. Die bestehenden Grundkonflikte (z. B. Charakterneurosen) sind den Partnern je selbst und gegenseitig unbewußt und erhalten so ihre zusätzliche Kraft. „Im längeren Zusammenleben scheitert dieser kollusive

Selbstheilungsversuch wegen der Wiederkehr des Verdrängten bei beiden Partnern" [Willi, 1975]. Obwohl das Kollusionskonzept in der Therapie von Partnerbeziehungen erarbeitet worden ist, kann es mühelos auf die Arzt-Patient-Beziehung bei chronischen Krankheiten übertragen werden. Somit hat die Lektüre der Monographie über „Die Zweierbeziehung" [Willi, 1975] eine unmittelbare somatologische Konsequenz und empfiehlt sich daher besonders für Diabetologen, die Patienten mit DFS behandeln.

2.2.3.4 Abwehrmechanismen des Ich

Abwehrmechanismen, ein Begriff der klassischen Neurosenlehre, sind unbewußte Operationen des Ich gegen aufsteigende Angst jedwelcher Art und jedwelcher Genese. Sie stellen in historisch erster Näherung „Schutzwälle" gegenüber verpönten Triebregungen dar (Kutter, 1989). Durch Verlegung auf vom Individuum tolerierbare Bereiche behalten diese Triebregungen jedoch ihr dynamisches Potential und führen hierdurch zu starren Verhaltensweisen der Reaktion. Im Deutungsansatz der Objektbeziehungstheorie [Kernberg, 1991] wurden über die aus der klassischen Neurosenlehre bekannten hinaus weitere sog. Abwehrmechanismen primitiver Ordnung beschrieben [Kernberg, 1991, 1992; Masterson, 1980, 1993]. Da auf Einzelheiten hier nicht eingegangen werden kann, seien die Abwehrmechanismen tabellarisch aufgeführt. (Tab. 8). Der geneigte Leser sei auf weitergehende Literatur verwiesen [Elhardt, 1984; Freud, A., 1980; Freud, S., 1969; 1978; Kernberg, 1991; König, 1993, Kutter, 1989; Laplanche, 1977; Wyss, 1977]

Tab. 8 Abwehrmechanismen des Ich

Verdrängung	Identifikation
Introjektion	Projektion
Reaktionsbildung	Verschiebung
Rationalisierung	Regression
Verleugnung	Ungeschehenmachen
Isolierung	Wendung gegen die eigene Person
Konversion	Sublimierung
Projektive Identifizierung	Spaltung
Omnipotenz	Ohnmacht

Die tabellarische Aufzählung mag allzusehr theoretisch anmuten, Abwehrmechanismen werden jedoch in jeder Situation von normalen und pathologischen Charakteren eingesetzt und führen zu negativen oder positiven Übertragungs-

und Gegenübertragungskonstellationen mit Verzerrung des Behandlungsergebnisses, bzw. der kollegialen oder wissenschaftlichen Diskussion: So kann z. B. „Projektion" dazu führen, daß der im Paradigma der hohen Amputationen arbeitende Arzt immer auf Patienten trifft, die eine schnelle Amputation wünschen; ein Diabetologe, der zu oralen Antidiabetika neigt, kennt sehr viele Patienten, die sich heftig gegen das Spritzen wehren, usw.; „Reaktionsbildung" kann z. B. dazu führen, daß sich der oral strukturierte Diabetologe besonders engagiert in der Verordnung und Ausarbeitung strenger, kalorienreduzierter Diäten und BE-Tabellen zeigt oder mit messianischem Eifer für das Nichtrauchen eintritt; „Sublimierung" und „Isolierung" können zusammen mit Verdrängung genitaler Triebregungen zu höchsten wissenschaftlichen Leistungen führen; „Rationalisierung" erzeugt die bestechendsten Beweise für oder gegen Acarbose, je nach zugrundeliegender Charakterstruktur; Omnipotenzphantasien führen zu absurden chirurgischen Eingriffen bei prädisponierten Patienten in Zusammenhang mit dem prädisponierten Arzt [Eckhardt, 1989]; „Spaltung" gibt der wissenschaftlichen Diskussion die nötige Würze und affektive Färbung; „Identifikation" bedingt denkstilgebundene Wahrnehmungsverarmung (s. u.); pathologischer Narzißmus produziert die workaholics [Breuer, 1992], die zur Anhäufung der Datenmassen notwendig sind, etc.

2.2.3.5 Denkstilgebundene Gestaltwahrnehmung

Der Begriff „Denkstilgebundene Gestaltwahrnehmung" entstammt der Wissenschaftstheorie und wurde durch L. Fleck in seiner Arbeit über die „Entstehung und Entwicklung einer wissenschaftlichen Tatsache" am Beispiel der Entdeckung der Wassermannreaktion erarbeitet. Die distanzierte Betrachtung des Wissenschaftsbetriebes zeigt, daß auch naturwissenschaftliche Erkenntnisse nie durch die geniale Aneinanderreihung von Tatsachen und Hinzufügen neuer Entdeckungen durch einzelne Wissenschaftler erzielt werden, sondern Wissenschaft a priori eine kollektive Basis hat. Folgerichtig kommen neue wissenschaftliche Entdeckungen nicht primär durch Entdeckung der Tatsachen zustande, sondern sind „nur als soziologisches und historisches Produkt eines tätigen Denkkollektivs verständlich zu machen" [Schäfer/Schnell, 1980]. Das die Lehrmeinung beherrschende Denkkollektiv unterliegt wiederum soziologischen, psychodynamischen, gruppendynamischen Prozessen und einer spezifischen Form, Phänomene zu betrachten, d. h. aus der Komplexität der Fakten und Daten bestimmte als wichtig und wesentlich zum Erkenntnisgewinn anzusehen. Da „Tatsachen und Realität nicht etwas [sind], was sich schlicht und unmittelbar darbietet, vielmehr eine spezifische Beziehung des Wahrgenommenen zum Denkkollektiv entstehen [muß]", fällt das Wissen je nach Denkstil verschieden aus [Schäfer/Schnell, 1980]. Wahrheit und Wissensentwicklung beruhen an der Wurzel also nicht auf vermeintlichen Tatsachen, sondern sind Symptome des herrschenden Denkstils eines Denkkollektivs, deren Veränderungen durch Denkstilergänzung, Denkstilerweiterung und Denkstilumwandlung gekennzeichnet sind [Schäfer, Schnell, 1980]: Die „Angemessenheit des Redens von Wahrheit und Falschheit" muß zugunsten der „Systemfähigkeit" zurückgewiesen werden: Systemfähigkeit eines Wissenschaftlers, die Methode, im Wissenschaftsbetrieb erfolgreich bzw. akzeptiert zu sein, setzt seine „Bereitschaft für stilgemäßes, d. h. gerichtetes und begrenztes Empfinden und Handeln" [Fleck, 1980]) voraus. Am Ende der Entwicklung steht die ichsyntone, denkstilgebundene Gestaltwahrnehmung, die im wesentlichen eine Wahrnehmungsverarmung ist [Schmitz, 1990]. Abschied zu nehmen ist in jedem Falle von der Annahme des voraussetzungslosen Beobachtens als einer Bedingung von Wissenschaft; übertragen auf die in der Diabetologie immer aktuelle Diskussion um die oralen Antidiabetika, mögen sich Änderungen der Sichtweise und Aufweichungen der Positionen ergeben. Das historische Lehrstück zur primären Abhängigkeit medizinischer Wahrheit von soziologischen, psychodynamischen und gerade ökonomischen Faktoren ist aus der Geschichte der UGDP-Studie [ADA, 1979; Kilo, 1980; Kolata, 1979] zu gewinnen.

2.2.3.6 Wissenschaftliches Paradigma

„Paradigmata" sind nach T. S. Kuhn „allgemein anerkannte wissenschaftliche Leistungen, die für eine gewisse Zeit einer Gemeinschaft von Fachleuten maßgebende Probleme und Lösungen liefern" [Kuhn, 1976]. Auch Kuhn betont, daß Wissenschaft sich nicht aufgrund der Anhäufung einzelner Entdeckungen und Erfindungen entwickelt, sondern „Wahrheit" durch andere Einflußgrößen außerhalb der Tatsachen bestimmt ist: „Beobachtung und Erfahrung können und müssen den Bereich der zulässigen wissenschaftlichen Überzeugungen drastisch einschränken, andernfalls gäbe es keine Wissenschaft. Sie allein können jedoch nicht ein bestimmtes System solcher Überzeugungen festlegen. Ein offenbar willkürliches Element, das sich aus zufälligen persönlichen und historischen Umständen zusammensetzt, ist immer ein formgebender Bestandteil der Überzeugungen, die von einer bestimmten wissenschaftlichen Gemeinschaft in einer bestimmten Zeit angenommen werden" [Kuhn, 1976] Und: „Die normale Wissenschaft als Betätigung, mit der die meisten Wissenschaftler zwangsläufig fast ihr ganzes Leben verbringen, gründet auf der Annahme, daß die wissenschaftliche Gemeinschaft weiß, wie die Wahrheit beschaffen ist. Viele Erfolge der Unternehmung gehen darauf zurück, daß die Gemeinschaft bereit ist, diese Aufgabe zu verteidigen, eventuell sogar mit beträchtlichem Aufwand. Die normale Wissenschaft unterdrückt zum Beispiel oft fundamentale Neuerungen, weil diese notwendigerweise ihre Grundposition erschüttern" [Kuhn, 1976, S. 19 f.].

2.2.3.7 Self-fulfilling prophecy

Anhand der Arbeiten von Kuhn [1976] und Fleck [1980] wurde aufgewiesen, daß wissenschaftliche Erkenntnisse überwiegend durch die Arbeit eines Denkkollektivs mit dem ihm eigenen Denkstil gewonnen werden. Für das Denkkollektiv gelten zwangsläufig auch Gesetze, die die Sozialwissenschaften an Gesellschaften beschreiben, und damit auch das Gesetz der „self-fulfilling prophecy". Dieses besagt nichts anderes, als daß man das Ergebnis seiner Arbeit bekommt, das man auch erwartet hat. Nach Merton [1954] werden „Definitionen einer Situation (Prophezeiungen oder Voraussagen), die im öffentlichen Bewußtsein wirksam sind, ein integraler Bestandteil der Situation selbst" und beeinflussen dadurch spätere Entwicklungen. „Die ‚self-fulfilling prophecy' gibt ursprünglich eine falsche Definition der Situation, die ein neues Verhalten hervorruft, welches am Ende die zunächst falsche Vorstellung richtig werden läßt" [Lessing, 1989]. Obwohl die Gesetzmäßigkeiten der self-fulfilling prophecy zunächst in den Sozialwissenschaften erkannt wurden [Popper, 1974, 1975], stellte sich im weiteren heraus, daß sie ebenso in den Naturwissenschaften gültig sind. Popper: „Eine der Ideen, die ich im *Elend des Historizismus* diskutiert hatte, war der Einfluß einer Vorhersage auf das vorhergesagte Ereignis. Ich hatte dieses Phänomen den ‚Ödipuseffekt' genannt, weil die Voraussage des Orakels in der Reihenfolge der Ereignisse, die zum Eintreffen seiner Prophezeiung führten, eine äußerst wichtige Rolle spielte ... Eine Zeitlang glaubte ich, die Existenz des Ödipuseffekts unterscheide die Sozial- von den Naturwissenschaften. Doch auch in der Biologie, sogar in der Molekularbiologie, spielen Erwartungen oft eine Rolle: Sie helfen, das herbeizuführen, was erwartet wurde. Jedenfalls wurde meine Widerlegung der Idee, daß der Ödipuseffekt als Unterscheidungsmerkmal zwischen Sozial- und Naturwissenschaften dienen kann, zum Ausgangspunkt meiner Abhandlung *Indeterminism in Quantum Physics and in Classical Physics*" [Popper, 1979]. Viele Beispiele zur self-fulfilling prophecy im Bereich der Humanmedizin finden sich in P. Skrabaneks Buch: „Torheiten und Trugschlüsse in der Medizin" [Skrabanek, McCormick, 1992].

2.3 Psychologie

„Das normal genannte Seelenleben studiert der Psychologe" [Jaspers, 1973]. Psychologie ist nach der Definition von K. Jaspers somit die Wissenschaft, die sich mit den Verhaltensweisen des psychisch gesunden Individuums befaßt. „Psychische Gesundheit" und „Normalität" stellen eine vorschwebende Norm dar, die insgesamt jeweils nur näherungsweise erreicht wird und zudem von Sozietät zu Sozietät sowie interkulturell verschieden ist. Sie beschreibt also Verhaltensweisen, die in der von ihr beobachteten Population üblich sind und die keinen Krankheitswert besitzen, so z. B. die Reaktionen des „normalen" Individuums bei Auftreten einer Erkrankung und seine Bewältigungsstrategien (coping). Die Beschäftigung mit Psychologie kann für den Diabetologen hilfreich sein, Einblicke in häufig auftretende Reaktionen des Patienten zu gewinnen, um ein tieferes Verständnis für den (somatisch und ggf. auch psychisch) gesunden Arzt zu vermitteln und gegebenenfalls Handlungsanleitungen in Standardsituationen (z. B. Diagnoseeröffnung) daraus abzuleiten: Typische Problematisierungen dieser Art sind z. B. die regelhaft auftretenden Stadien der Krankheitsbewältigung; Leugnung, Verhandeln, Protest, Krankheitsakzeptanz, die ärztlicherseits fürsorglich und empathisch begleitet werden können. Bei Auftreten von Problemen, z. B. zu langem Verharren in der Leugnungsphase, muß frühzeitig jedoch an das Vorliegen psychiatrischer Krankheiten oder eine für die Krankheitsbewältigung ungünstige Charakterorganisation gedacht werden. In diesen Fällen ist die Hinzuziehung eines Psychologen nicht mehr indiziert. Hier sind psychiatrische, psychosomatische bzw. stützende oder analytische psychotherapeutische Behandlungen erforderlich, d. h. ein Psychiater, Arzt für psychosomatische Medizin, Psychoanalytiker ist der kompetente Fachmann.

Zusätzliche Einschränkungen der Verwertbarkeit psychologischer Forschungsergebnisse entstehen durch die Methode des Erkenntnisgewinns in der Psychologie: „Psychologie ... [ist] ... eine scheinbar objektive Methode, die menschliches Verhalten in Gruppen von Verhaltensäußerungen aufbricht, ohne das Individuum in seiner Ganzheit zu erfassen" [Kernberg, 1991]. Hiermit scheinen die Grenzen auf: Das genetische Verständnis einer Gruppe von Verhaltensäußerungen gelingt durch psychologische Forschung nicht. Psychologie ist im Umgang mit Patienten respektive ihrer Individualität wenig hilfreich und führt auch nicht zu Handlungsstrategien in klinisch relevanten Problemfällen, außer allenfalls zu einer geschickten Manipulation der sich präsentierenden Verhaltensgruppen. Ein tieferes Verständnis ist auch dann nicht zu erwarten, wenn – in Analogie zu den naturwissenschaftlichen Trugschlüssen – die Menge der Daten auf Verhaltensäußerungsebene und die Korrelation dieser Daten beliebig erhöht wird. Eine substantielle Bereicherung der normalen Begegnung zwischen Individuen liefert hier eher die Phänomenologie der Leiblichkeit [Schmitz, 1982, 1987, 1990], genetisches Verstehen problematischer Verhaltensweisen liefern allenfalls Epistemologie [Piaget, 1973, 1974] und Psychoanalyse.

3 Dimensionen diabetologischer Therapie unter psychopathologischen und psychotherapeutischen Gesichtspunkten

3.1 Der Patient

Der Patient als Zentrierungspunkt der ärztlichen Tätigkeit ist zunächst Objekt der somatologischen ärztlichen Diagnose und wird damit gleichzeitig zum

Zentrierungspunkt der oben aufgeführten interaktiven Prozesse, indem er von Anfang an Gegenübertragungsreaktionen beim Arzt auslöst, die sowohl Umfang und Art der diagnostischen als auch der therapeutischen Strategien beeinflussen: Eine einfache Methode für den klinisch tätigen Arzt ist es, durch einen Dritten die Zeiten der am Krankenbett während der Visite verbrachten Zeiten protokollieren zu lassen und anschließend mit den zugehörigen Patienten zu korrelieren. Er wird feststellen, daß die aufgewendete Zeit keinesfalls der Schwere und Komplexität der somatologischen Krankheit proportional ist, sondern eher von Bedingungskonstellationen der Sympathie und Antipathie (kompatible vs. nicht kompatible Charakterorganisation/-pathologie), der querulatorischen Potenz des Patienten (z. B. querulatorischer Psychopath mit immer neuen bedrohlichen Beschwerden über Mißstände im Krankenhaus, Rechtsanwaltsdrohungen etc.) oder seiner Fähigkeit, ansaugende Objektbeziehungen herzustellen (oraler Charakter), abhängt.

Zusätzlich zu den sofort durch den Patienten induzierten Gegenübertragungssituationen entwickelt sich stetig eine Kollusion, die zunehmend die Behandlung der langdauernden, chronischen Krankheiten beeinflußt und hierdurch besonders für die ambulant Tätigen und die Kliniker in der Behandlung des DFS Bedeutung gewinnt.

Tab. 9   Einflußgrössen der Therapie des DFS seitens des Patienten

1. Somatologisches Zielsymptom: DFS
    1.1   Art und Schwere der Läsion
    1.1.1 Dauer der Erkrankung (Chronizität)
    1.2   Kompatibilität der somatologischen Erkrankung zur Kompetenz des Behandlers
          Kompatibilität der Begleit- und Grunderkrankungen (z. B. DM I/CSII) zur Kompetenz des Behandlers (Teams/Krankenhauses)
2. Charakterstruktur (-pathologie) des Patienten
    2.1   Art und Schwere der Charakterstörung
    2.2   Regressionspotential
    2.3   Kompatibilität zum Arzt/Behandlungsteam
3. Psychiatrische Störungen mit Einschränkung der kognitiven Funktionen
    3.1   Art und Schwere des hirnorganischen Psychosyndroms
    3.2   Notwendigkeit der Therapiezielreduktion aus psychiatrischer Ursache
4. Übertragung
    4.1   Gegenübertragungspotential
    4.2   Gruppengegenübertragungspotential
5. Kollusion

Ohne auf die Details der einzelnen Interaktionen und Prädispositionen eingehen zu können, seien tabellarisch die Einflußgrößen der Therapie seitens des Patienten aufgelistet (Tab. 9).

3.2 Der Arzt/das Behandlungsteam

Dem Patienten mit seiner mehr oder weniger für die vorliegende Erkrankung förderlichen Charakterdisposition steht der Arzt mit einer für die Behandlung chronischer Erkrankungen geeigneten Charakterorganisation (oder -pathologie) gegenüber: Es ist bedeutsam und charakteristisch, welche Berufswahl das Individuum trifft (z. B. einen Beruf zu erwählen, in dem man immer nur mit schwächeren (Diabetologe) oder bewußtlosen (Anästhesist) Menschen zu tun hat im Gegensatz zum Juristen, der immer mit potentiell Stärkeren ringt, oder zum Mathematiker, der überhaupt keinen Kontakt zu Menschen benötigt). Diabetologen scheinen daher für die Behandlung des DFS besser geeignet zu sein als z. B. Chirurgen, da sie, die Diabetologen, sich primär zur Behandlung chronischer Erkrankungen (Diabetes mellitus), also mit der Inkaufnahme der Auseinandersetzung mit dem Patienten als Individuum hingezogen fühlen, so sie klinische Diabetologie betreiben wollen und nicht als verdeckte mathematische (schizoide) Variante diabetologische Labormedizin oder Inselzelltransplantationsforschung gewählt haben.

Der Diabetologe ist gerade in der Behandlung des DFS wiederum eingebunden in ein Behandlungsteam und unterliegt hiermit synchron zur Interaktion mit dem Patienten dauernden gruppendynamischen Prozessen, die seine Diagnostik und Therapie unmittelbar beeinflussen, gut sichtbar an den weiter unten angesprochenen ungelösten Problemen in der Interaktion mit seinem chirurgischen Kollegen. Ungeachtet der individuellen Ausprägungen dieser Beeinflussungen unterliegen Gruppen generellen dynamischen Gesetzen, auf die hier nicht weiter eingegangen werden kann [Bion, 1990].

Die Einflußgrößen der somatologischen Therapie unter Berücksichtigung des Arztes und des Behandlungsteams beschreibt skizzenhaft Tabelle 10.

3.3 Die Interaktion

Die bisher gewonnenen Erfahrungen über die Dispositionen mit unmittelbarer Beeinflussung des vordergründig rein somatischen, naturwissenschaftlichen Diagnose- und Behandlungsprozesses seitens des Patienten, des Arztes und des Behandlungsteams führen zum Begriff der „Interaktion", d. h. zur Betrachtung der Prozesse, die stattfinden, wenn die einzelnen an der Behandlung Beteiligten

Tab. 10 Einflußgrößen der Therapie des DFS seitens des Arztes/Behandlungsteams

1. Somatologisches Zielsymptom: DFS
    1.1 Art und Schwere der Läsion
    1.1.1 Dauer der Erkrankung
    1.2 Somatologische Kompetenz des Arztes/Teams/Krankenhauses für das Zielsymptom
    1.3 Kompetenz des Arztes etc. für Begleit- und Grunderkrankungen (z. B. DM I; CSII etc.)
2. Charakterstruktur (-pathologie) des Arztes
    2.1 Art und Schwere der Charakterstörung
    2.2 Empfänglichkeit zur Induktion ärztlicher Omnipotenzphantasien
    2.3 Kompatibilität zur Struktur (Störung) des Patienten
    2.4 Starre vs. Flexibilität in der notwendigen Therapiezielmodifikation
    2.5 Teamfähigkeit (= Angsttoleranz = Ich-Leistung)
3. Psychiatrische Störungen mit Einschränkung der kognitiven Funktionen
    3.1 Art und Schwere des hirnorganischen Psychosyndroms mit Einschränkung der Flexibilität in der Übernahme neuer Therapieideologien (z. B. Empowerment)
4. Gegenübertragung
    4.1 Gegenübertragungspotential
    4.2 Fähigkeit zur Deutung und Handhabung der Gruppengegenübertragung
5. Kollusion
    5.1 resp. des Patienten
    5.2 resp. des Behandlungsteams
6. Stellenwert im gruppendynamischen Prozeß
    6.1 Teamfähigkeit
    6.2 Regressionspotential
    6.3 Häufigkeit und Schwere in der Anwendung von Spaltungsmechanismen
    6.4 Möglichkeit der Deutung und Handhabung von induzierten Spaltungsoperationen im Behandlungsteam durch den Patienten
7. Kompetenz in der Integration der somatologischen und interaktiven Probleme in soziale und verwaltungstechnische = metasomatologische = metastationäre Abläufe

in einen kommunikativen Austausch miteinander treten. Die Darstellung der „Interaktion" ist auch hier wiederum auf die über die rein somatischen Behandlungsmaßnahmen stattfindenden Phänomene beschränkt. Die von individuellen Zufälligkeiten und Spezifitäten unabhängigen, grundsätzlichen Prozesse der Gruppendynamik [Bion] müssen auch hier aus Platzgründen ausgeklammert werden. Betrachtet werden können wiederum nur einzelne prägnanztypische

Problemstellungen, wobei auch diese nur gezwungenermaßen oberflächlich bleiben. Drei Problemkreise, die immer wieder auftauchen, seien dargestellt: Die Arzt-Patient-Beziehung, die immer auch eine Beziehung zwischen zwei Gruppen, der Sozialisationsgruppe des Patienten (Familie etc.) und der des Arztes (Familie, Team, Fachgesellschaft etc.) mit den entsprechenden Denkstilen ist; die Interaktion im Team, die neben den Sozialisationsinterferenzen der einzelnen Teammitglieder (Familie, Fachgesellschaften etc.) die strukturellen gruppendynamischen Prozesse beinhaltet, und die Interaktion zwischen den Ärzten der verschiedenen beteiligten Fachgruppen, die eine Begegnung von individuellem Unterbewußten mit Kollusion, Sozialisationskreisen (Familie) und denkstilgebundener Wahrnehmungsverarmung (Fachgesellschaften, tägliches perzeptives Anspruchsprofil, unterschiedliche Gruppendynamik etc.) darstellt.

3.3.1 Interaktion zwischen Arzt und Patient

Die therapeutische Begegnung zwischen Arzt und Patient ist nie nur die zwischen der eines ärztlich „Führenden" aufgrund alleiniger Entscheidungskompetenz durch Wissensvorsprung, sondern bei chronischen Erkrankungen immer auch die Begegnung von zwei Individuen, d. h. von zwei (verschiedenen) Charakterorganisationen (-pathologien), und durch die Bedingtheit des Charakters durch das soziale Umfeld mit permanenter Individuation, gleichzeitig die Begegnung mindestens zweier Sozialisationskreise mit den entsprechenden Problemen der Interferenz ggf. diametral entgegengesetzter Denkstile und ihrer Gestaltwahrnehmung.

3.3.2 Interaktion im Team

Auch das Behandlungsteam besteht aus unterschiedlichen Individuen mit unterschiedlichen Sozialisationen, konsekutiven Wahrnehmungsverarmungen und je unterschiedlichen „neurotischen Stilen" [Shapiro, 1991]. Je nach Stabilität des Teams, d. h. in Abhängigkeit von der Kompatibilität der beteiligten Charakterstrukturen (-pathologien) bildet sich mit der Zeit ein kollektiver Denkstil aus, der wiederum den oben beschriebenen Gesetzen u. A. der self-fulfilling prophecy unterliegt und somit die therapeutischen Optionen der Gruppe einschränkt: Gruppen, die nach dem Berger-Renner-Theorem die Applikation von Insulin bevorzugen, werden viele Patienten finden, die orale Antidiabetika ablehnen; Empowerment-Gruppen werden viele Patienten sehen, die viele Fragen stellen und Bedürfnisse artikulieren, während Compliance-Gruppen viele Patienten behandeln, die eine starke ärztliche Führung einfordern usw. Neben den Einschränkungen der Therapiemöglichkeiten durch denkstilgerichtete Gestaltwahrnehmung unterliegen therapeutische Teams zusätzlich den Einflüssen sozialer und ökonomischer Systeme (Verwaltung). Hinzu kommen gruppendynamische Prozesse, die durch die hierarchische Struktur oder deren weitgehende Auflösung bedingt sind, somit auch von der Ich-Stärke mit konsekutiver Angsttoleranz und dem Regressionspotential des ärztlichen Direktors [Kernberg, 1988] abhängen. Art und Schwere narzißtischer Störungen einzelner Protagonisten jedwelcher Stellung im therapeutischen Team mit den Folgen der Spaltung, oder Gruppenregression auf Grundannahmegruppen etc. [Bion, 1990] können zu Energieverlust durch Reibung in den unkontrollierten affektiven Interferenzen führen.

3.3.3 Interaktion zwischen den Ärzten verschiedener Fachgruppen

Die Behandlung des DFS erfolgt in vielen Fällen interdisziplinär mit der wiederkehrenden prägnanztypischen Konstellation der Diskussion zwischen dem Chirurgen, der zur Teilresektion konsiliarisch hinzugezogen wird, und dem Diabetologen, dessen konservative Maßnahmen zum Organerhalt ausgeschöpft sind. Häufig ist ebenfalls die konsiliarische Hinzuziehung des Diabetologen zur „Diabeteseinstellung bei entgleistem Diabetes" auf die chirurgische Station. Ebenso prägnanztypisch beharrt der Chirurg auf seinem Paradigma der hohen Amputation bei Diabetes aufgrund von „Erfahrung" (welche nichts anderes ist als denkstilgebundene Gestaltwahrnehmung, somit subjektiv zufällig) und seinem Glauben an das Bestehen einer okklusiven diabetischen Mikroangiopathie, der Diabetologe auf seiner Auffassung der möglichen Minimalresektion. Fazit: Chirurg und Diabetologe müssen in einen Dialog treten, der sich allerwegen schwierig gestaltet. Unabhängig davon, wer sich im Besitz der „Wahrheit" befinden sollte, der Dialog und insbesondere dessen Ergebnis werden wesentlich mehr als von Sachfragen durch Übertragungs- und Gegenübertragungsprobleme und -interferenzen bestimmt. Idealerweise passen Charakterstruktur (-pathologie) des Chirurgen und des Diabetologen zusammen, was unwahrscheinlich ist, spiegelt doch auch die Berufswahl mit ihrem entsprechenden Anspruchsprofil die jeweils zugrundeliegende Charakterstruktur (-pathologie). Bei mangelnder Kompatibilität sollten sich beide jedoch über den Anteil von Übertragung und Gegenübertragung an ihrer Meinungsverschiedenheit klar sein, um die zwangsläufige Verzerrung der Sachdiskussion möglichst gering zu halten. Erschwerend kommt hinzu, daß beide Gesprächspartner unterschiedlichen Kollegien mit unterschiedlichen Denkstilen entstammen und somit schon auf Sachebene völlig verschiedene denkstilgebundene Gestaltwahrnehmungen vorliegen (z. B. okkludierende vs. funktionelle Mikroangiopathie; Frühmobilisierung vs. Druckentlastung). Je nach Schwere der Übertragungs- und Gegenübertragungsproblematik kommt es zu mehr oder weniger heftigem „Ausagieren" über den Patienten. Der anschließend gefundene „Sachentscheid" unterliegt im Weiteren der „self-fulfilling prophecy" und kann in seiner Richtigkeit nicht mehr überprüft werden: Eine Teilresektion durch einen übertragungsbedingt widerwillig gestimmten Chirurgen wird nicht erfolgreich sein (z. B. Nähte zu eng gezogen) und führt zur Bestätigung seiner Annahme der voraussehbaren „Salamitaktik". Trotz der Komplexität der Materie seien tabellarisch einige Hinweise zu den Idealvoraussetzungen der chirurgisch-diabetologischen Zusammenarbeit gegeben (Tab. 11).

Tab. 11 Idealvoraussetzungen internistisch-chirurgischer Zusammenarbeit in der Therapie des Diabetischen Fuß-Syndroms (unter Berücksichtigung von Übertragung, Gegenübertragung, Denkstildifferenzen und Paradigmenwechsel)

Internist
- muß den Chirurgen für kompetent ansehen (und ihn als Menschen mögen)
- muß den Chirurgen angst- und ressentimentfrei rufen können
- muß das Paradigma der kurzen Liegezeiten aufgeben
- muß den Diabetes mellitus als eine ernste, schwer therapierbare Erkrankung anerkennen
- muß Frustrationen ertragen können:
  - das Rezidiv
  - die doch notwendige Amputation
  - der ungeduldige Patient ohne Leidensdruck

Chirurg
- muß den Internisten für kompetent ansehen (und ihn als Menschen mögen)
- muß den Internisten angst- und ressentimentfrei rufen können
- muß das Paradigma der hohen Amputation aufgeben
- muß den Diabetes mellitus als eine ernste, schwer therapierbare Erkrankung anerkennen
- muß Frustrationen ertragen können
  - z. B. die Diskriminierung durch Fachkollegen als „Salamitaktiker"

4 Psychopathologisch bedingte Grenzen somatologischer Interventionen

4.1 Der „schwierige" Patient: „mangelnde Compliance" (Raucher, Dicke und andere „Psychopathen")

Der „schwierige" Patient ist zunächst dadurch gekennzeichnet, daß er dem Arzt unerwartete Probleme bereitet. Diese Probleme werden üblicherweise dem Patienten zugeschrieben, deshalb heißt er ja schwieriger Patient. In verfeinerter Umschreibung erfolgt die Schuldzuweisung über den Begriff „mangelnde Compliance", welcher nichts anderes bedeutet, als daß der Patient die „Anordnungen" des Arztes nicht oder zumindest nicht unhinterfragt befolgt. Zusätzlich beinhalten beide Begriffe das Eingeständnis des Arztes, daß er im jeweiligen Fall nicht mehr weiter weiß, ohne die Möglichkeit eigenen Therapieversagens in Erwägung ziehen zu müssen.

Neben der reinen organmedizinischen Inkompetenz des Arztes können sich hinter einem „schwierigen Patienten" oder „mangelnder Compliance" die in Tabelle 12 genannten Problemkreise verbergen.

Stellt sich im Laufe der Therapie des DFS heraus, daß der Patient nicht in der Lage ist, die ärztlichen Vorstellungen einer optimalen Behandlung einzuhalten – vorausgesetzt, der ärztliche Anteil am Therapieziel, z. B. die eigene Charakterdevianz, ist unter Kontrolle –, so besteht die größte Leistung des Arztes darin, aggressionsfrei die Therapieziele, wenn auch somatologisch unteropti-

Tab. 12 Der „schwierige" Patient; „mangelnde Compliance"

A. Bewußte Probleme
1. Der Patient hat eine vom Arzt abweichende Lebensauffassung (z. B. Motorradfahrer/Bergsteiger/Stuntman) mit erhöhtem Risikoprofil
2. Offensichtliche, vom Arzt nicht erkannte psychiatrische Störung (z. B. senile Demenz des Patienten)
3. Offensichtliche, vom Patienten nicht erkannte psychiatrische Störung (z. B. senile Demenz des Arztes)
4. Die soziale Situation macht die Einhaltung der ärztlichen Ratschläge von vornherein unwahrscheinlich: z. B. völlige Druckentlastung des Fußes unter ambulanten Bedingungen bei einer Hausfrau mit drei kleinen Kindern (Beisp. von H. Hasche)

B. Vorbewußte Probleme
1. Charakterpathologie des Patienten inkompatibel zu der des Arztes:
   1.1 Arzt: Psychopath – Patient: normal
   1.2 Arzt: normal – Patient: Psychopath
   1.3 Arzt: Psychopath – Patient: Psychopath
2. Charakterstruktur des Patienten inkompatibel zu der des Arztes:
   1.1 Arzt: unfähig, die Struktur des Patienten zu akzeptieren
   1.2 Patient: unfähig, die Struktur des Arztes zu akzeptieren

C. Unbewußte Probleme
1. Kollusion mit ungünstiger Konstellation und Dynamik
   z. B. Induktion oraler Riesenansprüche seitens des Patienten durch den Arzt und Verstärkung ärztlicher Omnipotenzphantasien durch den Patienten
2. Nicht beherrschbare Übertragungsphänomene u./o. Gegenübertragungsphänomene

mal, an den Patienten anzupassen und zwar ohne moralisierenden Unterton. Dies kann z. B. auch bedeuten, daß der Arzt einen dezidierten Patientenwillen, der zu medizinischen Nachteilen führen wird (z. B. Fortsetzung des Inhalationsrauchens) akzeptiert. Die Alternative, medizinisch logische, aber für den Patienten unrealistische Ziele weiterzuverfolgen („Patientenführung") und bei Erschöpfung des therapeutischen Impetus die Therapie ganz abzubrechen oder gar die vorgegebene Therapie durch (unbewußte oder bewußte) unteroptimale oder larvierte sadistische Maßnahmen zu torpedieren, zeigt das unkontrollierte Agieren des Arztes an.

4.2 Das chronische, hirnorganische Psychosyndrom

[American Psychiatric Association, 1984; Kügelgen, 1991; Lauter, 1989; Lishman, 1983; Möller/Rohde, 1993; Schneider, 1980; WHO, 1991]

Von den zugegebenermaßen komplizierten und vom Somatologen nur sehr schwer zu verstehenden psychiatrischen Störungen ist das hirnorganische Psychosyndrom (senile und präsenile Demenz) die für den Diabetologen am einfachsten zu diagnostizierende und auch nachvollziehbare Erkrankung. Die Diagnostik ist einfach, weil wenige Kriterien schnell und sicher erkannt werden können, wenn sie einmal bekannt sind; die Einfühlung durch Erklärbarkeit ist auch für Diabetologen leicht, weil die Erkrankung „organnah" ist und sich somit dem habituellen somatologischen Erklärungsmuster des Organmediziners bruchlos einfügt. Wird das hirnorganische Psychosyndrom nicht erkannt, kommt es häufig zu Überforderungen des Patienten, bzw. zur Festlegung unrealistischer Therapieziele mit den unter 4.1 genannten Konsequenzen. Wichtig ist zusätzlich, daß die Symptome des HOPS unter verbesserter Hydrierung und optimierter Glukosehomöostase zum Teil komplett reversibel sind, sodaß die Therapieziele im Verlaufe einer Behandlung immer wieder überdacht und modifiziert werden müssen (Tab. 13).

Tab. 13 Kriterien des chronischen, hirnorganischen Psychosyndroms (Demenz)

1. Merkfähigkeitsstörungen (mnestische Störungen)
2. Affektlabilität
3. Verlust des Eigenantriebs bei erhaltener Fremdanregbarkeit
4. Intoleranz gegen simultane, sensorische Stimuli
5. Verlangsamter, umständlicher Gedankengang (mit Haften an nebensächlichen Details)
6. Auffassungsstörungen (Begriffsfindungsstörungen)
7. Rigidität der Verhaltensweisen („Charakterzuspitzung")
8. Bewußtseinswachheit
9. Erhaltene Fassade

Kommentar: Das chronische, hirnorganische Psychosyndrom entsteht physiologisch als senile Demenz, pathologisch als präsenile Demenz, in diesem Falle durch unspezifische Ursachen, zu denen auch eine frühzeitige Hirnarteriensklerose durch DM gehört. Bei Vorliegen der obengenannten Symptome müssen jedoch auch bei langjährig bestehendem DM andere Ursachen wie z. B. Infektionen, Intoxikationen oder Exsikkose durch zu hohe Blutzucker-Werte mit konsekutiver Polyurie ausgeschlossen werden.

ad 1: Merkfähigkeitsstörungen: Herabsetzung bis Aufhebung der Fähigkeit, sich frische Eindrücke über eine Zeit von ca. 10 Minuten zu merken;

ad 2: Affektlabilität: Schneller Stimmungswechsel; Vergrößerung der affektiven Ablenkbarkeit, wobei die Affekte meist eine sehr kurze Dauer haben und vielfachen Schwankungen unterliegen;

ad 4: Intoleranz gegen simultane, sensorische Stimuli: Zwei gleichzeitige akustische Reize (Gespräch mehrerer Personen in einem Raum bei gleichzeitigem Erklingen von Musik führen zu Konzentrationsstörungen, Angespanntheit, weil die Gerichtetheit auf den wesentlichen Stimulus nicht mehr geleistet werden kann; Folge: sozialer Rückzug, z. B. Versuch, Feierlichkeiten zu vermeiden);

ad 5: umständlicher Gedankengang: Verlust der Fähigkeit, das Nebensächliche vom Nichtwesentlichen (bezogen auf die Interviewthematik) trennen zu können. Der Patient verliert sich in unwichtigen Einzelheiten, bleibt an ihnen hängen, ohne gänzlich vom Ziel abzukommen (Weitschweifigkeit). Der umständliche Gedankengang kann auch ohne Vorliegen der HOPS vorkommen, z. B. bei Zwangscharakteren, die um des Prinzips willen keine Details auslassen können, auch wenn sie intellektuell als nebensächlich erkannt werden („pedantische Kleinkrämerei");

ad 6: Auffassungsstörungen: Störung der Fähigkeit, Wahrnehmungserlebnisse in ihrer Bedeutung zu begreifen und sinnvoll miteinander zu verbinden, bzw. in den eigenen Erfahrungsbereich einzubauen: Einfache Prüfung z. B. durch kleine Erzählungen oder Sprichwörter, die zu deuten sind;

ad 7: Rigidität der Verhaltensweisen: Die über Jahrzehnte acquirierten, habituellen Reaktionsmuster können aufgrund der vorbeschriebenen kognitiven und affektiven Störungen ohne Verlust der sozialen Kompetenz und Sicherheit nicht mehr gewechselt werden; „Charakterzuspitzung": Im Charakter aufgeweichte, aber prädominante Züge, werden zunehmend deutlicher, da die Flexibilität, in unterschiedlichen Situationen unterschiedlich zu reagieren, abnimmt: „Der Sparsame wird geizig, der Großzügige verschwenderisch";

ad 8: Bewußtseinswachheit: Die Patienten sind uneingeschränkt vigilant (Differentialdiagnostisches Kriterium zum akuten exogenen Reaktionstypus; dem akuten hirnorganischen Psychosyndrom);

ad 9: Über Jahrzehnte erworbene Verhaltens- und Reaktionsweisen können mechanisch auch ohne gute Kurzzeitgedächtnisleistungen und bei Bestehen der anderen Störungen ablaufen, solange die von außen kommenden Anforderungen gleich denen in der Vergangenheit sind. Da im mittleren und höheren Alter die Lebensabläufe stabil sind, können auch schwere kognitive und affektive Defizienzen unentdeckt bleiben. So werden der Weg zur Arbeit (Ortsfindung), die Arbeit selbst (starre soziale Mechanismen oder starres psychomotorisches Anspruchsniveau) und das Privatleben mühelos bewältigt; bei von außen erzwungenem Wechsel des perzeptiven Umfeldes (Einweisung ins Krankenhaus) kommt es zum Zusammenbruch aller Kompensationsmechanismen, u. U. mit paranoider Entgleisung.

Erste Symptome der Demenz können bei Risikopatienten (DM) schon in frühen Lebensjahren auftreten, sodaß auch schon bei Vierzigjährigen nach ihnen gesucht werden sollte. Im weiteren Verlauf des Lebens werden die Symptome häufiger. Nicht nur die Patienten sind durch das hirnorganische Psychosyndrom in ihrer Beweglichkeit eingeschränkt und somit durch Überforderung von außen (Schulungsprogramme) bedroht. Bei Berücksichtigung der obengenannten Kriterien wird es nicht schwerfallen, auch unter den Kollegen Hinweise auf mögliche hirnorganisch bedingte Einschränkungen und Persönlichkeitszuspitzungen zu finden: Wissenschaftliche Diskussionen auf Kongressen spiegeln häufig neben dem Sichtbarwerden der hierarchischen Ordnung der entsprechenden Gesellschaft hirnorganische Psychosyndrome; die Zitate aus eigenen älteren bis alten Publikationen, die Zunahme des Festvortragsanteils, Bemerkungen wie: „Das haben wir vor zwanzig Jahren auch schon gewußt", „Mein ehemaliger Chef hat immer gesagt", „früher wurde noch gearbeitet" lassen den psychiatrisch Interessierten auch andere Symptome wie formale Denkstörungen oder Auffassungsstörungen finden, die zumeist von der eingeschliffenen, erhaltenen akademischen und gesellschaftlichen Fassade kompensiert werden.

Schlußfolgerungen: Das chronische, hirnorganische Psychosyndrom sowohl des Patienten als auch des Arztes stellt eine häufige Komplikation somatologischer Therapie dar. Auf Seiten des Patienten führt es häufig zu Überforderung durch überzogene Therapieziele und zu Aggression bei den Behandlern (umständlicher Gedankengang, starre, nicht mehr änderbare Verhaltensweisen, Auffassungsstörungen mit Notwendigkeit der geduldigen, wiederholten Erklärung etc.). Auf seiten der Ärzte behindert es die Flexibilität in der Anpassung an den Patienten durch Charakterzuspitzung und die Toleranz gegenüber der Andersartigkeit des Individuums, das sich als Patient mit einem Symptom in Behandlung begibt, ohne deswegen seine Persönlichkeit aufgeben zu wollen.

Das Erkennen der Symptome des HOPS führt idealerweise zu mehr Toleranz gegenüber den Patienten im Team und zu aggressionsfreier Reduktion der Therapieziele.

4.3 Endogene Psychosen: Schizophrenie und endogene Depression als Störgrößen somatologischer Therapie

Schizophrenie: Ca. 1% aller Menschen, unabhängig von kultureller Zugehörigkeit, leidet unter Schizophrenie, wobei die auffälligen und daher ausschließlich mit ihr assoziierten produktiv-psychotischen Symptome wie Wahn und Halluzinationen entweder nie auftreten, oder aber nur kurze Episoden im Leben der Patienten darstellen [Bleuler, 1972; Ciompi/Müller, 1976]. Wesentlich häufiger sind die sog. kognitiven und affektiven Basisstörungen, die wenig prominent sind und somit der organärztlichen Diagnose häufig entgehen [Huber/Gross/Schüttler, 1984]. Für die Patienten besonders beeinträchtigend ist die nahezu regelhaft auftretende dynamische Entleerung [Janzarik, 1959], die zu quälender Adynamie gegen eigenen Willen führt. Hier besteht Gefahr, überzogene Therapieziele anzustreben, die vom Patienten um so mehr als quälend empfunden werden. Bei Verdacht auf das Vorliegen einer Schizophrenie sollte der Patient zum Psychiater und nicht zum Psychologen oder psychologisch ausgebildeten Psychotherapeuten (oder Psychoanalytiker) überwiesen werden, da auch hier die Gefahr einer fehlindizierten (Psycho-)therapie besteht.

Endogene Depression: Depressive Herabgestimmtheit jedwelcher Ursache führt bei Organmedizinern häufig zu der Diagnose „depressives Syndrom" und der reflexartigen Anwendung von Antidepressiva in der angelernten, verarm-

Tab. 14 „Depressivität": nosologische Zuordnung und therapeutische Zuständigkeit

Erkrankung	Therapeut
Endogene Psychose	Psychiater
Endogene Depression (Melancholie)	Psychiater; Neurologe
Zyklothymie	
Schizoaffektive Psychose	
Organisch bedingte Depression	
Neurotische Depression	Psychoanalytiker
– erlebnisreaktive Depression	
– depressive Entwicklung	
– depressive Charakterorganisation	
Trauerreaktion	Psychologe; Seelsorger

[Arieti, 1983; Kielholz, 1972; Marneros, Tsuang, 1986; Tellenbach, 1976; Wing, 1982]

ten medizinischen Kausalkettenbildung. Die Diagnose „depressives Syndrom" kann eine Fülle verschiedener Erkrankungen mit verschiedener Ursache und ebenso verschiedener Therapiekonsequenz beinhalten [Arieti, 1983; Kielholz, 1972; Marneros, Tsuang, 1986; Tellenbach, 1976; Wing, 1982]. Entsprechend der vermuteten Erkrankung sollte eine differenzierte Zuweisung zum entsprechenden Spezialisten erfolgen. Tabelle 14 gibt eine Übersicht über die verschiedenen Erkrankungen, die zur „Depression" führen können, mit der entsprechenden Zuordnung zum qualifizierten Fachgebiet.

4.4 Münchhausen- vs. Artefaktsyndrom

Betrachtet man „Die Welt des Krankenhauses als Bühne für die Inszenierung unbewußter Konflikte" [Eckhardt, 1989] und die Dynamik der Arzt-Patient-Beziehung als wesentlichen Motor der Therapie, so werden verschiedene Phänomene erklärlich, die unter dem Oberbegriff „selbstmanipulierte Krankheit" gefaßt werden können und die bei unbedarften Ärzten zu großem Energieaufwand mit geringem Therapieerfolg führen. Nicht-heilende Wunden, Blutzuckerwerte, die dem HbA1-Wert nicht kompatibel sind, unerklärliche Instabilitäten des Blutzuckerkurvenverlaufes, rezidivierende schwere Hypoglykämien ohne Erklärungsmöglichkeit durch Anwendung falscher Algorithmen etc. stimulieren zunächst diabetologische Omnipotenzphantasien, wenn die Patienten mit ihrem Problem von anderen Diabetologen nicht zufriedenstellend behandelt werden konnten („Koryphäen-Killer-Syndrom" [Beck, zit.n.Eckhardt, 1989]), im weiteren Verlauf dann zu detektivisch anmutenden Überlegungen, die helfen sollen, den Patienten zu überführen, endlich zu beleidigtem Therapieabbruch durch ärztlich nicht tolerierbare narzißtische Kränkung seitens des Patienten. „Die Pathologie der selbstmanipulierten Krankheit manifestiert sich primär auf der Ebene der zwischenmenschlichen Beziehungen und hier im besonderen in der pathologischen Beziehungsdynamik der Arzt-Patient-Beziehung sowie der Patient-Pflegepersonal-Beziehung [...] gelingt es den Patienten mit selbstmanipulierten Krankheiten auf fast unerklärliche Weise, die Ärzte immer wieder zu nahezu abenteuerlichen Eingriffen zu provozieren" [Eckhardt, 1989].

Therapiemanipulationen durch den Patienten werden in der Literatur unter folgenden Synonyma geführt und enthalten je nach dem Ausmaß der psychodynamischen Unwissenheit des Autors (bzw. je nach Ausmaß seiner organmedizinischen Fixierung) mehr oder weniger deutliche moralisierende Implikate (Tab. 15).

Tab. 15 Therapiemanipulationen durch den Patienten, Synonyma

Vorgetäuschte Störung	[DSM-III-R, 1987]
(Chronische) Artefaktkrankheit	[Spiro, 1969]
Iatrogene Selbstverstümmelung	[Wasmuth, 1948]
Polysurgical Addiction	[Menninger, 1934]
Hospitalsucht, Hospital addiction	[Chapman, 1957]
Peregrinating-Problem-Patients	
Pseudopatients, Professionelle Patienten	[Wingate, 1951]
Chronic Inpatientism	
Ahasverus (wandering Jew) Syndrome	
Selbstmanipulierte Krankheit	[Scharfetter, 1984]
Heimliche Selbstmißhandlung	[Plassmann, 1987]
Pathomimicry	[d'Andrea, 1978]
Focal suicide	[Menninger, 1978]
Münchhausen-Syndrom	[Asher, 1951]

Zusammenstellung von Eckhardt [1989]

Somatologische Symptome ohne somatologische Erklärung (z. B. „erratische" BZ-Kurven [Renner, 1991]) kommen in genetisch unterschiedlichen Gruppen vor. Tabelle 16 zeigt, wie sie vom Grad ihrer Bewußtheit (und damit dem Grad ihrer moralischen Verwerflichkeit) grob eingeteilt werden können.

Die Phänomenologie der selbstmanipulierten Krankheit i. e.S. weist verschiedene Gesetzmäßigkeiten auf, die unabhängig vom Fachgebiet, auf dem das Symptom produziert wird, nachweisbar sind (Tab. 17).

Liegen die obengenannten Merkmale vor — und ist somatologische Inkompetenz ausgeschlossen —, sollte die Vermutung des Arztes möglichst frühzeitig mit dem Patienten besprochen werden, um Energieverlust durch (nonverbales) somatologisches Agieren zu vermeiden. Da es sich bei Patienten mit Arte-

Tab. 16 Somatologische Symptome ohne hinreichende somatologische Erklärung

unbewußt:	Hysterie
	Psychosomatosen
	Chron. Schmerzsyndrom
↓	Hypochondrie
	Selbstmanipulierte Krankheit
	Eßstörungen
	„offene" Selbstbeschädigung
bewußt:	Simulanz

Tab. 17 Phänomenologie der selbstmanipulierten Krankheit

1. Vorgetäuschte/selbstinduzierte Symptome aus allen medizinischen Teilgebieten
2. Auffallendes medizinisches Wissen
3. Hoher Prozentsatz aus medizinischen Berufen
4. Komplizierte Anamneseerhebung
5. Beginn oft nach „wirklicher" Erkrankung, nach Trauma, in einer Lebenskrise [Eintritt ins Berufsleben, Ablösung von den Eltern, (Anm. Risse)]
6. Sozial angepaßte Patienten
7. Deutliches Überwiegen des weiblichen Geschlechts
8. Suchtartiges Verlangen nach ständig neuen Krankenhausaufenthalten sowie invasiven diagnostischen und therapeutischen Eingriffen [z. B. Biostator]
9. Auffallende Bereitschaft, sich diesen Maßnahmen zu unterziehen
10. Zunächst scheinbare Abwesenheit eines aus der Situation der persönlichen Lebensumstände verstehbaren „Motivs"
11. Pathologische Arzt-Patient-Beziehung

[Eckhardt, 1989]

faktsyndrom, insbesondere mit Münchhausen-Syndrom, um psychiatrisch schwere, psychosenahe Krankheitsbilder handelt [Plassmann, 1987], sollte nach der Aussprache auch ein Psychiater (nicht Psychologe) hinzugezogen werden, mit dem ein gemeinsames Vorgehen unter Einbeziehung des Patienten geplant wird. Wichtig hierbei ist, daß der Psychiater vor dem Agieren des Patienten über Insulin/Hypos geschützt wird, damit überhaupt ein psychotherapeutischer Zugang möglich wird und aufrechterhalten werden kann.

5 Schlußfolgerungen

Bei chronischen Erkrankungen steht die Persönlichkeit des Patienten und seine Interaktion mit dem Arzt/Team im Vordergrund der Behandlung und nicht das somatologische Zielsymptom.

Psychopathologische Grundkenntnisse können dem Diabetologen helfen, das Verhalten des Patienten begrifflich zu fassen und damit zu einer nicht-moralisierenden Einschätzung des Patienten zu gelangen. Durch schnelles Erkennen des hirnorganischen Psychosyndroms anhand weniger Kriterien können Überforderungen des Patienten vermieden und erreichbare Therapieziele exakter adaptiert werden mit Schutz des Behandlungsteams vor unnötigen Frustrationen. Psychodynamische Zusammenhänge erhellen die Genese der Verhaltensäußerungen und helfen dem Arzt/Team, die eigenen Reaktionen auf das Verhalten des Patienten besser einzuschätzen. Hierdurch kann die somatische Therapie wesentlich verbessert werden.

Psychopathologische, psychodynamische und wissenschaftstheoretische Abstandnahme vom eigenen Tun wird besonders chronisch Kranken in ihrem Leiden gerecht. Unter diesen Gesichtspunkten werden die bisher erarbeiteten, operationalisierbaren Marker für Therapiequalität (HbA1, Lebensverlängerung etc.) zunehmend fragwürdig und bedürfen der Modifikation und Erweiterung.

Die Erarbeitung einer diabetologischen Psychopathologie und -dynamik ermöglicht die Sicherstellung von „Empowerment" und die Überwindung der anachronistischen „Compliance" [Hirsch, 1994].

Sämtliche bisher erarbeiteten Ansätze verbleiben im Gesichtsfeld des anthropologischen Dualismus und sollten zusätzlich durch phänomenologische Analyse erweitert bzw. revidiert werden [Schmitz, 1990].

6 „Idealer" Therapeut und „idealer" Patient

Der „ideale" Patient ist

1. motiviert, an einer Schulung teilzunehmen und den ärztlichen Anweisungen lückenlos nachzukommen,
2. von einwandfreier intellektueller Auffassungsgabe,
3. fähig und umgehend bereit, sein Leben (dauerhaft) gemäß den in der Schulung oder durch ärztliche Aufklärung acquirierten Wissensinhalten radikal zu ändern und dem (rational und medizinisch vernünftigen) Primat der Gesundheit zu unterwerfen,
4. frei von Charakterstörungen, die ein „starres" Verhaltensmuster bedingen.

Der „ideale" Therapeut verfügt — auf dem Boden einer (zufällig vorgegebenen oder durch Eigentherapie erworbenen) günstigen Charakterorganisation [Volk, 1979] — über

1. die Motivation, Patienten zu „beraten" [Pudel, 1991] und nicht zu „führen",
2. die Sensibilität für die überwiegende Abhängigkeit des somatologischen Zielsymptoms (hier: DFS) von psychopathologischen, psychodynamischen (interaktiven) und soziodynamischen Faktoren [Frank, 1972],
3. die Teamfähigkeit, d. h., die Möglichkeit, Entscheidungskompetenz und -verantwortung an andere Teammitglieder und vor allem an den Patienten aggressionsfrei abgeben zu können,

4. die Eignung, die intellektuelle Kapazität des Patienten richtig einzuschätzen und die anzubietenden Sachinhalte entsprechend zu reduzieren und zu wiederholen,
5. das Geschick, das mangelnde affektive Betroffensein des Patienten [Schmitz, 1980] mit anderen Interventionen (Gruppendynamik, Übertragungsphänomene, Strukturierung des Umfelds etc.) zu kompensieren,
6. ausreichende Sachkompetenz für die Problematik des Diabetes mellitus und speziell des DFS mit permanenter, geschmeidiger Adaptation an die fluktuierenden somatologischen Parameter [modif. nach: Reike, 1993].

Literatur

American Diabetes Association: The UGDP Controversy, Diab.Care (1979) 2: 1−3
American Diabetes Association: Diagnostisches und statistisches Manual Psychischer Störungen, DSM III; Weinheim, 1984
Arbeitsgemeinschaft für Methodik und Dokumentation in der Psychiatrie (AMDP): Das AMDP − System − Manual zur Dokumentation psychiatrischer Befunde; Berlin, 1981
Arieti, S.; J. Bemporad: Depression − Krankheitsbild, Entstehung, Dynamik und psychotherapeutische Behandlung; Stuttgart, 1983
Bion, W. R.: Erfahrungen in Gruppen; Frankfurt/Main; 1990
Bleuler, M.: Die schizophrenen Geistesstörungen; Stuttgart, 1972
Bruerer, S.: Sozialpsychologische Implikationen der Narzißmustheorie; Psyche (1992) 46: 1−31
Ciompi, L.; C. Müller: Lebensweg und Alter der Schizophrenen; Berlin, 1976
Eckhardt, A.: Das Münchhausen-Syndrom − Formen der selbstmanipulierten Krankheit; München, 1989
Elhardt, S.: Tiefenpsychologie − eine Einführung; Stuttgart, 1984
Fähndrich, E.; R.-D. Stieglitz: Leitfaden zur Erfassung des psychopathologischen Befundes; Berlin, 1989
Fleck, L.: Entstehung und Entwicklung einer wissenschaftlichen Tatsache − Einführung in die Lehre vom Denkstil und Denkkollektiv; Frankfurt a. Main, 1980
Frank, J. D.: Die Heiler − Wirkungsweisen psychosomatischer Beeinflussung; Stuttgart, 1972
Freud, A.: Das Ich und die Abwehrmechanismen; Ges. Werke, Bd. I; München, 1980
Freud, S.: Vorlesungen zur Einführung in die Psychoanalyse (1916−1917); Studienausgabe, Frankfurt/Main, 1969
Freud, S.: Die Verdrängung; 1915; in: Werkausgabe, Bd. 1; Frankfurt a. Main, 1978
Glatzel, J.: Spezielle Psychopathologie; Stuttgart, 1981
Huber, G.; G. Gross; R. Schüttler: Schizophrenie − Eine verlaufs- und sozialpsychiatrische Langzeitstudie; Berlin, 1984
Hirsch, A.: Empowerment vs. Compliance; 6.Int. Weiterbildungskurs, Moderne Klinische Diabetologie; Gut Höhne, 1994

Hoffmann, S. O.: Charakter und Neurose; Frankfurt/Mainz, 1984
Janzarik, W.: Dynamische Grundkonstellationen in endogenen Psychosen; Berlin, 1959
Janzarik, W.: Psychopathologische Konzepte der Gegenwart; Stuttgart, 1982
Jaspers, K.: Allgemeine Psychopathologie; 9. Auflg.; Berlin, 1973
Kernberg, O. F.: Borderline-Störungen und pathologischer Narzißmus; Frankfurt/Main, 1983
Kernberg, O. F.: Innere Welt und äußere Realität; München, 1988
Kernberg, O. F.: Schwere Persönlichkeitsstörungen – Theorie, Diagnose, Behandlungsstrategien; Stuttgart, 1991
Kernberg, O. F.: Psychodynamische Therapie bei Borderline-Patienten; Bern, 1992
Kielholz, P.: Depressive Zustände – Erkennung, Bewertung, Behandlung; Bern, 1972
Kilo, C.; J. P. Miller; J. R. Williamson: The Achilles Heel of the University Group Diabetes Program; JAMA (1980) 243:450–457
König, K.: Kleine psychoanalytische Charakterkunde; Göttingen, 1993
Kolata, G. B.: Controversy over Study of Diabetes Drugs Continues for Nearly a Decade; Science (1979) 203: 986–990
Kügelgen, B.; A. Hillemacher: Das hirnorganische Psychosyndrom; Reinbeck, 1991
Kuhn, T. S.: Die Struktur wissenschaftlicher Revolutionen; Frankfurt a. Main, 1976
Kutter, P.: Moderne Psychoanalyse – eine Einführung in die Psychologie unbewußter Prozesse; München, Wien, 1989
LaPlanche, J.; J.-B. Pontalis: Das Vokabular der Psychoanalyse; Frankfurt/Mainz, 1977
Lauter, H.; A. Kurz: Demenzerkrankungen im mittleren und höheren Lebensalter; in: B. Cooper et al.: Alterspsychiatrie; in: Psychiatrie der Gegenwart; Bd. 8; 1989
Lessing, H.-U.: Prophetie; in: Bien, G. et al.: „Historisches Wörterbuch der Philosophie" Bd. 7; Basel, 1989
Lishman, W. A.: Organic Psychiatry – The Psychological Consequences of Cerebral Disorder; Oxford, 1983
Marneros, A.; M. T. Tsuang: Schizoaffective Psychoses; Berlin, 1986
Masterson, J. F.: Psychotherapie bei Borderline-Patienten; Stuttgart, 1992
Masterson, J. F.: Die Sehnsucht nach dem wahren Selbst; Stuttgart, 1993
Merton, R. K.: Social Theory and Structure; dt. in: Die Logik der Sozialwissenschaften; E. Topitsch (Hrsg.); Frankfurt a. Main, 1965
Möller, H.-J.; A. Rohde: Psychische Krankheit im Alter; Berlin, 1993
Neuhaus, J.: Das Arbeitsbündnis zwischen Arzt und Patient; 2. Dortmunder Diabetiker-Tag; 1993
Piaget, J.: Der Strukturalismus; Olten, 1973
Piaget, J.: Abriß der genetischen Epistemologie; Olten, 1974
Plassmann, R.: Der Arzt, der Artefakt-Patient und der Körper – Eine Psychoanalyse des Mimikry-Phänomens; Psyche (1987) 41: 883–889
Popper, K. R.: Das Elend des Historizismus; Tübingen, 1974
Popper, K. R.: Die offene Gesellschaft und ihre Feinde; Bd. 2; München, 1975
Popper, K. R.: Ausgangspunkte; Hamburg, 1979
Pudel, V.: Praxis der Ernährungsberatung; Berlin, 1991

Reike, H.: Das diabetische Fuss-Syndrom — Eine praxisorientierte Einführung; Gräfeling, 1993
Renner, R.: Strategien der Insulintherapie; 16. Insulinpumpen-Seminar, MBGH; Gut Ising, 1991
Schäfer, L.; T. Schnelle: Ludwik Flecks Begründung der soziologischen Betrachtungsweise in der Wissenschaftstheorie; in: Fleck, L.; Frankfurt a. Main, 1980
Schmitz, H.: System der Philosophie; Bd. IV: Die Person; Bonn, 1980
Schmitz, H,: System der Philosophie; Bd. II, 1: Der Leib; Bonn, 1982
Schmitz, H.: System der Philosophie; Bd. II, 2: Der Leib im Spiegel der Kunst; Bonn, 1987
Schmitz, H.: Der unerschöpfliche Gegenstand; Bonn, 1990
Schneider, K.: Die psychopathischen Persönlichkeiten; in: Aschaffenburg, G: Handbuch der Psychiatrie; 7. Abt., 1.Tl.; Leipzig, 1923
Schneider, K.: Klinische Psychopathologie; 12. Auflg.; Stuttgart, 1980
Shapiro, D.: Neurotische Stile; Göttingen, 1991
Skrabanek, P.; J. McCormick: Torheiten und Trugschlüsse in der Medizin; Mainz, 1992
Tellenbach, H.: Melancholie; Berlin, 1976
Volk, W.: Die Persönlichkeit des Therapeuten; in: Eschenbach, U. (Hrsg): Die Behandlung in der analytischen Psychologie; Stuttgart, 1979
WHO: Internationale Klassifikation psychischer Störungen, ICD 10; Kap. V (F); Bern, 1991
Willi, J.: Die Zweierbeziehung; Reinbeck, 1975
Wing, J. K.; J. Wing: Handbook of Psychiatry; Bd. 3: Psychoses of Uncertain Aetiology; Cambridge, 1982
Wyss, D.: Die tiefenpsychologischen Schulen von den Anfängen bis zur Gegenwart; Göttingen, 1977

Phänomenologie und Diabetologie

1 Philosophie, Phänomenologie und Neue Phänomenologie

Philosophie steht in der heutigen Zeit unter zunehmendem Legitimationsdruck respektive ihres Anspruchs auf Finanzierung durch öffentliche Mittel bei knapper werdenden ökonomischen Ressourcen. Zusätzlich wird die Rolle der Philosophie und ihre Bedeutung für die soziale Praxis und die Naturwissenschaften immer undurchsichtiger: Die Reflexion über eine mögliche Bedeutung kulminiert in den Fragen: „Wo überhaupt findet denn heute Philosophie statt?", oder „Wo denken denn die Philosophen überhaupt?" [Kahl, 1994]. Die Antwort der Philosophen bleibt bis auf individuelle Ausnahmen vage bis unbefriedigend; die Philosophen kommentieren sich überwiegend selbst oder rekurrieren auf intrinsische Begriffssysteme, die der Öffentlichkeit fremd bleiben und dem Einfluß auf die tägliche Praxis damit entgehen. Praktische Philosophie erreicht allenfalls die Ebene einer Philosophie der Praxis, und die in Betracht gezogene Praxis ist wiederum überwiegend die theoretischer Fachgebiete wie Ästhetik, Kunsttheorie etc., allenfalls noch Rechtstheorie, Psychiatrie und Psychopathologie. Bereits hier wird die Bewertung der realen Vollzüge durch die Philosophie unwägbar und verharrt ebenfalls in der mehr oder weniger intelligenten Zergliederung und Kommentierung der je spezifischen Begriffssysteme, mit der ständigen Gefahr, einem gegenstandslosen und blutleeren Historizismus zu verfallen [Gesellschaft für Neue Phänomenologie, 1994]. Hieraus leitet sich der hier vorgelegte Versuch ab, Fachphilosophen mit den eigenen bescheidenen begrifflichen Mitteln den Einfluß der Neo-Phänomenologie auf ein medizinisches Teilgebiet – die Diabetologie – darzustellen und auf geneigte Kenntnisnahme, wenn nicht sogar auf zukünftige Zusammenarbeit zu hoffen. Die antizipierte Synthese bedarf der breiteren Entfaltung, da Diabetologie als Teildisziplin der Organmedizin in erster Näherung allenfalls Beziehung zu einer Geschichte der Naturwissenschaften haben kann, ohne daß sich primäre Bezüge zu diabetologischer Praxis mit Philosophie (hier insbesondere Neuer Phänomenologie) ergeben, wie sie aus langer Tradition für die Psychiatrie, Pathopsychologie und Psychopathologie bekannt sind [Hartmann, 1994].

Der Begriff „Phänomenologie" wird zuerst 1764 erwähnt in H. J. Lamberts Werk: „Neues Organon oder Gedanken über die Erforschung und Bezeichnung des Wahren und dessen Unterscheidung vom Irrthum und Schein" [Lambert, 1764]. Über begriffliche und inhaltliche Schärfungen von J. G. Herder, I. Kant, J. G. Fichte, G. W. F. Hegel („Phänomenologie des Geistes"), M. Lazarus zu

F. Brentano, der der Phänomenologie bereits eine zentrale Stellung in der Metaphysik einräumt, erfährt sie durch E. Husserl mit ihrer Bezeichnung als Wissenschaft der „deskriptiven Psychologie" die wesentliche Aufwertung und extensive Beschreibung, die er 1901 in seinen „Logischen Untersuchungen" aufzeigt [Husserl, 1901]. „Für Husserl ist die Phänomenologie die reinigende Vollendung von Descartes' Versuch der Begründung aller Erkenntnis auf die reflektive Gewißheit des Ego cogito und seiner cogitiones" [Landgrebe, 1989]. Sie gewinnt mit und durch ihn die erste systematische Reife. Neben verschiedenen, zum Teil fragmentarischen Ansätzen (M. Scheler, N. Hartmann, M. Heidegger) hat die Phänomenologie besonders in Frankreich (M. Merleau-Ponty, J. P. Sartre, P. Ricoeur, E. Levinas) große Resonanz gefunden, ohne jedoch dauerhafte Wirkungen zeitigen zu können, insbesondere wegen ihrer wenngleich in Teilen brillianten, jedoch immer unsystematischen Anwendung.

Die einzige der philosophischen Tradition entsprechende Aufarbeitung erfährt sie durch das „System der Philosophie" Hermann Schmitz'. Das seiner Neuen Phänomenologie zugrundeliegende Werk umfaßt nominell fünf, real zehn Bände [Schmitz, 1964, 1965, 1966, 1967, 1969, 1973, 1977, 1978, 1980, 1980a], in denen nahezu alle Problembereiche der Philosophie begrifflich und systematisch abgehandelt sind.

Neben wesentlichen Grundpositionen der Erkenntnistheorie und der Ontologie, die den wissenschaftlichen Diskurs der hier im Fokus stehenden Fachgesellschaft – der Deutschen Diabetes-Gesellschaft – begrifflich durchdringen kann, sind insbesondere die anthropologischen Grundlegungen der Neuen Phänomenologie für die praktische Diabetologie hilfreich: So ist für das Syndrom des diabetischen Fußes [Reike, 1993] relevant die Kategorialanalyse der Leiblichkeit, die in Bd. 2, Teil 1: „Der Leib" [Schmitz, 1965] erarbeitet wird. Grundvoraussetzung zum Verständnis dieser Phänomenologie der Leiblichkeit ist auch die Analyse des Raumes [Schmitz, 1967, 1969, 1973, 1977, 1978, 1990] und der Gegenwart [Schmitz, 1964, 1990] auf die hier nicht weiter eingegangen werden kann.

2 Was ist Diabetologie?

„Diabetologie" als Teilgebiet der Inneren Medizin kennzeichnet die Wissenschaft und Klinik aller Erkrankungen, die mit einer Erhöhung des Blutzuckers einhergehen. Neben der Ätiopathogenese und Therapie der Blutzuckererhöhung beschäftigt sich die Diabetologie mit den durch transiente oder permanente Blutzuckererhöhung hervorgerufenen Organ-(„Folge"-) komplikationen und ist hierdurch auf enge interdisziplinäre Zusammenarbeit mit anderen Fachgebieten wie besonders der Angiologie, Kardiologie, Neurologie, Psychiatrie, Ophthalmologie und Nephrologie angewiesen. Die häufigste Folgekomplikation des DM, das diabetische Fuß-Syndrom, zwingt zu dauernder Zusammenarbeit mit dem chirurgischen Fachkollegen, ist über die Dekaden weitgehend vernachlässigt worden und gestaltet sich auch unter klarerer Sicht der Problemstellung sehr schwierig aufgrund der in den beiden Fachgebieten in prägnanztypischer Ausprägung nahezu diametral entgegengesetzten Charakterorganisationen der entsprechenden Protagonisten. Auf die Problematik des diabetischen Fuß-Syndroms wird im weiteren intensiver eingegangen werden.

Ein Spezifikum der Diabetologie ist ihr Kampf um Anerkennung als eigenständiges Fachgebiet. Diese Anerkennung drückt sich im Bereich der organisierten Medizin durch Etablierung einer eigenen Zusatzbezeichnung aus. Der Streit um eine solche Zusatzbezeichnung währt Jahrzehnte, und der Erfolg wurde immer wieder durch politische und ökonomische Interferenzen vereitelt: Obwohl die Diabetologie eine der häufigsten Krankheiten (5% der Gesamtbevölkerung leidet an DM [Hauner, 1992; Hauner, v. Ferber, Köster, 1992]) überhaupt zum Gegenstand hat und die diagnostischen und therapeutischen Ansprüche stark angewachsen sind, sind die meisten tätigen Ärzte der Auffassung, Diabetes mellitus „nebenbei" mitbehandeln zu können. Wenn überhaupt das Zugeständnis an ein zu erfüllendes Niveau gemacht wird, so wird das diabetologische Gegenstandsgebiet habituell dem der „Endokrinologie" oder der „Gastroenterologie" zugeordnet, obwohl DM mit der ersten nur die Eigenschaft des Insulins als Hormon und mit letzterem die das Insulin produzierende Bauchspeicheldrüse nur die topographische Beziehung zum Magen-Darm-Trakt teilt – für die Philosophen hier ein erster Hinweis auf die starke Kontamination eines sich als Naturwissenschaft gerierenden Fachgebietes mit den wissenschaftstheoretisch längst bekannten Phänomenen der Denkstilgebundenheit und der Paradigmenabhängigkeit [Bayertz, 1981; Fleck, 1980, Kuhn, 1976], für die Psychiater und Psychoanalytiker ein Hinweis auf die längst bekannten Phänomene von magisch-animistischer Denkweise und autistisch-undiszipliniertem Denken in der Medizin [Bleuler, 1976] sowie die gut beschriebenen Gruppenphänomene mit Verzerrung von zumindest als Idealnorm denkbaren Sachinhalten [Bion, 1990; Kernberg, 1988].

3 Nosologie des Diabetes mellitus

Plasmazuckererhöhungen über 126 mg pro dl nüchtern definieren das Vorliegen eines Diabetes mellitus. Die Blutzuckererhöhungen sind auf ganz unterschiedliche Pathomechanismen und unterschiedliche Ätiologien zurückzuführen, auf die hier im einzelnen nicht näher eingegangen werden kann. Einen guten Überblick über die Nosologie bietet die Arbeit von Landgraf [1992].

Wesentlich für die Therapie ist die Unterscheidung in einen Insulinmangeldiabetes: Typ I und Typ IV und einen „Insulinüberschußdiabetes": Typ IIb. Typ-I-Diabetes entsteht durch eine Autoimmunerkrankung, bei der selektiv die insulinproduzierenden β-Zellen der Bauchspeicheldrüse zugrundegehen. Typ-IV-Diabetes bezeichnet eine Gruppe von Erkrankungen, bei der durch primäre Schädigung der Bauchspeicheldrüse, z. B. durch chronischen Alkoholkonsum bei Alkoholkrankheit oder bei Eisenspeicherkrankheit (Hämochromatose), sekundär auch die β-Zellen geschädigt werden. In beiden Fällen ist die Erkrankung durch Insulinmangel und damit durch starke Blutzuckerschwankungen gekennzeichnet, die eine hochaufwendige Therapie (ICT: „intensivierte, konventionelle Insulintherapie"; CSII: „kontinuierliche, subkutane Insulininfusion" (= Insulinpumpentherapie) erfordern.

Bei Typ-IIb-Diabetes sind die pathogenetischen Verhältnisse – für den nicht spezialisierten Arzt – schwieriger zu verstehen: Trotz einer initial dauernden, später dynamisch in Abhängigkeit von der aktuellen Blutzuckerhöhe variierenden Maximalproduktion durch die funktionstüchtige Bauchspeicheldrüse des Patienten [DeFronzo, Bonnadonna, Ferrannini, 1992] ist die Zuckerkonzentration im Blut permanent oder zumindest über belangvolle Zeiten erhöht. Dieses zunächst paradox anmutende Phänomen erklärt sich durch die bei Typ-IIb-DM vorliegende „Insulinresistenz": Das im Überschuß vorliegende Insulin wirkt an der Bindungsstelle seines Zielorgans, dem sog. „Insulinrezeptor", nicht oder nur stark vermindert [DeFronzo, Bonnadonna, Ferrannini, 1992]. Diese gänzlich verschiedene Pathogenese des Typ-I/IV- vs. Typ-II-DM bedingt natürlich eine gänzlich unterschiedliche Therapie, die aufgrund der nur für kurze Zeit bestehenden pharmakologischen Möglichkeiten überwiegend metamedizinisch und/oder psychotherapeutisch angelegt sein muß, da sie auf Änderung der leiblichen Ökonomie abzielt. Diese Interventionen sind wegen des ausschließlich somatologischen Denkstils der Inneren Medizin mit allen Restriktionen cartesianischer Reduktion und des zudem nahezu kompletten Fehlens klinischer Diabetologie in Lehre und Forschung an den Universitäten nicht einmal ansatzweise in Betracht gezogen.

4 Schwierigkeiten der Klassifikation

Beim Auftreten des Diabetes mellitus, der im Falle des Typ-IIb-DM in der Regel fünf bis zehn Jahre zu spät diagnostiziert wird (!) [DeFronzo, Bonnadonna, Ferrannini, 1992], obwohl es sich mit ca. 90 % aller Diabeteserkrankungen um die häufigste Erkrankung handelt, treten denkstilgebunden im medizinischen Paradigma zum Teil erhebliche diagnostische Schwierigkeiten auf, die von der sog. naturwissenschaftlichen Medizin mit in der Regel blindem apparativen Aktionismus beantwortet werden. Insbesondere in der diagnostisch schwierigen 4. und 5. Lebensdekade ist die Zuordnung zu Typ-Ib-DM oder Typ-IIb-DM im Querschnitt, bedingt durch Gesetzmäßigkeiten der Insulinsekretionskinetik und der sog. „Glukosetoxizität", unmöglich. Je naturwissenschaftlicher jedoch die Ausbildung und das Selbstverständnis des behandelnden Arztes, desto hektischer der Versuch, die unmögliche Diagnose ad hoc zu erzwingen. Die Problematik wäre nicht weiter erwähnenswert, wäre sie allein als individuelles Problem des Arztes oder der involvierten Klinik anzusehen; diagnostischer und therapeutischer Aktionismus haben aber erhebliche ökonomische Bedeutung, da die dieser Anstrengung impliziten Maßnahmen (C-Peptid-Bestimmung, Bestimmung von Immun-Phänomenen, OGTT etc.) immense Kosten verursachen. Die von der Neuen Phänomenologie vorgelegten Nachweise von „Realität", die eben nicht immer durch „Messen fester Körper im zentralen Gesichtsfeld" erfaßt werden kann, und insbesondere die Gewichtung der „Individuation aus chaotischer Mannigfaltigkeit" helfen hier im Verständnis weiter, sind durch Akzeptanz des Längsschnitts diagnostisch präziser bei gleicher, bzw. höherer Sicherheit für den Patienten und helfen ganz nebenbei, mehrere hundert DM pro Patient für unsinnige diagnostische Maßnahmen zu sparen. Extrapoliert auf das Bundesgebiet, hat allein durch die Vermeidung dieses diagnostischen Unsinns die Neuen Phänomenologie auch ökonomisch ihre Berechtigung.

5 Besonderheiten im Umgang mit chronisch Kranken

Die therapeutische Arzt-Patient-Beziehung vollzieht sich zwischen den Polen von „psychotherapeutischer Grundeinstellung" und „objektivierender Betrachtungsweise" [Winkler, 1965, S. 531]: „Dem Arzt ist bei dem seither als Norm geltenden Ausbildungsgang im allgemeinen nur die objektivierende Betrachtung geläufig. Sie ist ihm schon während des Studiums und erst recht später am Krankenbett zur Selbstverständlichkeit geworden. Er praktiziert sie, ohne sie in Frage zu stellen. Sie bewährt sich ja auch immer von neuem und scheint in jeder Hinsicht der Realität gerecht zu werden. [...] Nun besteht nicht der geringste Zweifel, daß die objektivierende Betrachtung und ihr glorreiches Kind, die technische Medizin, das Kranksein erheblich verringert und die Erfolgschancen der Diagnostik und Therapie erheblich verbessert haben. Aber es bleibt ein Rest, dem die objektivierende Betrachtung nicht gerecht zu werden vermag" [Winkler, 1965, S. 533]. „Im Gegensatz zu der objektivierenden Betrachtung rückt [durch die psychotherapeutische Zugangsweise] nicht die Krankheit als eine apersonale Sache in den Mittelpunkt des Gesichtsfeldes, sondern die Persönlichkeit des Kranken und seine Lebensgeschichte, die Lebensgeschichte aber nicht in Gestalt einer Aneinanderreihung äußerer Daten, vielmehr wirklich als Geschichte, d. h. als in sich geschlossene Aufeinanderfolge von Geschehnissen, Ereignissen und Erlebnissen mit ihren ganzen Verweisungszusammenhängen, in ihrer ganzen inneren Verwobenheit. [...] Die psychotherapeutische Grundeinstellung bedeutet also Verzicht auf den Nachweis kausalgesetzlicher Zusammenhänge. Im seelisch-geistigen Bereich hat nun einmal das Prinzip der Kausalität nur beschränkte Geltung. Hingegen eröffnet die psychotherapeutische Grundeinstellung die Möglichkeit zum Erfassen von Sinnzusammenhängen, und damit ergeben sich oft tiefe Einblicke in die Hintergründe des Krankseins, die der objektivierenden Betrachtung vollständig verschlossen sind" [Winkler, 1965, S. 534 f.].

Ungeachtet der Nosologie ist Diabetes mellitus eine chronische Erkrankung. Dies impliziert, daß der Patient mit zunehmendem Verlauf immer vertrauter wird mit den therapeutischen Problemen. Durch die mittlerweile regelhaft als Therapiegrundlage angesehene und verbriefte Patientenschulung [San José-Declaration, 1991] übernimmt der Patient die Therapie seines DM selbst (Dosisanpassung, Notfalltherapie etc.). Im Kontakt mit dem behandelnden Arzt treten die somatologischen Fragestellungen immer mehr in den Hintergrund [objektivierende Betrachtung]. Somatologische Probleme sind jedoch leider das einzige, was der Arzt in seiner Ausbildung lernen konnte (und durfte), s. o. Je länger die Laufzeit der Erkrankung, desto mehr treten die ärztlich gewohnten Handlungsweisen, die mit den Begriffen wie „Anordnung", „Patientenführung", „Compliance" etc. umschrieben werden, in den Hintergrund und Probleme der „Beratung", die Akzeptanz des dem Patienten je eigenen Lebensentwurf voraussetzt, „Empowerment" [Hirsch, 1994] und „psychotherapeutische" Probleme bestimmen den therapeutischen Kontakt. Diese außerhalb des derzeitigen organmedizinischen Paradigmas – mit dem die Diabetologie operiert – angesiedelten Probleme erfordern folgerichtig dann auch eine phänomenologische Betrachtungsweise des Arzt-Patient-Verhältnisses mit der Notwendigkeit einer anthropologischen Fragestellung; im weiteren auch einer Neubesinnung der Medizin auf Ontologie, Erkenntnistheorie, Chronologie, Choriologie [Schmitz, 1990], vielleicht auch Ästhetik. Allein die gerade erwähnten Begrifflichkeiten muten dem sich auf der Höhe der Zeit wähnenden Organmediziner, auch dem Diabetologen, fremd an, wenn nicht gar abstrus. Die adäquate Therapie des chronisch Kranken beinhaltet die geschmeidige Handhabung von Einleibung, idealerweise Koagieren ohne Reaktionszeit, die Berücksichtigung personaler Regression und Emanzipation, den Umgang mit Gefühlen als ergreifenden Atmosphären, die Arzt und Patient mit Pathos beantworten, gemeinsam oder unterschiedlich in gegenseitiger Hochachtung. Sie beinhaltet die Berücksichtigung der Architektur des Krankenhauses nach Art des Wohnens als Kultur dieser Gefühle im umfriedeten Raum, die Kategorialanalyse der Leiblichkeit [Schmitz, 1990] und z. B. die Würdigung von Bewegungssuggestionen im therapeutischen Team als wesentlichem Parameter glückender oder mißlingender Therapie. Adäquate Therapie des chronisch Kranken kann nicht gelingen durch Akzeleration des „Wucherns des Panmathemathismus", d. h. des Glaubens, durch noch mehr Anhäufung von Daten der Wirklichkeit überhaupt und der Wirklichkeit des Patienten näherzukommen. Hier bietet sich ein breites Arbeitsfeld phänomenologischer Forschung und phänomenologisch fundierter, praktischer Therapie an.

6 Patientenschulung als Grundvoraussetzung der Diabetestherapie

In den letzten zwanzig Jahren hat sich auch im panmathematischen Paradigma der Medizin durch eine erdrückende Anzahl operationalisierter Beweise gezeigt, daß eine suffiziente Diabetestherapie mit annähernd guten Blutzuckerwerten unter Vermeidung lebensbedrohlicher hyperosmolarer und ketoazidotischer Komata und gleichzeitiger Vermeidung hypoglykämisch bedingter Notfälle nur dann zu erreichen ist, wenn die betroffenen Patienten ihre Blutzuckerbehandlung, d. h. im wesentlichen die Insulinzufuhr, selbst steuern [Assal, Mühlhauser, Permat, Gfeller, Jörgens, Berger, 1985]; „Der Patient muß sein eigener Arzt werden" [Mehnert, 1992]. Wiewohl die medizinische Notwendigkeit und Effizienz immer wieder nachgewiesen wurde, stößt dieses Konzept der Eigentherapie mit ärztlicher Akzeptanz auch der Eigenverantwortung des Patienten auf erheblichen Widerstand in der allgemeinärztlichen und diabetologisch versierten Ärzteschaft. Die Eigentherapie des Patienten setzt eine intensive Schulung über Ursachen und Komplikationen sowie über Technik der Blutzuckereigengewinnung und der Insulinapplikation einschließlich der Insulindosisanpassung je nach aktuell gemessenem Blutzuckerwert voraus [Day, Assal, 1992]. Die Etablierung von strukturierten Schulungsprogrammen auch in Deutschland, auch gegen den Widerstand etablierter Meinungsbildner, ist im wesentlichen an eine Person gebunden, die hier erwähnt werden soll, auch wenn sie in ihrem Denken und in der Durchsetzung der für die Patienten so wesentlichen Fortschritte rein „panmathematisch" vorgegangen ist und vorgeht: Prof. Dr. M. Berger, Leiter der Abteilung für Ernährung und Stoffwechsel der Heinrich-Heine-Universität Düsseldorf. Die von Berger und seiner Arbeitsgruppe geschaffenen, strukturierten Schulungsprogramme sind spezifisch adaptiert an die verschiedenen Patientengruppen und finden mittlerweile Anwendung auch in interessierten, nachgeordneten Allgemeinkrankenhäusern (wie z. B. in unserer Abteilung) [Berger, 1990]. Der Nachteil aller dieser Programme und ihrer Kopien ist die reine Konzeptualisierung auf kognitiver Ebene, d. h. der Ebene, die dem vordergründig naturwissenschaftlichen Selbstverständnis der Medizin entspricht. Der Transfer über die individuell vorgegebenen Zufälligkeiten der Universität Düsseldorf konnte an assoziierte, überwertig besetzte und narzißtisch stimulierte Ärzte an wenigen Allgemeinkrankenhäusern gelingen, muß jedoch in der breiteren Anwendung scheitern. Auch in der Gruppe assoziierter Kliniken zeigen sich jedoch schon jetzt Schwierigkeiten, die auf der rein somatologisch-kognitiven Ausrichtung der Schulungsprogramme beruhen: Problempatienten, z. B. die große Gruppe mittelalter und älterer Patienten mit hirnorganischem Psychosyndrom [Lishman, 1983; Reike, 1993; Risse, 1991; Risse, 1993b], werden nicht erfaßt, können auch nicht erfaßt werden wegen des im internistischen Denkstil fehlenden psychiatrischen, diagnostischen und begrifflichen Instrumentariums. Aber auch kognitiv nicht eingeschränkte Patienten mit DM verhalten sich nicht wie die im organmedizinischen Paradigma angenommene, in der Sicht des anthropologischen Dualismus phantasierte „Körpermaschine", die von einem rationalen „Bewußtsein" gesteuert wird, sondern auch diese Patienten sind „leiblich" konstituiert und unterliegen somit der von Schmitz wissenschaftlich exakt beschriebenen leiblichen Ökonomie, die dem rein kognitiven Zugang des anthropologischen Dualismus häufig zuwiderläuft. In diesen Fällen erfolgt durch mangelnde phänomenologische Kenntnis und ausbildungsbedingte Habituation regelhaft die einseitige Schuldzuweisung an den Patienten („mangelnde Compliance", „indolenter Patient" etc.), zum Teil mit Aktivierung unbewußter, sadistischer Phantasien seitens des Arztes (Verordnung strenger Diätvorschriften, sozial nicht vollziehbarer Lebensregeln etc.) durch narzißtische Kränkung.

Die Änderung der diabetologischen Sichtweise des naturwissenschaftlich-medizinisch vorgegebenem Paradigmas des anthropologischen Dualismus mit sensualistischer Reduktion in ein Paradigma der Leiblichkeit mit allen Konsequenzen auch für die Änderung der Schulungsprogramme steht aus.

7 Instabile Mannigfaltigkeit als wesentliches Problem der Diabetestherapie

Zur näheren Einführung in die neo-phänomenologische Begriffbildung folgt im weiteren eine für Somatologen zugegebenermaßen „dichte" Schilderung des terminologischen Arbeitshandwerks. Der zunächst zu leistende Arbeitsaufwand des Verständnisse ist hoch, hat es doch die Humanmedizin in den letzten vier Jahrzehnten versäumt, überhaupt philosophische Grundlegungen in ihren Diskurs zu integrieren. Alles schien, in Zeiten unbegrenzter ökonomischer Ressourcen und Zeiten des Glaubens an die unbegrenzten Möglichkeiten technischen Fortschritts eben durch Technik lösbar zu sein. So wurden zum Beispiel auch drängende ethische Fragen der Intensivmedizin in eine Erweiterung der technischen, apparativen Interventionen umgeleitet. Der geneigte Diabetologe steht nun vor der Aufgabe, die philosophischen Grundpositionen für sich neu zu erwerben, und — in Bezug auf die Neue Phänomenologie — zusätzlich eine Revision der abendländischen Vergegenständlichungsweise seit Demokrit, Platon und Aristoteles nachzuvollziehen. Der Autor ist bemüht, ihm bei dieser schweren Arbeit durch vorsichtige Dosierung des Begriffmaterials zu helfen.

Traditionelle, cartesianische Vergegenständlichungsweise konzipiert den Menschen als aus Bewußtsein und Körpermaschine zusammengesetzt (anthropologischer Dualismus). Für das Bewußtsein gelten die gleichen Konstrukte wie für die Gegenstände der äußeren Welt: komplette Individuiertheit der Einzelinhalte bei vermutetem höheren Komplexitätsgrad. Die jeweiligen Eigenheiten des Konstrukts, d. h. der vermuteten Teile des „Bewußtseins", bedingen die Unterschiede der einzelnen philosophischen oder medizinischen Schulen (siehe z. B. Scharfetters Konstrukte von Dimensionen des Ich-Bewußtseins mit Ich-Vitalität, Ich-Aktivität, Ich-Konsistenz, Ich-Demarkation und Ich-Identität [Scharfetter, 1976]), oder komplexere psychoanalytische Modelle wie bei Kernberg [1988]).

Der cartesianische, anthropologische Dualismus wird im Schmitzschen System aufgehoben, das Subjekt präsentiert sich unter gänzlich anderen phänomenologischen Aspekten:

„Instabile Mannigfaltigkeit" bezeichnet die in Bd. I. des Systems der Philosophie als „Gemöge" begrifflich gefaßte Phänomenologie des Subjekts. „Gemöge ist chaotisches Mannigfaltiges, das sich von selbst her individuiert" [Schmitz, 1964, S. 386]. Die Gemögedefinition umschreibt nach Schmitz das, was Heidegger als „Dasein" bezeichnet. In der Individuation legt sich das Gemöge auf etwas fest. Dies kann (vordergründig paradox) auch die Festlegung auf Vieldeutigkeit sein. Dieses gehört nach Schmitz zum Wesen des Gemöges [Schmitz, 1964, S. 387]. Vieldeutigkeit gehört nicht zum Instrumentarium der Inneren Medizin, die sich (fälschlicherweise) als naturwissenschaftlich versteht und sich hiermit zwingend auf die Leitdifferenz der sofortigen Individuation als Idealnorm festlegt. „Gemöge", d. h. das Subjekt kann nicht scharf umrissen werden [Schmitz, 1964, S. 392]: „Dasein soll seine Möglichkeiten sein. Wie weit zeichen diese Möglichkeiten? Schmerzen gehören dazu? vielleicht. aber auch Kratzen im Hals?". Der hier aufgezeigte Gemögebegriff, der in so treffender Weise die vorprogrammierten Schwierigkeiten des (traditionell) ausgebildeten Arztes mit dem chronisch kranken Patienten erklärt, wurde inzwischen „aufgegeben, sozusagen als Eierschale, die mir aus früher Anhänglichkeit an Heidegger anhaftete" [Schmitz, 1993]. Die eingehende Beschreibung der „instabilen Mannigfaltigkeit" findet sich in „Die entfremdete Subjektivität" [Schmitz, 1992, S. 34–36]. Die Einführung des Begriffes „instabile Mannigfaltigkeit" als Spezialtyp chaotischer Mannigfaltigkeit wird 1994 (Schmitz, 1994) vollzogen mit der Synthese der Ausführungen aus Bd.IV des Systems der Philosophie [Schmitz, 1980, S. 111 f.] und aus „Die entfremdete Subjektivität" [Schmitz, 1992, S. 34 ff.]: Instabile Mannigfaltigkeit, „deren einfachste und anschauliche Modelle die Husserl'sche Puppe und der Witzverhalt sind", ist gekennzeichnet durch das „Fluktuieren der Konkurrenz von personaler Emanzipation und personaler Regression" [Schmitz, 1993]. Ohne auf die im philosophischen Rezipientenkreis müßigen, feineren Definitionen eingehen zu müssen, bleibt zu konstatieren, daß Diabetestherapie, die sich auf Schulung von Patienten gründet, so wie jeder Umgang mit chronisch Kranken, mit dem Grundtypus chaotischer Mannigfaltigkeit wesentlich zu tun hat, d. h. mit primär nicht zählbarer Mannigfaltigkeit. Dieses Faktum läuft allen Bestrebungen der derzeit maßgeblichen Medizin, die nach „festen Körpern im zentralen Gesichtsfeld" sucht oder diese im Zweifelsfall konstruiert, zuwider.

Strukturierte Schulung und Diabetestherapie mit realen Patienten (dies macht den Unterschied zur Universitäts-Diabetologie aus) arbeitet mit und an dauernder Individuation mit personaler Regression und Emanzipation aus „primitiver Gegenwart" [Schmitz, 1990]. Sie arbeitet mit leiblichen Phänomenen, mit subjektiven Tatsachen, auch unter Berücksichtigung des Weiterraums, der Modalzeit und Dauer usw.; reiner Ortsraum, modale Lagezeit, Bewußtsein vs. Körpermaschine sind Vergegenständlichungsweisen, die zu großen Erfolgen geführt haben (Insulinherstellung, Pankreastransplantation, Dialyse etc.), häufig jedoch lediglich dem Erreichen des Examens, der Promotion und Habilitation und zur Unterhaltung diabetologischer Kongresse dienen, am Interesse des Patienten und an der Optimierung des Therapieerfolges (wie immer dieser zu definieren wäre) aber vorbeigehen.

8 Einleibung statt „Patientenschulung"

Bisher etablierte Programme der Patientenschulung basieren auf dem Paradigma des anthropologischen Dualismus, d. h. der Vorstellung, ein „Bewußtsein" sei in der Lage nach entsprechender Instruktion die nachgeordnete „Körpermaschine" derart zu instruieren, daß ein medizinisch, also auf der Ebene des Ortsraumes [Schmitz, 1990] angesiedeltes, optimales Ergebnis sich zwangsläufig einstelle. Leider ist dies in den wenigsten Fällen zu beobachten (Eine ähnlich gelagerte Problematik findet sich z. B. auch in der Psychotherapie der schizophrenen Ich-Störungen [Scharfetter, 1978]).

Neben den oben bereits erwähnten, von Organmedizinern aufgrund mangelnder Ausbildung nicht diagnostizierbaren psychiatrischen Fällen von hirnorganischem Psychosyndrom ändern die wenigsten Patienten ihr Verhalten, wie stringent auch immer die medizinische Argumentation gewesen sein mag (besonders augenfällig z. B. bei rauchenden Ärzten, motorradfahrenden Ärzten, fehlende Gewichtsabnahme bei Patienten trotz Schulung etc.). Der kognitive Zugang zum Patienten (hier mit DM) versagt offenbar in der Mehrzahl der Fälle, weil Einflußgrößen außerhalb des gedachten und als real angenommenen anthropologischen Dualismus den gewünschten Therapieerfolg bestimmen. Diese Einflußgrößen gehen über das hypostasierte „Bewußtsein" hinaus und auch über die je individuelle Leiblichkeit. Therapeutische Ansätze, die das Individuum ohne interaktiven Bezug avisieren, können also immer nur unteroptimal sein. Hat die Therapie als Endpunktparameter eine Verhaltensänderung zum Ziel, muß sie überindividuell, metastationär und metaklinisch angelegt sein. Als Grundlage möglicher Intervention bietet sich wiederum die Neo-Phänomenologie an: „Der gegen Einsamkeit und Gemeinsamkeit invariante dialogisch-kommunikative Charakter der leiblichen Ökonomie legt die spontane Bildung übergreifender quasi-leiblicher Einheiten nahe, die die Struktur des Leibes gemäß dem Alphabet der Leiblichkeit besitzen, aber über den einzelnen eigenen Leib, den unmittelbaren Gegenstand des eigenleiblichen Spürens, hinausgehen" [Schmitz, 1990, S. 137]. Die hier von Schmitz als „Einleibung" bezeichneten Grundzüge der Kommunikation beinhalten z. B. auch die Phänomene der Suggestion und Faszination und des „Koagieren(s) ohne Reaktionszeit". Alle diese Prozesse, die in jeder Kommunikation, also auch in der der strukturierten Diabetiker-Schulung, tragend und bestimmend sind, werden von den rein auf kognitiver Basis konzipierten Schulungsprogrammen nicht mitberücksichtigt [Risse, 1994]. Auch hier eröffnet sich ein weites Arbeitsfeld phänomenologischer Forschung und Praxis respektive der Einleibung in Gruppen der Therapeuten (Diabetes-Therapie ist nur im Team möglich), in strukturierten Schulungsgruppen, Selbsthilfegruppen etc.

9 Organisationsstrukturen im Allgemeinkrankenhaus im phänomenologischen Paradigma

Die Strukturen des Allgemeinkrankenhauses sind durch materielle Voraussetzungen und personelle Kapazität mit deren Interaktion charakterisiert. Materielle Voraussetzungen, die dem Ideal einer dem aktuellen Stand der Organmedizin entsprechen, finden sich nur selten. Sowohl bei materieller Defizienz wie auch bei medizinisch optimaler Ausstattung sind Krankenhäuser konzipiert im Denkstil des anthropologischen Dualismus mit dem Primat einer möglichst reibungslosen Beherrschung und Wiederherstellung der „Körpermaschine": Dieses Primat gilt sowohl für die Prämissen der Architektur als auch für die verwaltungstechnische Logistik.

„Gefühle als ergreifende Atmosphären", die tief in die leibliche Ökonomie eingreifen und damit den vordergründig somatologischen Therapieprozeß wesentlich beeinflussen, finden keinerlei Beachtung oder Niederschlag in der Krankenhausarchitektur, die (s. o.) eigentlich eine Kultur der Gefühle im umfriedeten Raum [Schmitz, 1990] spiegeln müßte.

Im Bereich der in den therapeutischen Prozeß involvierten Personen fällt im durchschnittlichen Allgemeinkrankenhaus eine einem geschmeidigen Ablauf strukturell a priori zuwiderlaufende Triangulierung der Verantwortungs- und Entscheidungskompetenz auf. Mit mehr oder weniger zufällig geglückter, häufig auch dauerhaft gescheiterter Einleibung (und damit konsekutiv permanenter leiblicher Engung der Beteiligten) agieren: 1. Verwaltung, 2. Pflegedienstleitung und 3. Ärztliche Leitung mit z. Tl. diametral entgegengesetzten Interessen neben- bzw. gegeneinander. Unter Auslassung der unübersichtlichen Verflechtungen und Interferenzen verschiedener medizinischer Abteilungen mit Pflegedienstleitung und Verwaltung und der Konkurrenzen verschiedener Krankenhäuser untereinander, die eingehend bei Kernberg [1988] beschrieben sind, können zunächst für eine Station die Probleme dargestellt werden: Unter der ärztlichen Leitung des Abteilungsdirektors arbeitet ein idealerweise spezialisierter Oberarzt, häufig der einzige Facharzt der Station, dem je nach Ausstattung des Krankenhauses, der Art seines Trägers und der Größe der Station ein oder zwei Assistenzärzte, häufig als Stationsärzte, zugeordnet sind. Diese „ordnen" bei ihren täglichen Visiten bestimmte pflegerische Maßnahmen und Medikamente an, die entsprechend dem hierarchischen Gefälle vom Pflegepersonal mehr oder weniger kommentarlos durchgeführt, bzw. verabreicht werden. Andere, nicht-ärztliche Berufsgruppen (z. B. Krankengymnasten) arbeiten nach ähnlichem Muster. Auf eine strikte Trennung ärztlicher und nicht-ärztlicher Tätigkeiten legen üblicherweise alle Beteiligten wert: Ärzte aus ihrem im Studium und in ihrer Sozialisation acquirierten Selbstverständnis, Pflegepersonal, individuell durch ärztliche Vorgabe, auf der Ebene der Pflegedienstleitung aus ideologischen Gründen mit dem vordergründigen Argument der Überlastung der ihrer Fürsorgepflicht unterstellten Mitarbeiter. Die Verwaltung beeinflußt den Stationsablauf über Personalschlüsselberechnungen und Materialsubstitutionen nach vorgegebenen Anhaltszahlen, die z. Tl. vor 20 Jahren erstellt worden sind und der Entwicklung in diesem vorausgegangenen Zeitraum nicht mehr adäquat sind. Eine externe Qualitäts- und Effizienzkontrolle findet nicht statt. Auffälligstes Ergebnis dieser Arbeitsorganisation ist ein enormer Informations- und Energieverlust in der täglichen Arbeit mit den Patienten. Die Einschränkungen sind in Bereichen der Akutmedizin weniger auffällig, da hier, z. B. im Notfall, rasches, hierarchisch vorstrukturiertes Handeln notwendig ist. Je chronischer der Verlauf einer Erkrankung und je mehr Eigenverantwortung Patienten selbst für ihre Therapie übernehmen, desto mehr besteht auch in der Organisationsstruktur des Krankenhauses der Bedarf nach Verantwortungs- und Entscheidungsdistribution. Dies bezieht sich auf alle Bereiche der Diagnostik und Therapie. Eine gute Übersicht über die Organisation eines Teams als „therapeutische Gemeinschaft" findet sich bei Kernberg [1988, 1991]. Die hier beschriebenen Probleme lassen sich phänomenologisch ebenfalls gut beschreiben und beinhalten idealerweise wieder die „spontane {oder geplante} Bildung übergreifender quasi-leiblicher Einheiten, die die Struktur des Leibes gemäß dem Alphabet der Leiblichkeit besitzen, aber über den einzelnen Leib [...] hinausgehen" [Schmitz, 1990, S. 137]. Idealerweise wird im therapeutischen Team, bestehend aus Abteilungsdirektor, Oberarzt, Assistenzärzten, Schwestern und Pflegern, Krankengymnasten und Stationssekretärin „Koagieren ohne Reaktionszeit" in der Art des von Schmitz [1990] beschriebenen Orchesters erreicht, das zudem in der Lage ist, habituell die Dimensionen des Weite- und Richtungsraumes sowie das Alphabet der Leiblichkeit mit in seiner Therapie zu berücksichtigen. Im weiteren würden, ebenfalls idealerweise, Verwaltung und Pflegedienstleitung integriert und die Krankenhausarchitektur entsprechend modifiziert (zum Teamkonzept mit „Fallkonferenzen" adäquat den von uns etablierten „Stoffwechselvisiten"; siehe [Fuchs, 1994]). Die entsprechenden Schwierigkeiten, die mit weniger effizient oder unter anderem Paradigma arbeitenden Gruppen und mit involvierten gesellschaftlichen und politischen Gruppen entstehen, beschreibt Kernberg [1988].

10 Folgekomplikationen des Diabetes mellitus

Durch permanente oder unphysiologisch lange Erhöhung der Glukosekonzentration werden nahezu sämtliche Körpereiweiße mit Glukose überlagert und deformiert (sog. „Glykierung" = nichtentzymatische Glykosylierung [Bertrams, 1990; Flückinger, 1989]); zusammen mit anderen bei DM auftretenden Pathomechanismen (Myoinositolverarmung durch hohe Glukosekonzentrationen in den Organen [Ward, 1989], ggf. Hyperinsulinämie [Ritz, Bühler, 1991; Sawicki, Berger, 1992; Sinzinger, 1992; Standl, 1988]) kommt es zu Veränderungen an fast allen Organsystemen des Körpers, die als beschleunigte Atherosklerose beschrieben werden können. In grober Übersicht treten die in Tabelle 1 genannten Komplikationen in Abhängigkeit von der Güte der Blutzuckerstoffwechselführung über die Zeit gehäuft auf.

Tab. 1 Einteilung der diabetogenen und diabetes-assoziierten Folgekomplikationen

A. Makroangiopathie (Veränderungen der großen Gefäße)
  A.1. koronare Herzerkrankung mit Angina Pectoris und Herzinfarkt
  A.2. periphere, arterielle Verschlußkrankheit mit Schaufensterkrankheit und Gangrän
  A.3. zentrale, arterielle Verschlußkrankheit mit Hirninfarkt

B. Mikroangiopathie (Veränderungen der kleinen und kleinsten Gefäße)
  B.1. diabetische Nephropathie mit Nierenversagen und Bluthochdruck sowie Dialysepflichtigkeit
  B.2. diabetische Retinopathie mit Erblindung
  B.3. zerebrale Mikroangiopathie mit Demenz
  B.4. diabetische Dermopathie mit multiplen Haut- und Bindegewebsveränderungen
  B.5. funktionelle, nicht-okkludierende Mikroangiopathie der Extremitäten

C. Diabetische Neuropathien
  C.1. symmetrisches, sensibles Polyneuropathie-Syndrom mit Verlust der Schmerzempfindung bei Verletzungen u./o. spontanen Mißempfindungen besonders nachts und in Ruhe
  C.1.1. Neo-Phänomenologisch stumme Form (Reiner Leibesinselschwund)
  C.1.2. Neo-Phänomenologisch prominente Form (Dissoziation der leiblichen Ökonomie)
  C.1.3. Mischformen („Painful – painless Leg" [Boulton])
  C.2. autonome Neuropathie mit Veränderungen an allen vegetativ gesteuerten Organsystemen
  C.3. akute Neuropathien; z. B. Facialisparese, andere, periphere Monoparesen

D. Das diabetische Fuß-Syndrom (bedingt durch A.2., B.4., B.5., C.1., C.2)
  D.1. rein neuropathisch bedingt (ca. 60%)
  D.2. rein angiopathisch bedingt (ca. 20%)
  D.3. Mischformen aus Neuropathie und Angiopathie (ca. 20%)

11 Das diabetische Fuß-Syndrom

Verletzungen und offene Wunden am Fuß sind bei Patienten mit DM ca. 20 mal häufiger als in der gesunden Bevölkerung [Chantelau, 1992]. Damit ist das Syndrom des diabetischen Fußes die häufigste Komplikation bei DM überhaupt. Bei allgemein mangelnder Kenntnis der Ätiopathogenese des DFS kommt es häufig zu Oberschenkelamputationen auch bei zunächst kleinen Wunden am Fuß. Schätzungsweise die Hälfte aller in Europa bei Diabetikern durchgeführten hohen Amputationen ist medizinisch nicht gerechtfertigt [St.Vincent, 1990]. Die Ursache dieses Mißstandes mit hohen ökonomischen Folgebelastungen und schweren sozialen und gesundheitlichen Einschränkungen für die davon Betroffenen ist die fast durchgängig bestehende und weiterhin (beispielhaft: [Alexander, 1993]) verbreitete Meinung, diabetische Fußläsionen seien überwiegend durch Durchblutungsstörungen bedingt. Der überwiegende Teil aller Komplikationen (ca. 80%, s. o.) ist jedoch allein (ca. 60%) oder in den Mischformen führend (ca. 20%) durch eine diabetesbedingte Neuropathie verursacht [Boulton, 1993]. Die neuropathische Genese erfordert eine völlig andere Therapie als die rein angiopathische [Reike, 1993]. Realiter wird jedoch die überwiegende Mehrzahl der Patienten mit DFS und somit ätiopathogenetisch führender Neuropathie nach angiologischen Prinzipien behandelt mit dem Resultat unnötig hoher Amputation. Es ist erklärtes Ziel der nationalen europäischen Gesundheitsbehörden, der diabetologischen Fachgesellschaften, der europäischen Selbsthilfegruppen und der WHO, in den nächsten Jahren die Zahl der Amputationen bei DM um die Hälfte zu senken [St. Vincent, 1990]. Die Umsetzung dieses Ziels, das bereits 1989 formuliert wurde, erweist sich als schon in der epidemiologischen Erfassung als außergewöhnlich schwierig [Lau, 1994]. Sie umfaßt darüber hinaus die flächendeckende Aufklärung der praktizierenden Ärzte in Kliniken und Praxen sowie die Aufklärung der Patienten mit DM über ihre Rechte und Pflichten in der Diabetestherapie und der Prophylaxe und Therapie des DFS. Auch in der wachsenden Anzahl von Spezialambulanzen und -kliniken, in denen die Remissionsrate der rein neuropathisch bedingten Ulcera auf z. Tl. 100% ohne Amputation gestiegen ist [Reike, 1993a], ergeben sich im Umgang mit den Patienten Schwierigkeiten, die auf der Ebene des Ortsraumes und im Paradigma des anthropologischen Dualismus nur schwer oder gar nicht behoben werden können.

11.1 Problemstellung

Patienten mit typischer, rein neuropathischer Fußläsion tolerieren diese Wunden oft über Jahre, ohne eine adäquate Therapie einzufordern. Oft vergrößern sich diese Läsionen auch unter hausärztlicher Therapie, ohne daß entscheidende Änderungen des offensichtlich insuffizienten Therapieregimes vorgenommen werden. Die Patienten werden dann zumeist mit ausgedehnten Läsionen oder zum Beispiel wegen Sepsis notfallmäßig stationär aufgenommen. Gelegentlich kommt es innerhalb von Wochenfrist zu fulminanter Progression mit Zerstörung des gesamten Fußes, ohne daß der Patient oder der Arzt die Gefahr rechtzeitig erkannt hätten. Die Dauer der Erkrankung im ersten Fall und die Schwere sowie das Ausmaß der Verletzung im zweiten Fall lassen es zunächst für den Außenstehenden unverständlich erscheinen, warum die Patienten die Störungen über so lange Zeit hingenommen haben, ohne entschiedenere Therapieänderung zu fordern. Obwohl in beiden Fällen zunächst eine akute vitale Bedrohung besteht und im weiteren über längere Zeit auch eine hohe Amputation nicht ausgeschlossen werden kann, imponieren beide durch eine merkwürdige affektive Neutralität ihrer Erkrankung gegenüber und induzieren im weiteren zum Teil heftige aversive Reaktionen beim therapeutischen Team durch ihre permanente Bitte um frühzeitige Entlassung. Alle Aufklärung über die Schwere des Krankheitsbildes scheint ohne anhaltende Resonanz bei den Patienten. Hinweise auf die somatologisch zwingende, eminente Wichtigkeit, die betroffene Extremität völlig von Druck zu entlasten, werden immer wieder vergessen. Im ersten Fall, der rein neuropathischen Läsion, kann zumeist nach mehrwöchigem stationären Verlauf eine Vollremission, im zweiten Fall — einer Mischform aus neuropathischer und angiopathischer Genese — weitaus längerer, zum Teil Monate dauernder Behandlung, eine Defektheilung am Fuß, jedoch ohne große Amputation, erzielt werden. Beide Prägnanztypen fordern dem Behandlungsteam ein erhebliches Maß an Geduld und permanenter Introspektion ab, bei der phänomenologische Begriffsbildungen zur Erklärung der spezifischen leiblichen Ökonomie des Patienten mit dem für alle nicht nachvollziehbaren, den Therapienotwendigkeiten entgegengesetzten Verhalten immer wieder hilfreich sind. Worin liegen die Probleme im Umgang mit neuropathisch gestörten Patienten, die auch bei regelrecht durchgeführter somatologischer Therapie [Reike, 1993], den Behandlungsverlauf immer wieder beeinträchtigen?

11.2 Körpermaschine mit Bewußtsein vs. Leiblichkeit

„Physiologismus" ist nach Schmitz die Lehre, „daß Botschaften aus der Außenwelt zum Menschen nur auf dem Weg über gewisse Körperteile wie Auge, Ohr, Haut, Nase, Gehirn und peripheres Nervensystem gelangen, und nur in dem Maß, in dem solche Körperteile Reize einfangen, aufnehmen oder durchlassen können". In dieser Konzeptualisierung ist das Spektrum des Wahrnehmbaren „empfindlich" eingeschränkt, z. B. durch den Ausschluß der Wahrnehmung von Protentionen und Situationen sowie von Atmosphären. Mit Demokrit, „der nur noch kleine feste, von scharfen Oberflächen begrenzte Körper als Reizquelle in der Außenwelt gelten läßt, ist der Physiologismus vollendet" [Schmitz, 1980a, S. 28]; hierzu auch: [Schmitz, 1988]). Im Zeitalter des Barock erfolgt der „zweite große Einbruch der Naturwissenschaft [...] von der mathematisch-experimentellen Physik her ... Die Außenwelt [wird] als [...] Bereich der Reizquelle für die Wahrnehmung von allen Gegenständen leergefegt [...], die sich der Quantifizierung widersetzen" [Schmitz, 1980a, S. 28 ff.]. In der Folge wird durch den evidenten Erfolg des mathematisch-experimentellen Verfahrens die Tendenz wirksam, „die Weltanschauung so weit wie möglich auf eine Gegenüberstellung von Meßwerten (nämlich experimentell gemessenen Daten) und diese verarbeitenden Theorien (d. h. Satzsystemen) zu reduzieren, also die mit Sachverhalten, Programmen und Problemen integrierten Sachen aus den wahrgenommenen Situationen loszureißen und in denkbar nackter, verarmter Form − bar der Charaktere und Gesichter, die nach meiner Wahrnehmungslehre den Anteil der Situationen an Dingen und Halbdingen ausmachen − isolierend zu fixieren" [Schmitz, 1980a, S. 31]. Folgerichtig kommt es auch zur „Physikalisierung der Person zum Eigenschaftsbündel", z. B. in der faktorenanalytischen Persönlichkeitstheorie [Schmitz, 1980a, S. 31], aber auch im vorbegrifflichen Selbstverständnis der Humanmedizin. Der „von [...] naturwissenschaftlich inspirierter Reduktion verkürzte [...] Boden der Erfahrung" erfaßt auch die Deutung des körperlichen Leibes durch „physiologistische Reduktion", die sich spätestens seit Demokrit auf ein „ziemlich einseitiges Modell der Räumlichkeit" festlegt [Schmitz, 1980a, S. 36]. Die Bevorzugung analytischer Intelligenz (Fähigkeit, einzelne Sachverhalte, Programme und Probleme, z. B. bei der Lösung von umschriebenen Aufgaben, abzuheben) vor intuitiver Intelligenz (Fähigkeit, Eindrücke sich bilden, korrigieren und bereichern zu lassen) komplettiert das Instrumentarium, das die einseitige Bevorzugung auf die Vorherrschaft wahrnehmungsverarmender Vergegenständlichungstechniken zur Erfassung der vermeintlichen Realität zementiert: Die „streng intersubjektive Nachprüfbarkeit durch Zählen an festen Körpern im zentralen Gesichtsfeld" [Schmitz, 1980a, S. 44]. Ergebnis dieser Entwicklung ist die „Erschöpfung des Gegenstandes durch den in Europa seit dem 5. Jahrhundert vor Christus maßgeblichen Reduktionismus und die zugehörige Überlastung des Subjekts durch Abfälle der Reduktion (mit Verkennung der Subjektivität)". Hierdurch liegt „den Menschen aber das, was ihnen zustößt und sie betroffen macht, solange sie unbefangen sind und nicht offiziell werden, ihrem Denken fern [...], wie Märchenwelten" und kommt ihnen unglaublich vor, „so daß sie sich etwas darüber nur anhören, wenn es ihnen die Dichter sagen, deren schönem Schein sie nicht zu glauben brauchen" [Schmitz, 1990, S. 1].

Durch physiologistische Reduktion und anthropologischen Dualismus wird der phänomenologisch beschreibbare Leib artifiziell aufgespalten in eine „Seele" oder ein „Bewußtsein" und einen „Körper", der naturwissenschaftlicher Messung zugänglich ist und konsekutiv als einzig real angesehen wird. Der Körper, gedacht als „Körpermaschine", wird in der naturwissenschaftlich orientierten

Humanmedizin zunächst wesentlicher [Ellenberger, 1985], später einziger Forschungsgegenstand, der intersubjektiv als kommunikabel akzeptiert ist. Die Körpermaschine wird nach der „heute [...] für alle naturwissenschaftliche Begriffsbildung grundlegende[n] mathematische[n] Lehre vom Raum, [der] Topologie vermessen. [Diese] steht mit naiver Selbstverständlichkeit im Dienst solcher Individuation [Schmitz, 1964, S. 312; Anm. d. Verf. nach dem Hinweis von Schmitz, ebda.], indem sie Räume als Mengen von Punkten mit Lagebeziehungen − und u. U. der Möglichkeit von Abstandsbeziehungen − zwischen diesen auffaßt. Topologisch ist in diesem Sinn von Grund auf das technisch orientierte Denken und Verhalten, indem es seinem Wesen nach den Richtungsraum im Ortsraum zu absorbieren strebt" [Schmitz, 1965, S. 2]. Der Weiteraum ist in dieser Schilderung nicht erfaßt und wird natürlich von naturwissenschaftlich orientierter Medizin auch nicht berücksichtigt. Für die ärztliche Tätigkeit wesentlich ist die Wiederentdeckung des „Leibes", der den wesentlichen Forschungsgegenstand der Medizin darstellen sollte und der dem Patienten unmittelbar nahegeht. Bisherige Forschung geht jedoch an dieser elementaren Betroffenheit des Patienten − durch alleinige Kaprizierung auf ortsräumliche, durch reduktionistische Methoden erfaßbare Problemstellungen − vorbei:

„Alle naturwissenschaftlichen Methoden erreichen, da sie auf Messungen gegründet sind, nur das Geschehen an relativen Orten, also das Körperliche, nicht das Leibliche, wenigstens nicht als solches" [Schmitz, 1965, S. 10]. Entsprechend eingeschränkt ist die begriffliche und auch sachliche Näherung an die Problematik des diabetischen Fuß-Syndroms, deren reiche Phänomenologie der der Phantomgliederlebnisse [Schmitz, 1965, S. 16 ff.] entspricht. Mit einer nicht enden wollenden Zahl an Publikationen über Untersuchungsmethoden und pharmakologische Interventionen wird versucht, auf der Ebene des Ortsraumes der Problematik der diabetischen Polyneuropathie näher zu kommen. Neben unscharfen, protopathischen Symptomschilderungen wie „Ameisenlaufen", „Gefühl des zu engen Strumpfes", Anästhesie, Hypästhesie, Hyperpathie, die dem einzelnen Arzt breiten Raum zu individueller Phantasietätigkeit lassen (welche zumeist auch noch ausbleibt), bleibt die Näherung an die Beschwerden des Patienten unvollständig und das tiefere Verständnis aus. Die differenzierteste Begriffsbildung im Bereich der diabetologischen Forschung liefert Boulton (1993) mit seiner Beschreibung des „painful-painless-leg", die den Arzt zu Fehlschlüssen über die Schmerzwahrnehmung des Patienten verleitet und somit, auch empirisch belegt, einen Hochrisikoparameter für die Entwicklung einer diabetischen Fußläsion darstellt. Weitere Anstrengungen zur feineren Beschreibung der Symptomatik der diabetischen Polyneuropathie sind nicht zu verzeichnen. Charakteristisch für die insuffiziente Diagnostik durch Nichtbeachtung des phänomenologischen Instrumentariums ist, daß alle Versuche einer auf apparative Parameter gestützten, pharmakologischen Intervention bisher frustran gewesen sind [Luft, 1994], sich aber trotz dieser Mängel ein breiter Markt überwiegend magisch-animistisch besetzter Pharmakotherapien etabliert hat, der intensiver Forschung und wissenschaftlicher Kontroverse unterliegt und Behandlungskosten in Millionenhöhe verschlingt. Interessant ist weiterhin, daß vermeintlich körperliche Interventionen, die realiter auf der Ebene des Leibes, bzw. des körperlichen Leibes, mit Pharmaka unternommen werden, in den placebokontrollierten Gruppen, d. h. wo eine pharmakologische Wirkung ausgeschlossen ist, hohe Wirkungsquoten resp. Beschwerdeminderung aufweisen [Tandan, 1992], die aufgrund mangelnder Kenntnis der zugrundeliegenden Einleibungsprozesse dem sog. „Placeboeffekt" zugeschrieben werden [Luft, 1994].

Zudem ist seit langem bekannt, daß therapeutische Bemühungen, die zu (der ebenfalls nicht bekannten) Umstrukturierung leiblicher Ökonomie führen, also primär in das „Alphabet der Leiblichkeit" (Enge, Weite; Engung, Weitung; Richtung; Spannung und Schwellung; Intensität, Rhythmus; protopathische, epikritische Tendenz, Leibesinselbildung, Leibesinselumbildung, Leibesinselschwund [Schmitz, 1965]), d. h. Bemühungen, die dezidiert nicht naturwissenschaftlich-medizinisch sind, den größten Erfolg in der Beschwerdeminderung zeitigen [Luft, 1994]. Da die Ursache dieses Erfolges unbekannt ist, wird sie folgerichtig auch nicht Gegenstand wissenschaftlicher Diskussion und geplanter therapeutischer Praxis; wirkungslose Pharmakotherapie mit im günstigsten Falle auftretendem „Placeboeffekt" durch geglückte Einleibung bleibt die einzige therapeutische Option im physiologistischen Setting der Humanmedizin. Der Begriff des „Wucherns des Panmathematismus" drängt sich als Vergleich auf.

11.3 Konstanter Leibesinselschwund als Ursache des Therapieversagens auf der Ebene des Ortsraumes

11.3.1 Der Leib und die Kategorialanalyse der Leiblichkeit

Ausgangspunkt der wissenschaftlichen Analyse der Leiblichkeit ist wie in allen anderen Teilen des Systems der Philosophie [Schmitz, 1967–1980, 1990] die radikale Revision der spätestens seit Platon [Schmitz, 1988] bestehenden Auffassung, der Mensch bestehe aus einem „Bewußtsein", unscharf häufig auch mit „Seele" verwechselt oder im Begriff synonym gebraucht, und einem Körper, der in unserem Jahrhundert überwiegend als „Körpermaschine" aufgefaßt wird, sowie der weiteren Auffassung, letztere sei vermeintlich objektiver Wissenschaft mühelos zugänglich, während ersteres, das „Bewußtsein", in den Bereich der Privatsphäre oder der Poesie zu verbannen sei [Schmitz, 1990].

Die mittlerweile als naturgegeben angenommene „Subjekt-Objekt-Spaltung" wird als „anthropologischer Dualismus" (s. o.) bezeichnet und gründet sich neben der langen philosophischen Tradition seit Platon in ihrer scharfen Prädominanz auch auf soziale und wissenschaftsgeschichtliche Entwicklungen besonders im 19. Jahrhundert mit Aufkommen des Szientismus, Positivismus und Darwinismus [Ellenberger, 1985, S. 324 f.].

Neue Phänomenologie versucht unter Umgehung konventioneller Vergegenständlichungsweise, bzw. ohne Kontamination durch fehlgeleitete Entwicklung, einen begrifflich und systematisch unverstellten Blick auf die Phänomene der Leiblichkeit zu gewinnen und impliziert damit auch eine völlig andere Anthropologie [Schmitz, 1980a, 1990].

Gegenstand der Kategorialanalyse der Leiblichkeit in der Sicht der neuen Phänomenologie ist „das, was Menschen am eigenen Leibe spüren können, wenn sie hierzu in der Lage sind: ein ungeheures Reich, das Nächste und das Schicksalhafte — und doch wissen wir kaum etwas davon" [Schmitz, 1990].

Läßt der Mensch sich auf die Phänomene der Leiblichkeit ein, so kann er erfahren, daß es im Gegensatz zu den Erfahrungen, die er am eigenen Körper mit Hilfe der Augen und Hände machen kann (= „sinnliche Wahrnehmung"), Phänomene gibt, die „in der Gegend dieses Körpers" auch unmittelbar ohne Gebrauch der Sinneswerkzeuge gespürt werden können: z. B. Hunger, Durst, Schmerz, Angst, Wollust, Müdigkeit, Behagen etc. [Schmitz, 1990]. Nur unter Berücksichtigung dieser Phänomene scheint uns ein integrales Verständnis des diabetischen Fuß-Syndroms [Reike, 1993] möglich.

11.3.2 Aufweis der Leiblichkeit an Phantomgliederlebnissen

Die Existenz von Leiblichkeit wird gerade dort existentiell (d. h. mit affektivem Betroffensein) aufdringlich, wo Körperteile nicht mehr vorhanden sind, d. h. an Orten, wo z. B. durch Amputation oder Innervationsverlust (hier: diabetische Polyneuropathie) naturwissenschaftlich nachweisbare Empfindung eigentlich gar nicht mehr möglich ist. Dennoch werden Erlebnisse an diesen körperlich nicht existenten Orten von Betroffenen eindringlich geschildert und finden ihren Niederschlag außerhalb der sporadischen ärztlichen Erfahrung in einer reichhaltigen, von der somatischen Medizin nicht rezipierten psychiatrischen Literatur über sog. „Phantomgliederlebnisse" [Schmitz, 1965, S. 16 ff.]. Diese Phantomglieder werden „nach Angaben der von ihnen Betroffenen ebenso, namentlich mit derselben Lebhaftigkeit und Natürlichkeit, wie gewöhnlich die am Körper wirklich vorhanden Glieder erlebt" [Schmitz, 1965]. Zumeist entgehen diese Phänomene der ärztlichen Perzeption und adäquaten

Gewichtung, weil eine entsprechende Anamnesetechnik, die phänomenologische Kompetenz voraussetzte, im somatologischen Vergegenständlichungshorizont nicht zur Verfügung steht.

Doppelortphänomene wie das Schildersche und das Katzsche Phänomen führen nach Schmitz zu folgender Schlußfolgerung: „Daraus ergibt sich eine wichtige Einsicht in die Verteilung absoluter Orte: Nicht bloß der eigene Leib im Ganzen besitzt einen absoluten Ort, sondern auch seine unmittelbar gespürten Teile {= „Leibesinseln"; § 44, c, ß [Schmitz, 1965]} sind mit je solchen ausgestattet und infolgedessen sogar noch als voneinander verschieden gegeben, wenn ihr erlebter, relativer Ort zusammenfällt. Sonach wird das Erlebnis der Verschiedenheit der Leibesinseln nicht bloß vom Erleben ihres Auseinanderliegens (d. h. des Abstandes und der Lageverhältnisse ihrer relativen Orte) aufrechterhalten, sondern der eigene Leib ist auch dann noch in sich mannigfaltig gegliedert charakterisiert, wenn sich diese Gliederung nicht aus der eigenen Körperlichkeit („System der relativen Orte") ergibt" [Schmitz, 1965].

11.3.3 Unkontaminierte Leiblichkeit: die Inselstruktur des körperlichen Leibes

„Im Gegensatz zum eigenen Körper [den die naturwissenschaftliche Medizin, auch die Psychosomatik, begreifen kann; Anm. d. Verf.] und wohl auch zum Körperschema [nach P. Schilder, 1923; Anm. d. Verf. zit. n. Schmitz] ist der körperliche Leib diskret: Er zerfällt in Inseln ohne stetigen räumlichen Zusammenhang [Schmitz, 1965; § 44, c, ß; S. 25 ff.].

Diese Beschreibung der unabhängig vom Körper existierenden Leibesinseln erscheint dem unkritisch dahinwährenden Somatologen, dem „die Essenz der Dinge [...] unter den ablenkenden Zerstreuungen des gewöhnlichen Lebens verborgen bleibt [Schmitz, 1988]", zunächst als bizarr oder abseitig, umso mehr abseitig, als er sich in den tradierten Dogmen vordergründig naturwissenschaftlich gesicherter Medizin [Ellenberger, 1985, S. 322 f.] heimisch fühlt und ökonomisch eingerichtet hat. Dem durch medizinischen Mißerfolg beunruhigten Therapeuten ist jedoch bisweilen mit Unterstützung vordergründig fachfremder Medien [Reike, Steinmann, Risse, 1994; Reike, Steinmann, Bauer, Risse, 1994] ein Zugang zu den von Schmitz beschriebenen Phänomenen der Leiblichkeit möglich, somit ggf. auch im weiteren ein Zugang zur bisher medizinisch vernachlässigten Leiblichkeit des Patienten.

Die Begrifflichkeiten und philosophisch exakten Beschreibungen der hierzu notwendigen Vorgehensweise liefert die Neue Phänomenologie: *„Nun mache man aber einmal den Versuch, ebenso stetig (wie man sich betasten kann) an* *sich selbst herunterzuspüren, ohne Augen und Hände oder auch nur das durch Eindrücke früheren Beschauens und Betastens bereicherte Vorstellungsbild von sich zu Hilfe zu nehmen. Man wird gleich sehen, daß das nicht geht. Statt eines stetigen räumlichen Zusammenhanges begegnet dem Spürenden jetzt bloß noch eine unstete Abfolge von Inseln"* [Schmitz, 1965, S. 25 f.].

Die hierdurch erlebbaren Leibesinseln haben zwei Charakteristika:

1. labile Wandelbarkeit
2. unscharfer Umriß.

In bildlicher Darstellung: *„Gallertartige Protoplasmaklümpchen in beständiger Wandlung, durch Zwischenräume getrennt, mit einer im Groben konstanten Struktur, bei zitternder Beweglichkeit im Feinen"* [Schmitz, 1965, S. 27].

Der körperliche Leib muß vom Körperschema scharf unterschieden werden. Das habituelle Vorstellungsbild des eigenen Körpers ist bei jedem Spüren schon erweitert durch Erfahrungen aus Betasten und Besehen und den überkommenen Vorurteilen über die Stetigkeit unseres Körpers. Ein Beispiel, das für das Verständnis des diabetischen Fuß-Syndroms relevant ist: *„Die Sohlen sind wichtige und im körperlichen Leib fast stets betonte, im Körperschema dagegen meist in den Hintergrund gedrängte Leibesinseln"* [Schmitz, 1965, S. 28]. Das heißt: Wir besitzen offenbar leibliche Strukturen, die uns vehement, aber im alltäglichen Leben zumeist unbewußt beeinflussen (in der herkömmlichen Diktion unser „Selbstverständnis", unser „Ich" konstituieren), die uns aber bei bewußter Artikulation und in naturwissenschaftlicher Beobachtung entgehen. Eine weitere Differenzierung unter Bezug auf das diabetische Fuß-Syndrom ergibt sich bei der Betrachtung der Inselphänomene bei Amputationen, bzw. dem Vorliegen einer Polyneuropathie: *Ein auffallendes Merkmal der nach Amputationen und Nervenzerreissungen* [hier: PNP; Anm. d. Verf.] *auftretenden Phantomarme und -beine ist das isolierte Hervortreten der Gelenke und der unteren Enden, sodaß Finger, Hände, Ellenbogen und evtl. Ausschnitte des Unterarmes deutlich bleiben, während der Oberarm für das Erleben verschwimmt oder verschwindet. Die Phantomhand schwebt dann gelegentlich ohne stetige Verbindung mit dem übrigen Körper vor der Brust oder die große Zehe ist isoliert* (= „distale Betonung der Phantomglieder" [Schmitz, 1965, S. 29]).

Diese besondere Charakteristik der Leibesinseln ist unter normaler (gesunder) körperlicher Integrität auch erlebbar z. B. im autogenen Training, bei Intoxikationen oder beim Einschlafen [Schmitz, 1965]. Asiatische Techniken zur Leibbemeisterung in Kombination mit dem üblicherweise im akademischen Milieu benutzten kognitiven Zugang können auch in leiblich engendem Setting Leibesinselerlebnisse evozieren [Reike, Steinmann, Risse, 1994]. Eine Änderung des perzeptiven Settings und Zuhilfenahme weiterer Medien, die in der Lage sind, die leibliche Ökonomie des Rezipienten zu beeinflussen, erleichtern den Zugang zur eigenen Leiblichkeit [Reike, Steinmann, Bauer, Risse, 1994].

Durch die habituelle Einordnung der Leibesinseln in die Vorstellung vom Körper mittels des Körperschemas, den unlöslichen Zusammenhang mit den unmittelbar gespürten spontanen Eigenbewegungen [Schmitz, 1965, S. 35] und eine Denktradition, die immer nur vom vermeßbaren, stetigen Körper auszugehen vermag, kommt uns die Tatsache, daß uns der Leib in diskreter Weise gegeben ist, im alltäglichen „mittleren Tageswachbewußtsein" [Scharfetter, 1993] meist jedoch nicht zu Bewußtsein. Die Berücksichtigung der Kategorialanalyse der Leiblichkeit und insbesondere der Inselstruktur unseres Leibes hat aber enorme Konsequenzen für das Verständnis von Patienten mit diabetischem Fuß-Syndrom und ändert konsekutiv auch die therapeutischen Strategien.

11.4. Phänomenologie als therapeutische Option beim diabetischen Fuß-Syndrom

Die Integration der Neuen Phänomenologie in die Diagnostik und Therapie des diabetischen Fuß-Syndroms ist neu und empirisch daher nicht belegt. Sämtliche Überlegungen zu einer möglichen Integration sind daher zunächst spekulativ. Die aggressionsfreie Aufnahme dieses synthetischen Gedankengutes spricht einerseits auf philosophischer wie auch auf organmedizinischer Seite somit für die ausreichende Etablierung des eigenen Gegenstandsgebietes im eigenen sozialen Umfeld, andererseits für eine ausreichende Ichfunktion der involvierten Protagonisten mit hinreichender Angst- und Frustrationstoleranz und der anerkennenswerten Fähigkeit zum „Überstieg", der Fähigkeit, sich auch dort kritisch mit der Möglichkeit der Anerkenntnis eigenen Scheiterns des Lebensentwurfes auszusetzen. Sie gibt dem Außenstehenden zudem die Möglichkeit, Persönlichkeiten auszumachen, die zu solchen Leistungen in der Lage sind und hiermit in ihrem Fachgebiet für den Suchenden als erste Leitdifferenz zu dienen. Am Ende der folgenden Ausführungen werden jedoch erste — so hoffen wir — Ansätze einer praktischen Umsetzung transparent werden, ohne sofort einen radikalen Paradigmenwechsel [Kuhn, 1976] zu evozieren [Hartmann, 1994a].

11.4.1 Konstitution und Selbstverständnis des Subjekts durch Leibesinseln

Nach den vorausgegangenen Darstellungen können wir nicht mehr davon ausgehen, der Mensch bestehe aus einem „Bewußtsein" (zum Problem des „personal emanzipierte[n], mit Selbstzuschreibung verbundene[n] Selbstbewußtsein[s] von endlicher Kapazität" (siehe Schmitz [1992, S. 34 ff., bes.: S. 40]), das mit möglichst affektfreier Ratio sich zum medizinischen Optimum entscheide (dieses Mißverständnis wurde bereits durch die Psychoanalyse hinreichend widerlegt: Leider sind wir nicht mehr „Herr im eigenen Hause" und sind es nie gewesen.) und einer „Körpermaschine", die widerspruchslos die Befehle des Bewußtseins ausführt und sich störungsfrei den Manipulationen moderner Apparatemedizin ausliefert. Das Selbstverständnis des Subjekts (die Konstitution des Selbst [Mendelsohn, 1987]) wird wesentlich durch Leiblichkeit bestimmt, die zunächst unserem bewußten Zugriff aufgrund der vorherrschenden Denktradition entzogen ist [Schmitz, 1988]. In die Ökonomie dieser Leiblichkeit [Schmitz, 1965] sind wir als „Bewußthaber" eingebunden mit allen Unwägbarkeiten und den verschiedenen Graden personaler Emanzipation aus primitiver Gegenwart und personaler Regression auf primitive Gegenwart hin [Schmitz, 1964, 1990, 1992]. Leibesinselbildung und -umbildung sowie transienter Leibesinselschwund [Schmitz, 1965] machen unsere Existenz aus und bestimmen den Prozeß unseres vermeintlichen Bewußtseins. Dort, wo konstanter Leibesinselschwund, z. B. durch diabetische Polyneuropathie, auftritt und somit bestimmte Leibesinseln der am eigenen Leib nachvollziehbaren Dynamik entzogen sind, müssen Kommunikationsprobleme auftreten.

11.4.2 „Leibesinselschwund" durch diabetische Polyneuropathie

Die diabetische, symmetrische, sensible Polyneuropathie erzeugt – neben verschiedenen Mißempfindungen, die hier keine nähere Berücksichtigung finden sollen – durch Denervierung häufig Sensibilitätsverlust aller Qualitäten, die den oben von Schmitz beschriebenen Phänomenen der Amputation und „Nervenzerreißung" [Schmitz, 1965] entsprechen. Im Gegensatz zu der ebenfalls oben zitierten Literatur über Phantomgliederlebnisse fehlen phänomenologische Beschreibungen über Erlebnisse und Empfindungen bei diabetischer Polyneuropathie völlig. Auf der subjektiven Seite des Innervationsverlustes durch Polyneuropathie fehlen uns sämtliche Informationen (über die Problematik subjektiver und objektiver Tatsachen siehe Schmitz [1990]. Spontan differenziert artikulationsfähige Patienten werden unter den derzeit herrschenden Konditionen einer „Schnellmedizin" mit der Überbewertung kurzer Liegezeiten als Qualitätsmerkmal nicht gehört; die überwiegende Mehrzahl der spontan nicht differenziert artikulationsfähigen Patienten kann aufgrund des ebenfalls restringierten Wortschatzes des Arztes und in Ermangelung präformierter Hilfen, z. B. Fragebögen, nicht gezielt auf ihre Beschwerden hin untersucht werden.

Zum jetzigen Zeitpunkt bleiben die Äquivalenzestimation zu den beschriebenen Phantomgliederlebnissen und der hypothetische Schluß, daß durch diese fixierte Änderung der leiblichen Ökonomie eine dieser Änderung entsprechende, kontinuierliche und gravierende Änderung der vorschwebenden, begrifflich ebenfalls nicht scharf gefaßten Personalität (leiblichen Disposition) eingetreten ist.

Diese Mechanismen fassen wir zunächst grob unter dem Begriff: „Leibesinselschwund durch diabetische Polyneuropathie" zusammen. Aus eigenen Erfahrungen (die natürlich auch denkstilgerichtete Wahrnehmung spiegeln) besteht bei vielen Therapeuten hier ein unmittelbarer Zugang zum Verständnis der Probleme, die regelhaft im Umgang mit DFS-Patienten auftreten.

11.4.2.1 Verlust der Warnfunktion des Schmerzes mit entsprechendem Ausbleiben personaler Regression durch Schmerz

Schmerz bedingt personale Regression und damit Rückfall auf primitive Gegenwart mit Einschränkung der personalen Entfaltung in die fünf Explikate (Hier, Jetzt, Dasein, Dieses, Ich [Schmitz, 1990]). Er hat somit wesentliche Bedeutung für die Gesamtkonstitution von Personalität (leibliche Disposition des Bewußthabers) und für die Kommunikation mit Individuen, die zur Schmerzwahrnehmung und konsekutiver personaler Regression befähigt sind (z. B. gesunde Ärzte, Schwestern, Krankengymnasten). Eingeschränkte bzw. aufgehobene Schmerzwahrnehmung erzeugt neben den somatologisch faßbaren und verstehbaren Mutilationen, die auch von anderen Krankheiten bekannt sind (Lepra, Syringomyelie etc.), zusätzlich Änderungen der Gesamtpersönlichkeit, die vom (gesunden) Therapeuten nicht mehr nachvollzogen werden können (z. B. Immobilisierungsimplikat vs. „kurzer Gang" zur Toilette).

11.4.2.2 Änderung der leiblichen Ökonomie durch konstanten Leibesinselschwund bei diabetischer Polyneuropathie

Mit dem konstanten Verlust der Leibesinseln der Füße und ihren feineren Differenzierungen der Sohlen, deren besondere Bedeutung oben bereits hervorgehoben wurde, geht die Umstrukturierung der gesamten leiblichen Ökonomie einher. Der Ersatz der gewöhnlich mitberücksichtigten Leibesinseln der Füße durch kognitive Kontrolle ist erfahrungsgemäß schwierig und führt in der Mehrzahl der Fälle bei Versagen zu einseitiger Schuldzuweisung an den Patienten („indolenter Patient"; „mangelnde Compliance") und hierdurch zu einem Abbruch des angstfreien Kontakts zwischen Arzt und Patient.

Diese Änderung der leiblichen Ökonomie wird vom Arzt und dem medizinisch-wissenschaftlichen Zugang zum Problem nicht erfaßt, weil zwischen den Patienten und den Diagnostiken immer bereits eine Diagnoseapparatur zum Ziel der Quantifizierung „objektiver" Parameter geschoben ist: Hiermit sind „auf dem Boden vermeintlich harter Tatsachen [...], die als Restprodukte der Filterung von Eindrücken im Rahmen der Wissenschaft, der Technik und des auf ihrer Grundlage etablierten Sozialbetriebes noch zugelassen werden" [Schmitz, 1988, S. XV], die subjektiven Tatsachen des Patienten a priori durch die angewandte Methode dem Arzt nicht mehr zugänglich [Merton, 1965; Popper, 1974, 1979]. Hinzu kommt eine dem modernen medizinischen Wissenschaftsbetrieb immanente Dynamik, die immer weniger Zeit für praktische klinische Tätigkeit übrigläßt und immer mehr Zeit für theoretische Aus- und Weiterbildung sowie wissenschaftliche Konferenzen absorbiert (Bergman, 1994). Läßt sich der Arzt trotzdem auf die Erfahrungen des Patienten ein, fragt er z. B. nach dessen Beschwerden, so erlebt er die Schilderung als merkwürdig fremdartig und unnachvollziehbar: „Ganz komisch, wie die Patientin von ihren Ulcera gesprochen hat, wie die Frau ohne Unterleib" (als Beispiel aggressionsfreier ärztlicher Schilderung); „Den können Sie gleich amputieren, der kapiert sowieso nichts" (als Beispiel sadistischer Gegenübertragung).

11.4.2.3 Mißverständnis zwischen Arzt und DFS-Patient durch unterschiedliche leibliche Ökonomie

Die Therapie des diabetischen Fuß-Syndroms ist langwierig und auch nach stationärer Akutintervention nicht abgeschlossen. Neben den medizinischen Basismaßnahmen (intensivierte, konventionelle Insulintherapie, Insulinpumpentherapie; strukturierte, lokale Wundversorgung; Antibiotikatherapie, Immobilisierung etc.) nehmen Übertragungs- und Gegenübertragungsphänomene unabhängig von der organischen Problematik an Bedeutung zu, um schließlich den therapeutischen Prozeß wesentlich zu bestimmen. Zusätzlich zu den Interferenzen der Charakterorganisation von Arzt, Schwester und Patient entsteht das grundsätzliche, derzeit noch nicht beherrschbare Mißverständnis zwischen den unterschiedlichen leiblichen Zuständen der an der Therapie Beteiligten (Arzt, Oberarzt, Klinikdirektor, Schwester, Schuhmacher, Krankengymnast, Chiropodist, Patient): Die leibliche Dynamik des Patienten arbeitet konstant ohne die Leibesinseln der Füße (s. o.), der Patient kann das therapeutische Team in seinem Impetus nicht verstehen. Therapeutische Optionen und Ratschläge des Teams agieren im medizinisch-naturwissenschaftlichen Paradigma auf der Basis des anthropologischen Dualismus und unbewußter Annahme einer der eigenen entsprechenden leiblichen Ökonomie des Patienten. Ein einfaches klinisches Beispiel: Der Patient fragt, ohne Berücksichtigung der

Schwere seiner Läsion, bei jeder Visite, wann er entlassen werden kann, während der Arzt (die Schwester u. v. m.) noch um die Vermeidung einer (aus seiner/ihrer Sicht für den Patienten einsehbaren) drohenden hohen Amputation kämpft. Dies führt zu dauernder narzißtischer Kränkung des auf diesem Gebiet mangels adäquater Begrifflichkeit nicht introspektionsfähigen Arztes (und Teams) mit gegenseitiger Aggression und gegebenenfalls Abbruch der Therapie oder medizinisch unteroptimalem Ergebnis (hohe Amputation) aus Frustration oder unbewußtem, sadistischem Agieren.

11.4.2.4 Mißerfolg rein kognitiver Schulungsprogramme zum DFS ohne Berücksichtigung der spezifischen leiblichen Ökonomie des DFS-Patienten

Etablierte Schulungsprogramme, bzw. Ratschläge, Belehrungen, „Führung" des Patienten beruhen auf den oben erwähnten Annahmen von kognitiv erreichbarem und veränderbarem Patientenbewußtsein und hierdurch, bei entsprechender Einsicht in die medizinische Notwendigkeit, einer geschmeidig von diesem Bewußtsein manipulierbaren Körpermaschine. Diese Grundannahmen führen regelhaft zu Fehlerfolgen: Patienten inspizieren ihre Füße eben nicht jeden Tag (so wie ältere Ärzte nicht regelmäßig zur Krebsvorsorge gehen, zu der sie ihren gleichalten Patienten raten), tragen aus äußerlich kosmetischen Gründen ihr diabetologisches Schuhwerk nicht, halten ihre Bettruhe nicht stringent ein, schneiden ihre Nägel weiter mit Scheren anstatt sie zu feilen, stellen sich nicht regelmäßig und frühzeitig in Spezialambulanzen vor etc.

11.4.3. Therapeutische Ansätze unter Berücksichtigung des diabetesbedingten Leibesinselschwundes

Zusätzlich zu den Lerninhalten, die in den bisherigen Gesprächen, bzw. Schulungen vermittelt werden und die als Grundvoraussetzung jeglicher Intervention immer angeboten werden müssen, muß die Therapie und Langzeitprophylaxe bei Patienten mit DFS andere Inhalte mit anderen Strategien vermitteln. Diese müßten in der Lage sein, die Leiblichkeit des Therapeuten und des Patienten zu berücksichtigen, und idealerweise die leibliche Ökonomie beider verändern. Auch Ansätze hierzu bestehen nicht.

11.4.3.1 Introspektion: der Therapeut im Kontakt mit seinen eigenen Füßen

Basis eines solchen Schulungsprogrammes, bzw. Voraussetzung adäquater therapeutischer Strategien wäre die Erfahrung der eigenen Leiblichkeit und ihrer

Bedeutung für das Handeln des Teams: Alle Beteiligten müssen in Kontakt mit ihren eigenen Füßen kommen und sie als wesentlichen Bestandteil ihres eigenen Daseins reflektieren und anerkennen. Dies gelingt Krankenschwestern und -gymnasten sowie Chiropodisten eher, da ihre Ausbildung und ihre Tätigkeit immer schon „leibnäher" ist als die des Arztes. Übungen zur „Leibbemeisterung" existieren z. B. in den Techniken des autogenen Trainings und in den verschiedenen asiatischen Techniken, die nicht vom anthropologischen Dualismus beeinflußt sind (Chi-Gong, Yoga etc.). Sie können mit dem begrifflichen Instrumentarium der neuen Phänomenologie für den westlichen Kulturkreis gut interpretiert und kommunizierbar gemacht werden [Schmitz, 1990] und stoßen dann nach eigenen Erfahrungen [Reike, Steinmann, Risse, 1994; Reike, Steinmann, Bauer, Risse, 1994] auf weniger Widerstand auch bei den beteiligten ärztlichen Therapeuten. Inwieweit sich diese Erfahrungen auch in der alltäglichen Praxis realisieren lassen, bleibt abzuwarten.

11.4.3.2 Arzt-Patient-Beziehung: patientengerechte Kommunikation durch ärztliche Kenntnis eigener Leiblichkeit

Introspektion als Grundvoraussetzung der sachgerechten (den objektiven und subjektiven Tatsachen gerechtwerdenden) Therapie ist in den psychotherapeutischen und psychosomatischen Fachgebieten fest etabliert, findet aber in den somatologischen Disziplinen keinerlei Beachtung. Ohne Introspektion zumindest in die eigene Beschränktheit durch leibliche Phänomene kann eine störungsfreie Kommunikation mit dem Patienten nicht stattfinden. Die erste Näherung an eine solche störungsfreie Kommunikation bestünde derzeit lediglich in dem Wissen und in der Anerkennung, daß diese Phänomene bei Arzt und Patient unterschiedlich bestehen und daß sie Schwierigkeiten wesentlich mitbedingen. Hiermit wäre zumindest die immer praktizierte einseitige Schuldzuweisung an den Patienten („schlechte Compliance", „indolenter Patient" etc.) abgeschwächt. Anerkenntnis leiblicher Phänomene setzt aber affektives Betroffensein über diese Phänomene beim Therapeuten voraus und ist damit zum jetzigen Zeitpunkt, wiewohl objektiv notwendig, leider nur subjektiv zufällig.

11.4.3.3 Schulung: Primär-, Sekundär- und Tertiärprophylaxe unter Berücksichtigung der Leibesinseldynamik

Die subjektive Zufälligkeit der Einsicht in die Bedeutung der Leiblichkeit bedingt, daß die therapeutische Kompetenz abhängig bleibt von der Charakterdisposition und dem Erfahrungshorizont der beteiligten Therapeuten. Zusätzlich fehlen aus den obenbeschriebenen Gründen derzeit strukturierte Interventionsmöglichkeiten auf allen involvierten Gebieten der Prophylaxe. Primärprophylaxe würde die Umorientierung der gesamten Ausbildung und der gesundheitspolitischen Praxis bedingen und geht somit weit über die Potenz der momentan vereinzelten Behandler des DFS und spezialisierten Kliniken hinaus. Sekundär- und Tertiärprophylaxe werden zumindest im Bedeutungshof der entsprechend interessierten Klinik möglich, da hier Patienten bereits behandelt wurden. Erste Ansätze hierzu finden sich bei Reike [1993]. Ansätze zu Sekundär- und Tertiärprophylaxe unter Berücksichtigung der leiblichen Ökonomie, die sich bereits an den Patienten richten, gibt es nicht, da die hierzu notwendigen Therapeuten nicht vorhanden sind. Hier sind allenfalls vorsichtige Aktivitäten zur Sensibilisierung der Therapeuten zu verzeichnen.

11.4.3.4 Leibesinselbildung trotz diabetischer Polyneuropathie?

Leibesinselbildung unter gesunden Bedingungen ist mit Hilfe etablierter Techniken möglich und auch therapeutisch nutzbar [Schmitz, 1989, 1990]. Transienter Leibesinselschwund ist ein allerwegen auftretendes Phänomen, bedingt durch spezifische kulturelle Überfrachtung, bzw. abhängig vom Grad der personalen Entfaltung aus primitiver Gegenwart und konsekutiver leiblicher Disposition [Schmitz, 1965, 1990]. Im somatologischen Setting ist eine „Leibesinselneubildung" bei bestehendem Organ(Körper-) verlust (hier: Denervierung durch diabetische Polyneuropathie) und ihre therapeutische bzw. prophylaktische Nutzung völlig undenkbar: Schon derartige Erwägungen würden dem von ihnen Befallenen als Hirngespinst seiner „Seele" in die Tasche gesteckt [Schmitz, 1990].

Nach Erfahrung der Leiblichkeit und ihrer Integration in die praktische Therapie (Dekaden später vielleicht auch in die diabetologische Forschung) und Prävention (s. o.) wäre es jedoch möglich, auch diese Problematik auf phänomenologischer Grundlage zu erarbeiten. Der Versuch darf immerhin als gerechtfertigt gelten, haben doch alle bisherigen Ansätze auf pharmakologischer Basis, d. h. auf der Ebene des Körpers und damit des Ortsraumes, bis heute keinerlei positive Ergebnisse gezeitigt, außer durch unbewußte Einleibung („Placeboeffekt") hervorgerufene [Luft, 1994].

11.5 Zusammenfassung

Der Begriff des „Leibesinselschwundes" bei diabetischer Polyneuropathie als Ursache mannigfaltiger Schwierigkeiten im Behandlungsprozeß findet bei entsprechend sensibilisierten ärztlichen und nicht-ärztlichen Therapeuten, die in der praktischen Arbeit täglich realen Patienten ausgesetzt sind (und sich hierdurch von universitärer Tätigkeit mit Artefaktbildung unterscheiden), Verständnis und Interesse. Es besteht somit zumindest ahnungsweise die Erkenntnis, daß die Therapie des diabetischen Fuß-Syndroms nicht ausschließlich von der geschmeidigen und sicheren Beherrschung wissenschaftlicher Daten und apparativer Techniken abhängt, sondern andere Faktoren, z. B. die Person des Patienten und des Therapeuten und deren Interaktion, mitberücksichtigt werden müssen. Neben psychodynamischen und psychopathologischen Einflußgrößen bestehen in einer existentiell tieferen Schicht Unterschiede in der leiblichen Ökonomie, die heute auch begrifflich nicht erreicht werden und somit ungehindert störend auf den Behandlungsprozeß wirken. Die Neue Phänomenologie kann helfen, diese Schwierigkeiten zu mindern, indem sie die zentrale Bedeutung der Leiblichkeit für Patienten und Therapeuten bewußt macht. Hiermit kann sie Gegenstand der Diskussion und wissenschaftlicher Forschung auf dem Gebiet des DFS werden. Dieses Ziel zu erreichen, bedarf es zunächst der Problematisierung und Konzeptualisierung diabetologischer Phänomenologie unter den entsprechenden Protagonisten. In der Zeit des florierenden anthropologischen Dualismus und des institutionell anerkannten Panmathematismus ist zu erwarten, daß bei kollektiver Widerstandsbildung und mangelndem sozialen und wirtschaftlichen Nutzen für den einzelnen die Arbeit an diesem Ziel frustrierend und mühsam sein wird. Die positive Resonanz bei wenigen gibt jedoch auch heute schon zu bescheidener Hoffnung Anlaß.

12 Das wissenschaftliche und klinische Setting der Diabetologie

Diabetologische Wissenschaft und praktische Diabetologie sind eingebunden in das vermeintlich naturwissenschaftlich begründete Paradigma der Humanmedizin. Humanmedizin konzeptualisiert den Menschen auch dort, wo sie als schlecht tolerierte Teildisziplin der Psychosomatik psychische Faktoren in die somatische Krankheitsentstehung und -unterhaltung miteinbezieht, in der Denkweise des anthropologischen Dualismus. Der Mensch imponiert hier als mit Bewußtsein (ratio) ausgestattet, dem ein Körper nach Maßgabe des Ortsraumes zugeordnet ist. Primäres Augenmerk der Behandlungsziele ist der im Ortsraum erfaßbare und als einzig real akzeptierte Körper, der durch geschickte medizinische Manipulation in den Ursprungszustand der nicht ausformulierten und daher von Arzt zu Arzt verschieden vorschwebenden Idealnorm „Gesundheit" zurückgebracht werden soll. Diese Behandlungsziele sind nach dem Selbstverständnis der Medizin einerseits abhängig von der Kapazität des behandelnden Arztes, andererseits von der unbedingten und unhinterfragten Bereitschaft des Patienten, die dem Arzt als vernünftig erscheinenden Anordnungen zu befolgen (sog. „Compliance"). Therapieversagen, das insbesondere bei chronischen Erkrankungen krankheitsimmanent und durch Inkompatibilität der Anordnungen des Arztes mit dem Lebensentwurf des Patienten häufig auftritt, wird in der Regel durch einseitige Schuldzuweisung („mangelnde Compliance") dem Patienten angelastet.

Ähnlich wie in anderen Spezialdisziplinen der Medizin beschäftigt sich der größte Teil der diabetologischen Wissenschaftler mit naturwissenschaftlichen und experimentellen, z. B. biochemischen Fragestellungen, an deren Lösung, bzw. quantitativ breiter Präsentation auf wissenschaftlichen Fachkongressen auch die wissenschaftliche und klinische Karriere gebunden ist. Klinische Forschung bezieht sich ebenfalls fast ausschließlich auf pharmakologische Aspekte, bzw. die Effizienz apparativer diagnostischer und therapeutischer Möglichkeiten. Klinische Forschung in der Diabetologie, die die Persönlichkeit des Patienten als wesentliche Behandlungsgröße berücksichtigt, findet (bis auf wenige Ausnahmen; z. B.: Diabetes Education Study Group, 1993) nicht statt. Praktische Diabetologie wird entsprechend dieser Organisationsstruktur des Wissenschaftsbetriebes nur an einer sehr kleinen Minderzahl deutscher Universitäten gelehrt. Die Ausbildung der Medizinstudenten findet real unter Ausschluß praktischer diabetologischer Lehre statt. Über die Schwierigkeiten einer der Nosologie adaptierten Therapie (z. B. funktionelle Insulinsubstitution) hinaus besteht durch die nahezu rein somatologische Ausrichtung des Medizinstudiums am Ende der Ausbildung komplette Ignoranz gegenüber der Persönlichkeit des Patienten, komplette Ignoranz gegenüber der Notwendigkeit, bei chronisch kranken Patienten die Persönlichkeit in das Therapiekonzept zu integrieren und die Therapieziele an den Patienten individuell zu adaptieren (und nicht umgekehrt), sowie komplette Ignoranz gegenüber der eigenen Persönlichkeit als Störfaktor im Behandlungsverlauf. Alle diese Probleme bestehen auf dem Boden der von allen vorgestaltlich und habituell akzeptierten Grundannahme der Subjekt-Objekt-Spaltung und der gleichermaßen von allen geteilten Annahme der vermeintlich existierenden Realität im Sinne eines „Dings-an-sich" (auch dies kann nicht bewußt derart artikuliert werden), der „die Wissenschaft" durch eine möglichst große Anhäufung von Daten über die grundsätzlich als „verschieden" vorausgesetzte „Mannigfaltigkeit" [Schmitz, 1990] und mit Anwendung statistischer Methoden immer näher kommen könne.

So wie in diesem Setting cartesianischer Reduktion und wuchernden Panmathematismus' die Integration psychosomatischer Denkweise und Therapie nicht gelungen ist, so ist eine Änderung des gesamten medizinischen Paradigmas in Richtung auf die Neue Phänomenologie, die die Revision einer über zweitausendjährigen abendländischen Tradition erfordern würde, nicht in Sicht. Die Medizin klebt an ihren Zahlen- und Datenmassen wie an Schopenhauers Wand, ohne den Weg durch die offenstehende Tür auch nur ansatzweise in Erwägung zu ziehen. Diagnostische Verfahren gelangen zur Anwendung, deren Aussagewert für die Therapie zweifelhaft oder bei vorher durchgeführter klinischer Untersuchung wertlos ist; Medikamente mit zweifelhafter Wirksamkeit oder gar erwiesener Unwirksamkeit werden zum Gegenstand wissenschaftlicher Kongresse und zum Hilfsmittel eines blinden therapeutischen Aktionismus. Ein ernstzunehmender therapeutischer Ansatz zur Behandlung der Adipositas, dem Grundproblem bei ca. 80% aller Diabetiker, besteht z. B. nicht [Pudel, 1991, 1992, 1994], Hilfen zur besseren Krankheitsbewältigung chronischer Erkrankungen sind von der naturwissenschaftlichen Medizin nicht zu erwarten.

13 Phänomenologische Diabetologie in der Praxis

13.1 Ist und Soll

13.1.1 Ist

Praktische Medizin und medizinischer Wissenschaftsbetrieb sind gekennzeichnet durch denkstilgerichtete Gestaltwahrnehmung und implizite Wahrnehmungsverarmung, Habituation sowie ein hohes Regressionspotential, geringe Frustrations- und insbesondere Angsttoleranz, erhebliche Widerstandsbildung der meinungsbildenden Protagonisten [Bayertz, 1981; Fleck, 1980; Kernberg, 1988; Kilo, 1980; Kolata, 1979; Kuhn, 1976; Skrabanek, 1992] und Energieverlust durch überwiegende Anstrengungen zur Besitzstandswahrung der etablierten Schulen ähnlich anderen sozialen Gruppierungen: „Die sicherste Methode bestand darin, sich einer führenden Persönlichkeit anzuschließen. Ein weiteres Mittel war das Verfassen von Abhandlungen, die die Spezialisten zur Kenntnis nehmen sollten, und durch die man mit den führenden Persönlichkeiten in Kontakt kommen konnte [...] Man sollte auch vermeiden, allzu vielseitig zu sein, und lieber versuchen, auf einem eng begrenzten Gebiet eine beherrschende Stellung zu bekommen [...] Eine Universitätslaufbahn [war] mit vielen Belastungen verbunden [...], und [es] gehörte sehr wenig dazu, sie zu zerstören [...] Es war auch gefährlich, plötzlich in seiner Arbeit eine neue Richtung einzuschlagen oder sich auf ein neues Gebiet zu begeben. [...] Die Beziehungen zwischen den Gelehrten an der Universität waren gekennzeichnet von intensiven Rivalitäten, die paradoxerweise mit einem steifen „Korpsgeist" (traditioneller akademischer Solidarität) Hand in Hand gingen. Wegen dieses „Korpsgeistes" ließen die Universitäten manchmal alte Professoren im Amt, deren Lehren ganz überholt waren oder die selbst exzentrisch oder unfähig waren. [...] Diese Geschichte [des Gynäkologen Semmelweis; Anm. d. Verf.] [...] hat in jüngster Zeit in der Geschichte des Prof. Ferdinand Sauerbruch ein Gegenstück bekommen. Sauerbruch war ein hervorragender Chirurg, dessen Selbsttäuschung über seine Fähigkeiten pathologisch geworden war. In den letzten Lebensjahren starb ihm ein Patient nach dem anderen auf dem Operationstisch, aber niemand wagte einzugreifen." [Ellenberger, 1985, S. 364–366]. Die hier von Ellenberger beschriebenen Probleme des Wissenschaftsbetriebes zu Beginn des Jahrhunderts muten uns auch heute aktuell an. Aus ähnlichen Gründen mag es in Deutschland fast zwanzig Jahre gedauert haben, bis die strukturierte Patientenschulung als Grundlage jeder Diabetestherapie und Recht eines jeden Patienten auch in den offiziellen Gremien ihre Anerkennung gefunden hat („Meistens sind Polemik und Diffamierung umso schärfer, je geringer der Wissensstand ist" [Thomä, 1994, S. 314]). Diese offizielle Anerkennung durch die Spezialgesellschaft bedeutet noch keinesfalls die Umsetzung in die medizinische Praxis weder der Universitäten noch der Allgemeinkrankenhäuser und Arztpraxen. „Korpsgeist" trotz Rivalität und die große sachliche und finanzielle Abhängigkeit der nachgeordneten Wissenschaftler lassen daher eine Änderung des bedauernswerten Ist-Zustandes im Sinne Neuer Phänomenologie unwahrscheinlich werden.

„Früher hatte sich ein Gelehrter auf ein wichtiges Werk, das die Synthese der Arbeit und des Denkens eines ganzen Lebens darstellte, konzentrieren können. Mit der Entwicklung der wissenschaftlichen Bewegung kam die Ära der Akademien und gelehrten Gesellschaften, die regelmäßig zusammentraten und vor denen die Wissenschaftler jede neue Entdeckung kurz zusammengefaßt bekanntgaben, sobald sie sie gemacht hatten. Aber nicht genug damit: Es kam auch die Ära der zahlreichen Kongresse, auf denen die Wissenschaftler vorschnell Entdeckungen verkündeten, die noch nicht abgeschlossen waren, ja, sogar Ergebnisse, die sie zu bekommen hofften" [Ellenberger, 1985, S. 370]. Auch hier zeigt sich eine weitere Problematik, die des enormen Publikationsdrucks und Präsentationszwangs auf sog. wissenschaftlichen Konferenzen im etablierten Denkstil, dem die involvierten Wissenschaftler unterliegen [Bergman, 1994]. Hinzu kommen Probleme der ökonomischen und sozialen [Angell, 1994(a)[1]] Infiltration wissenschaftlicher Tätigkeit, die in vielen Fällen

---

[1] Angell, M; J. P. Kassirer: „Clinical Research – What Should the Public Believe?"; N. Eng. J. Med. (1994, a) 331: 189–190, hier S. 189: „In our view the problem is not in the research but in the way it is interpreted for the public. In addition, the public itself must bear some responsibility for its unrealistic expectations. (Why should every scientific study reported in

auch kriminelle Dimensionen annehmen und der die wissenschaftliche Gemeinschaft bisher offenbar hilflos gegenübersteht [Angell, 1994; Dingell, 1993; Editorial, Lancet, 1994; Horton, 1994; Kassirer, 1993; Rennie, 1994]. Noch fragwürdiger mutet die Ebene der praktischen Medizin an, auf der die sachlichen Fragen in Querelen der Verbandspolitik und materiellen Interessenskonflikten unterzugehen scheinen [Jachertz, 1994].

13.1.2 Wissenschaftstheoretische und erkenntnistheoretische Bemerkungen zum medizinischen Diskurs: Was ist medizinische (diabetologische) Wahrheit?

13.1.2.1 Probleme der Annäherung an die Wahrheit durch operationalisierte, quantifizierbare Daten

Klinische Forschung zeitigt Ergebnisse nur selten in einem einzigen Schritt, sondern schreitet nur langsam fort [Angell, 1994a]. Dies bedeutet, daß alle Ergebnisse einer angenommenen Wahrheit immer nur approximativ entsprechen und zusätzlich vom Gesichtswinkel des Forschungsansatzes, bzw. dem Denkstil der Forschergruppe (s. u.) abhängen. Neben anderen Problemen der Interpretation von Forschungsergebnissen werden regelhaft Kurzschlüsse gezogen, die vermieden werden sollten, um systematische Verzerrungen zu verhindern. Auf vier häufige Kurzschlüsse machen Angell und Kassirer aufmerksam:

1. Eine Assoziation zwischen zwei Ereignissen ist nicht gleich Ursache und Wirkung.
2. Die Demonstration einer Verbindung in einer postulierten Kausalkette von Ereignisse bedeutet nicht, daß die gesamte Kausalkette bewiesen ist.
3. Wahrscheinlichkeiten sind nicht das Gleiche wie Sicherheiten.
4. Die Art der Darstellung wissenschaftlicher Ergebnisse („the way a scientific result is framed") beeinflußt ihre Aussagen wesentlich und damit auch deren Rezeption durch den Leser [Angell, 1994a].

13.1.2.2 Problematik wissenschaftlicher Aussagen in Bezug auf Prävention, Prophylaxe und „Life-Style"

Zusätzlich zu den Problemen naturwissenschaftlicher Forschung in der Medizin ergeben sich Schwierigkeiten, wenn multifaktorielle Bezüge aufgeklärt

---

the media be a „win" for them?) ... features of clinical research that are often misunderstood by both the media and the public"

werden sollen, die den Horizont des Forschungslabors überschreiten. Hierzu gehören sowohl die Gegenstandsgebiete klinischer Forschung, bei denen psychodynamische und sozio-dynamische Variablen berücksichtigt werden müssen, als auch alle Probleme der epidemiologischen Forschung, die Ergebnisse zur Prävention z. B. durch Vermeidung von Risikofaktoren liefern soll.

Grundlegend, aber selten berücksichtigt, ist in Bezug auf die Perzeption und Interpretation epidemiologischer Daten zunächst ein gewandelter Gesundheitsbegriff mit konsekutiver Verschiebung der Verantwortung vom Individuum zur Gesellschaft. Hieraus leitet die Gesellschaft zum Beispiel durch ihr medizinisches Ausführungsorgan das Recht ab, dem Individuum Verhaltensmaßregeln aufzuerlegen, die Krankheit (und damit ökonomische Folgen für die Gesellschaft) verhüten oder verhindern. Hieraus ergeben sich weitere Probleme der Interpretation. Weil die gesellschaftlichen Grundlagen im Rahmen der medizinischen Forschung nicht ausreichend problematisiert und konzeptualisiert sind, kommt es zu mehr oder weniger irrationalen Schlußfolgerungen resp. des Ziels der Prävention und vor allem auch resp. der Schuldzuweisungen bei eingetretenen Krankheiten[2]. Diese Schuldzuweisungen bedingen somit durch die Verquickung vorbewußter individueller und gesellschaftlicher Wertungen mit unscharfen somatologischen und epidemiologischen Daten einer „Tyranny of Health" [Fitzgerald, 1994], die nur dann gemildert werden kann, wenn die verschiedenen Wurzeln der Diskussion zunächst getrennt und dann auf ihren Gehalt resp. der medizinischen Aussage geprüft werden.

13.1.3 Soll

Die Überwindung des anthropologischen Dualismus könnte zu wesentlichen Erweiterungen der Therapiemöglichkeiten führen, ohne die Erfolge des physiologischen Reduktionismus zu schmälern. Neue Phänomenologie könnte helfen, operationalisierte Daten sinnvoll in ein therapeutisches Konzept einzubringen, ohne durch unkontrolliertes Wuchern des Panmathematismus und

---

[2] „In effect, we have said that people owe it to society to stop misbehaving, and we use illness as evidence of misbehaviour. This is clearest in the issues of ‚self-abuse': obesity, alcoholism, smoking, heart disease, intravenous drug abuse, and human immunodeficiency (HIV) infection. Yet our understanding of self-abuse is subject to uncertainity and to arbitrary social fashion. [...] Why do we make a distinction between socially unacceptable and socially acceptable lifestyles, even though both may lead to disease and dysfunction? We excoriate the smoker but congratulate the skier. Yet both skiing and smoking may lead to injury, may be costly, and are clearly risky. [...] So we select certain forms of self-abuse as deserving of oppobrium, and some of us have even seen collegues refuse to care for certain self-abusers (care is making the association between vice and disease a public policy)" [Fitzgerald, 1994]

konsekutive Wahrnehmungsverarmung der Gefahr der Reduzierung des Patienten auf eine Stellgröße im von der Humanmedizin willkürlich vorgegebenen zirkumskripten Gesichtsfeld zu verfallen.

Wesentliche Entdeckungen, bzw. begriffliche Schärfungen mit unmittelbarer Konsequenz für den medizinischen Wissenschaftsbetrieb und die praktische Medizin sind:

1. Die Revision des anthropologischen Dualismus und die Beschreibung der leiblichen Ökonomie
2. Die Definition der chaotischen Mannigfaltigkeit im Gegensatz zur individuellen Mannigfaltigkeit
3. Die wissenschaftlich genaue Definition und Beschreibung der Leibesinseln mit Leibesinselbildung und Leibesinselschwund
4. Die neue Fassung des Wahrheitsbegriffes mit Kritik des Panmathematismus und dem Aufweis der Konsensuspflichtigkeit
5. Der Nachweis gleichberechtigter Existenz subjektiver Tatsachen mit den bisher allein gültig geglaubten sog. „objektiven" Tatsachen
6. Die Rehabilitierung von Situationen, Protentionen und Eindrücken gegenüber der verarmten Wirklichkeit
7. Die Relativierung des Tatsachenbegriffs
8. Die Betonung affektiven Betroffenseins für die Konstituierung der Realität
9. Die Neudefinition des Rechtsbegriffs im Rechtsraum auch in der Humanmedizin

Einige Beispiele aus der diabetologischen Praxis seien zur Verdeutlichung angeführt:

a. Die Auffassung des Patienten und der Mitglieder des behandelnden Teams als instabile Mannigfaltigkeit (früher: „Gemöge"), das auch durch strukturierte Schulung und noch so minutiöse apparative Diagnostik niemals definitiv individuiert werden kann, sondern lediglich via Hilfestellung zu geänderter Richtung der je eigenen Individuation zu mehr gesundheitsbewußtem Verhalten beeinflußt werden kann, entkrampft die Patient-Team-Beziehung und führt zu stabileren Kontakten mit der Möglichkeit zu dauerhafter Einflußnahme und Minimierung der Gefahr des Agierens über operationalisierte Daten.

b. Die Gewichtung von Gefühlen als Atmosphären, die den Menschen ergreifen können und welche er stellungnehmend mit Pathos beantworten kann, oder zu einer stellungnehmenden Beantwortung er durch starkes Betroffensein oder Ergriffensein, welches ihm die kühle Überlegung nimmt, nicht mehr in der Lage ist (siehe das Beispiel „aufflammender Verliebtheit" bei Fichte [Schmitz, 1980, S. 111]) führt zur Reflexion über die Krankenhaussituation (und der mit ihr im klassischen Setting verbundenen leiblichen Engung) und konsekutiver Änderung, z. B. Mischung des therapeutischen und betroffenen Gemöges („instabile Mannigfaltigkeit") durch Arbeit als „therapeutische Gemeinschaft" [Kernberg, 1988] mit Verantwortungs- und Entscheidungsdistribution unter Patienten, nichtärztlichen und ärztlichen Beratern, sowie der Reflexion über die Architektur als „Kultur der Gefühle im umfriedeten Raum" [Schmitz, 1990] mit im günstigen Falle ihrer Änderung.

c. Die Rückbesinnung auf die Genese ethischer und medizinischer Normen auf Zorn und Scham mit deren Relativierung und Entkrampfung der Arzt-(Team)-Patient-Beziehung führt zur Auflösung der moralischen (moralisierenden) Implikate des ärztlichen Handelns.

d. Die Anwendung des Begriffes der Individuation aus chaotischer Mannigfaltigkeit auf diagnostische und darin implizit therapeutische Strategien führt zu erheblicher Energie- und Kostenersparnis, z. B. in der Grauzone der Differentialdiagnostik zwischen Typ I-b- und IIa/b-Diabetes mellitus (Kap. 3.).

e. Die Möglichkeiten in der Therapie des diabetischen Fuß-Syndroms wurden extensiv beschrieben.

13.2 Praktische Maßnahmen

13.2.1 Die „therapeutische Gemeinschaft" in der Diabetologie

„Therapeutische Gemeinschaft" im Gebiet der dynamischen Psychiatrie ist nach Kernberg der am häufigsten mißbrauchte und fehlgedeutete Begriff zur Beschreibung institutionalisierter psychiatrischer Therapie. Die klare Definition und enge begriffliche Fassung findet sich ebenfalls bei Kernberg [1988]. Für die klinische Diabetologie in Dortmund wurde die Einbeziehung der Patienten in die medizinischen Entscheidungen eingeführt. Etablierte Patienten- und Personalkonferenzen mit Artikulation der Übertragungsverhältnisse wurden nicht übernommen. Die Modifikation von Gruppengegenübertragungen erfolgt präverbal über die Modulation von Sachentscheidungen. Dem Konzept der therapeutischen Gemeinschaft adäquat ist die Verantwortungs- und Entscheidungsdistribution zwischen ärztlichen und nicht-ärztlichen Mitarbeitern je nach spezifischer Qualifikation sowie die hieran adaptierte, fraktionierte Anamneseerhebung. Dies bedeutet bei uns auch die Übernahme weitreichender, zuvor ausschließlich Ärzten vorbehaltener Entscheidungskompetenz mit entsprechender Umkehrung des hierarchischen Gefälles. Die Konsequenzen in Bezug auf verwaltungstechnische, interdisziplinäre und politische Probleme sind ähnlich den von Kernberg [1988] beschriebenen. Ihrer Lösung stehen, weil im somatologischen Setting ungewohnt, jedoch größere Schwierigkeiten entgegen [Angelkort, 1994].

13.2.2 Die Etablierung praktischer Diabetologie im Akutkrankenhaus

Die Etablierung strukturierter Diabetes-Therapie nach den Empfehlungen und Richtlinien der Diabetesfachgesellschaften (Arbeitsgemeinschaft zur Qualitätssicherung strukturierter Typ-I-Diabetes-Therapie an Allgemeinkrankenhäusern und Universitätskliniken der deutschen Diabetes-Gesellschaft; Diabetes Education Study Group of the European Association for the Study of Diabetes) in einem zuvor nicht spezialisierten Akutkrankenhaus verursacht fachliche, organisatorische, räumliche und dynamische Probleme, die von allen beteiligten Mitarbeitern gelöst werden müssen und zu Zusammenarbeit im Team auf allen hierarchischen Ebenen des ärztlichen und nicht-ärztlichen Personals der Station und Klinik sowie idealerweise auch mit der Verwaltung und Pflegedienstleitung zwingen. Allein die Etablierung der Mindestvoraussetzungen zur strukturierten Diabetes-Therapie der Deutschen Diabetes-Gesellschaft − entsprechend qualifizierte Mitarbeiter mit entsprechendem Arbeitsplatzprofil, spezieller Schulungsraum, Blutzuckermessungen auf der Station mit der Möglichkeit sofortiger Algorithmenmodifikation − erfordert wesentliche Änderungen der Stations- und Klinikkonzeption. In der Arbeit seit 1986 (Beginn der internen und externen Diabetesfortbildung aller Mitarbeiter) konnten diese genannten Anforderungen mit der Anerkennung der somatologischen Integrität der durchgeführten Therapien erfüllt werden. Die Station nimmt mittlerweile an allen wesentlichen qualitätssichernden Maßnahmen teil und stellt die ausreichende diabetologische Kompetenz somit auf Dauer unter Beweis. Auf diesem Boden ist auch die bei sensibilisierten Diabetologen ungewöhnlich schnelle und positive Akzeptanz psychiatrischen, psychotherapeutischen und phänomenologischen Gedankengutes, präsentiert durch die Klinik, zu verstehen.

13.2.3 Die Rolle des diabetischen Fuß-Syndroms für die Propagierung der Neuen Phänomenologie

Nach der Lösung der wesentlichen personellen und organisatorischen Probleme der strukturierten Diabetestherapie begann Reike 1989 auf Anregung von Chantclau mit der intensivierten Therapie des diabetischen Fuß-Syndroms, die eine erneute Umstrukturierung der Stationslogistik und Fortbildung der Schwestern und Ärzte über die Probleme der strukturierten lokalen Wundversorgung erzwang. Durch das sehr rasche Anwachsen der Patientenzahlen und den zunehmenden Komplexitätsgrad der zu behandelnden Läsionen mußte der Arbeitsbereich auf eine weitere Station ausgedehnt werden. Ergebnisse und Techniken der Therapie des DFS werden mittlerweile publiziert und in zweitägigen, regelmäßigen Fortbildungsveranstaltungen bundesweit an interessierte Teams vermittelt. Durch die hiermit unter Beweis gestellte medizinisch-naturwissenschaftliche Kompetenz wächst auch die Bereitschaft, phänomenologisches Gedankengut, insbesondere zur Leibesinselproblematik und zur generellen Wissenschaftskritik, zumindest interessiert aufzunehmen, ohne dem Gegenstand die gleiche Wertigkeit wie Dichtung und Kunst zuzuschreiben. Besonders engagiert in der Verbreitung der Neuen Phänomenologie in der Diabetologie ist der Nestor der Therapie des diabetischen Fuß-Syndroms in Deutschland, Professor Chantelau, der charakteristischerweise einer der wenigen Wissenschaftler ist, die in der täglichen Praxis realen Patienten gegenüberstehen. Auf dem Gebiet der Therapie des diabetischen Fuß-Syndroms erweist sich für uns zum ersten Mal die gegenseitig befruchtende Bedeutung von Diabetologie und Phänomenologie mit breiterer Akzeptanz auch in der primär reduktionistisch ausgebildeten und ausgerichteten Ärzteschaft.

13.2.4 Neue Phänomenologie im Perzeptionshorizont der Diabetologie

Die Vorstellung psychiatrischer Krankheitsbilder und psychodynamischer Probleme in der Diabetologie, d. h. im Rahmen strukturierter Diabetestherapie und insbesondere der Behandlung des diabetischen Fußsyndroms, erfolgte bereits relativ früh [Risse, 1990, 1991, 1991a, 1991b, 1992, 1992a, 1992b, 1992c, 1992d, 1992e, 1992f, 1993, 1993a, 1993b, 1993c, 1993d, 1993e, 1993f] und ist eng an die anhaltende Stimulation durch Renner gebunden. Die Verbindung von Neuer Phänomenologie, Diabetologie (strukturierte Schulung; Behandlung des DFS) und allgemeiner Wissenschaftskritik in der Diabetologie wird seit 1992 zunehmend intensiver bearbeitet [Reike, 1993, 1993a, 1994; Risse, Reike, 1994; Risse, 1994a]. Seit 1994 besteht eine strukturierte Lerneinheit zur Leibesinselproblematik bei DFS [Reike, Steinmann, Risse, 1994; Reike, Steinmann, Bauer, Risse, 1994] mit praktischen Übungen, d. h. dem dezidierten Versuch einer Synthese aus naturwissenschaftlicher Medizin und Philosophie.

13.2.5 Entwurf einer praktischen Synthese von Neuer Phänomenologie und Diabetologie am Beispiel der Phänomenologie der diabetischen Polyneuropathie und des diabetischen Fuß-Syndroms

Die Vermittlung diabetologischer Fragestellungen und philosophischer Problematik gelang durch H. Schmitz in seinem ständigen Bemühen, Philosophie in ihrer primären Aufgabe [Schmitz, 1990] praktisch nutzbar zu machen. Das Szenario, diese praktische Nutzbarkeit am Spezialproblem des diabetischen Fußsyndroms aufzuweisen, stellt sich derzeit wie folgt dar:

1. Sammlung der Symptombeschreibungen der Polyneuropathie in den deutschen und anglo-amerikanischen Lehrbüchern der Diabetologie
2. Vergleich älterer Literatur zum gleichen Thema
3. Sammlung der Symptombeschreibungen der Polyneuropathie im Schrifttum der Neurologie
    3.1 generell
    3.2 bei Lepra
    3.3 bei Diabetes mellitus
    3.4 bei anderen Spezialschilderungen
4. Überblick über die phänomenologische Literatur zu Hand und Fuß
5. Kommentar der diabetologischen und neurologischen Fragestellungen
6. Gemeinsame diabetologisch-phänomenologische Hypothesenbildung zur Leibesinselproblematik und Polyneuropathie
7. Erarbeitung eines Fragebogens zur phänomenologisch differenzierten Erfassung der Symptome und Beschwerden bei diabetischer Polyneuropathie
8. Hypothesenbildung zu therapeutischen Optionen der Leibesinselphänomene und der Kategorialanalyse der Leiblichkeit.

14 Zusammenfassung: Diabetologie und Phänomenologie (Denkstilgerichete Wahrnehmungsverarmung vs. vollere Realität)

Ohne Zweifel hat die spätestens seit Demokrit vollendete, mit Platon fest etablierte Denktradition des anthropologischen Dualismus mit radikaler Zerschlagung der Eindrücke sowie einer determinierten Spaltung der Welt in eine subjektive und eine objektive Seite mit Aufspaltung des Subjekts in ein „Bewußtsein" und eine „Körpermaschine" bei gleichzeitiger Überbetonung der sog. Naturwissenschaften, enorme Erfolge erzielen können. Die in Westeuropa nunmehr vorherrschende Vergegenständlichungsweise mit zunehmend geschmeidiger Manipulation verarmter Wirklichkeit durch alleinige Kommunikation über intermomentan und intersubjektiv austauschbare feste Körper im zentralen Gesichtsfeld hat diese Erfolge erst möglich gemacht. Die Philosophie ist in Teilen dieser Entwicklung gefolgt, in anderen Teilen, dort, wo erweiterter Handlungsbedarf bestünde, jedoch durch immanente dynamische und Strukturprobleme mit den Naturwissenschaften und der praktischen Medizin nicht mehr kommunizierfähig.

Im Bereich der Diabetologie, dort, wo sich Körper und Bewußtsein treffen und als adäquat therapierbare Größe erscheinen, wird eine Synthese im Paradigma der Neuen Phänomenologie notwendig. Nach eingehender Schilderung der Problemstellung wird diese notwendige Synthese greifbar. Die beteiligten und affektiv betroffenen Individuen sind zu einer Zusammenarbeit bereit und gestimmt. Alle sind aufgerufen, hieran mitzuarbeiten. Eine reale Chance der Konkretisierung scheint jetzt gegeben. Unter der Anerkenntnis des Erfolgs kleiner Schritte [Lau, 1994] scheint die konkrete phänomenologisch-diabetologische Arbeit am Problem des diabetischen Fuß-Syndroms derzeit die größte Aussicht auf Erfolg zu versprechen, wenn auch Probleme der hierarchischen und institutionalisierten Macht und vehemente ökonomische Interessen dieser Arbeit zuwiderzulaufen scheinen.

Literatur

Alexander, K.: Diabetische Angiopathien; in: Alexander, K. et al.: Gefäßkrankheiten; Innere Medizin der Gegenwart; München, 1993; S. 515–531

Angelkort, B.: Einführung in die Problematik des diabetischen Fuß-Syndroms; in: 6. Dortmunder Symposium: Diabetes mellitus und Angiologie: „Das Syndrom des diabetischen Fußes" ; Delecke, 1994

Angell, M.; J. P. Kassirer: Setting the Record Straight in the Breast Cancer Trials; N. Eng. J. Med. (1994) 330: 1448–1450

Agell, M.; J. P. Kassirer: Clinical Research – What Should the Public Believe?; N. Engl. J. Med. (1994) 331: 189–190

Assal, J. P.; I. Mühlhauser, A. Permat; R. Gfeller; V. Jörgens: Patient Education as the Basis for Diabetes Care in Clinical Practice and Research; Diabetologia (1985) 28: 602–613

Bayertz, K.: Wissenschaftstheorie und Paradigmabegriff; Stuttgart, 1981

Berger, M.: Aktuelle Aspekte in der Therapie des TypI- und TypII-Diabetes mellitus; Hiltrup, 1990

Bergman, A. B.: Meeting Mania; N. Engl. J. Med. (1994) 330: 1622–1623

Bertrams, J.: Neue Labormethoden bei Diabetes in Klinik und Praxis; In: Bertrams, J.: Aktuelle Fragen in der Diabetologie, 1990

Bion, R.: Erfahrungen in Gruppen; Stuttgart, 1990

Bleuler, E.: Das autistisch-undisziplinierte Denken in der Medizin und seine Überwindung; Berlin, 1976

Boulton, A. J. M: The Diabetic Foot; in: Neundörfer, B.: International Symposium on Diabetic Polyneuropathies; Erlangen 3/1993

Chantelau, E.: Das Syndrom des ‚diabetischen Fußes'. Neue diagnostische und therapeutische Aspekte; Diabetes und Stoffwechsel (1992) 1: 18–23

Day, J. L.; J. P. Assal: Patient Education of the Diabetic Patient; in: Alberti, K. G. M M.; R. A. DeFronzo; P. Zimmet (eds.): International Textbook of Diabetes mellitus; John Wiley & Sons, 1992; 923–947

DeFronzo, R. A; R. C. Bonnadinna; E. Ferannini: Pathogenesis of NIDDM. A Balanced Overview; Diab. Care 15 (1992), 317–368

Diabetes Education Study Group of the European Association for the Study of Diabetes: 1993 DESG Workshop Improving Skills for 1. How To Plan Interactive Workshops, 2. Establishing a Survival Kit for Patient Education; Grimentz, 6/1993

Dingell, J. D.: Misconduct in Medical Research; N. Engl. J. Med. (1993) 328: 1610–1615

Editorial: What is truth?; Lancet (1994) 343: 1443–1444

Ellenberger, H. F: Die Entdeckung des Unbewußten; Zürich, 1985

Fitzgerald, F. T.: The Tyranny of Health; N. Engl. J. Med. (1994) 331: 196–198

Fleck, L.: Entstehung und Entwicklung einer wissenschaftlichen Tatsache – Einführung in die Lehre vom Denkstil und Denkkollektiv; Frankfurt/Main, 1980

Flückinger, R.: Nichtenzymatische Glykosylierung von Proteinen bei Diabetes mellitus; Thieme Copythek; Stuttgart, – New York, 1989

Fuchs, U.: Psychotherapie in einer psychiatrischen Abteilung; Psychotherapeut (1994) 39: 79–86

Gesellschaft für Neue Phänomenologie: 2. Tagung: Leib und Gefühl; Kiel, 1994

Hartmann, M.: Leib und Gefühl – Ein Philosophem aus psychiatrischer Sicht; in: Leib und Gefühl; 2. Tagung der Gesellschaft für Neue Phänomenologie; Kiel, 1994

Hartmann, M.: mündliche Mitteilung, 1994 (a)

Hauner, H.: Erkennen wir den Diabetes mellitus rechtzeitig?; DMW (1992) 117: 835–840

Hauner, H.; L. v. Ferber; I. Köster: Schätzung der Diabeteshäufigkeit in der BRD anhand von Krankenkassendaten. Sekundäranalyse einer repräsentativen Stichprobe AOK-Versicherter der Stadt Dortmund; DMW (1992) 117: 645–650

Hirsch, A.: Psychologische Probleme bei Diabetes mellitus; in: Berger, M.: VI. Internationaler Weiterbildungskurs für Fortgeschrittene; Moderne klinische Diabetologie; Gut Höhne, 1/1994

Horton, R.: US Breast Cancer Research Inquiry; Lancet (1994) 343: 1493

Jachertz, N.: Von der Opernbühne zum Schmierentheater; Dt.Ärztebl. (1994); 91: B-933

Kahl, R.: Moderation: Danken die Denker ab?; 2. Tagung der Gesellschaft für Neue Phänomenologie; Kiel, 1994

Kassirer, J. P.: The Frustrations of Scientific Misconduct; N. Engl. J. Med. (1993) 328: 1634–1636

Kernberg, O. F: Innere Welt und äußere Realität; München, 1988

Kernberg, O. F.: Schwere Persönlichkeitsstörungen – Theorie, Diagnose, Behandlungsstrategien; Stuttgart, 1991

Kilo, C.; J. P. Miller; J. R. Williamson: The Achilles Heel of the University Group Diabetes Program; JAMA (1980) 243: 450–457

Kolata, G. B: Controversy over Study of Diabetes Drugs Continues for Nearly a Decade; Science (1979) 203: 86–990

Kuhn, T. S.: Die Struktur wissenschaftlicher Revolutionen; Frankfurt/Main, 1976
Landgraf, R.: Klassifikation des Diabetes mellitus; Internist (1992) 33: 740—745
Lau, K.; A. Risse; E. Muth; H. Brill; S. Karl; S. Schmalenberg; E. Rieschbiter, H. Lawall, W. Dorna, B. Angelkort: Qualitätskontrolle am Allgemeinkrankenhaus: Eine pragmatische und schnelle Methode zur Datengewinnung auf dem Boden der St. Vincent-Deklaration; DDG; Berlin 5/1994
Lishman, W. A: Organic Psychiatry. The Psychological Consequences of Cerebral Disorder; Blackwell Scientific Publications, Oxford — London, 1983
Luft, D.: Pharmakotherapie der diabetischen Neuropathie; Tagung der Arbeitsgemeinschaft zur Qualitätssicherung strukturierter TypI-Diabetes-Therapie an Allgemeinkrankenhäusern und Universitätskliniken; Poppenhausen, 3/1994
Mehnert, H.; in: R. Renner: Münchner Stoffwechseltage; München, 2/1992
Mendelsohn, R. M: The Synthesis of Self; Vol.I.: The I of Consciousness; Plenum; New York, 1987
Merton, R. K:. Social Theory and Structure; dt. in: Die Logik der Sozialwissenschaften; E. Topitsch (Hrsg.); Frankfurt/Main, 1965
Popper, K. R.: Das Elend des Historizismus; Tübingen, 1974
Popper, K. R: Ausgangspunkte; Hamburg, 1979
Pudel, V.: Praxis der Ernährungsberatung; Berlin, 1991
Pudel, V.: Eßverhalten adipöser Menschen; DDG; Hannover, 1993
Pudel, V.: Das Eßverhalten adipöser Menschen; Diabetes und Stoffwechsel; (1994) 3: 32—33
Reike, H.: Das diabetische Fuß-Syndrom — Eine praxisorientierte Einführung; Heppenheim, 1993
Reike, H.; Lau, K.: Strukturierte Wundbehandlung des diabetischen Fuß-Syndroms; DDG; Ulm, 1993a
Reike, H.; K.-H. Steinmann; A. Risse: Praktische Übungen zur Leibesinselbildung; München-Dortmunder-Symposium: Das Diabetische Fuß-Syndrom"; München, 1994
Reike, H.; K.-H. Steinmann; S. Bauer; A. Risse: Die Leibesinsel; in: „6. Dortmunder Symposium: Diabetes mellitus und Angiologie: Das Syndrom des Diabetischen Fusses"; Delecke, 1994
Rennie, D.: Breast Cancer: How To Mishandle Misconduct; JAMA (1994) 271: 1205—1207
Risse, A.: Psychopathologische Veränderungen im Alter — Ein Schulungsproblem; in: 1. Dortmunder Workshop klinische Diabetologie der Medizinischen Klinik Nord; 4/1990
Risse, A.: Psychopathologische Veränderungen im Alter — Ein Schulungsproblem; in: R. Renner: 3. Blutenburger Schloßgespräche, München, 4/1991
Risse, A.: Gruppendynamische und logistische Implikate in der Behandlung des diabetischen Fuß-Syndroms; in: 2. Dortmunder Workshop klinische Diabetologie der Medizinischen Klinik Nord: „Die Behandlung des diabetischen Fusses"; Dortmund, 11/1991(a)
Risse, A.: Psychologische Probleme bei der Schulung von TypI-DM-Patienten; Dormagen, 1991(b)
Risse, A.: Grenzen der Schulung; in: Münchner Stoffwechseltage; München, 2/1992

Risse, A.: Unteroptimale Therapien bei Diabetes mellitus; Dortmund, 5/1992(a)

Risse, A.: Die Therapie des diabetischen Fuß-Syndroms: Gruppendynamische und logistische Implikate; in: Reike, H: 1. Dortmunder Symposium: „Diabetes mellitus und Angiologie" ; Delecke, 6/1992(b)

Risse, A.: Patientenschulung — Möglichkeiten und Grenzen; in Reike, H.: ebda; Delecke, 6/1992(c)

Risse, A.: Diabetes mellitus — „Reine Lehre versus ernüchternde Realität"; in: Risse, A: 2. Klinischer Abend der Medizinischen Klinik Nord; Dortmund, 7/1992(d)

Risse, A.: Wann endet die alleinige Therapieverantwortung des Internisten?; in: Renner, R; A. Risse: 1. Dortmund-Bogenhausener ICT-Seminar; Dortmund, 7/1992(e)

Risse, A.: Grenzen der Schulbarkeit; in: Reike, H.: 2. Dortmunder Symposium: Diabetes mellitus und Angiologie: Delecke; 11/1992 (f)

Risse, A.: Eltern und Kinder mit Diabetes mellitus — Eine Herausforderung an die ganze Familie; Dortmund, 3/1993

Risse, A.: Psychologische Probleme bei Kindern mit DM und ihren Eltern; Dortmund, 4/1993(a)

Risse, A: Grenzen der Schulbarkeit; in Reike, H.: 3. Dortmunder Symposium: Diabetes mellitus und Angiologie; Velen, 5/1993(b)

Risse, A.: Psychologische und psychodynamische Probleme bei diabetischen Kindern; Mönchengladbach, 6/1993(c)

Risse, A.: Psychopathologie und Diabetes mellitus; in: Reike, H.: Symposium: Diabetes mellitus und Angiologie"; Hodenhagen, 6/1993(d)

Risse, A.: Das Syndrom des diabetischen Fußes — Ein neuer, integraler Therapieansatz; in: Renner, R.: Die Therapie des diabetischen Fuß-Syndroms; München, 7/1993 (f)

Risse, A.: Psychopathologie und Diabetes mellitus; in: Renner, R.: 25. Bogenhausener ICT-Seminar; Gut Ising, 10/1993(g)

Risse, A.: Pathopsychologie und Diabetes mellitus; in: Berger, M.: VI. Internationaler Weiterbildungskurs für Fortgeschrittene: Moderne klinische Diabetologie; Gut Höhne, 1/1994

Risse, A.; H. Reike: Patientenschulung als Primär- und Sekundärprävention; in: Landgraf, R..; B. Angelkort: München-Dortmunder-Symposium: Das diabetische Fußsyndrom; München, 2/1994

Risse, A.: Phänomenologie und Diabetologie; Tagung der Gesellschaft für Neue Phänomenologie; Kiel, 4/1994a

Ritz, E.; R. Bühler: Insulin — Nebensache oder gar Ursache der Hypertonie?; DMW (1991) 116: 1930—1932

The San José Declaration: Education in Diabetes — a Right and an Obligation; IDF News Bull. Vol. IV, 3, 1991

The St. Vincent Declaration: Diabetes Care and Research in Europe; G. Ital. Diabetol. (1990) 10; suppl.: 143—144, 1990

Sawicki, P. T.; M. Berger: Insulin — Ursache der Hypertonie?; DMW (1992) 117: 642—643

Scharfetter, C.: Allgemeine Psychopathologie; Stuttgart, 1976

Scharfetter, C.: Im Fremden das Eigene erkennen — Erfahrungen aus der Psychiatrie; Arbeitstagung der Int. Gesellschaft für Tiefenpsychologie; Lindau, 1993

Scharfetter, C.; G. Benedetti: Leiborientierte Therapie schizophrener Ich-Störungen; Schweiz.Arch. Neurol. Neurochir. Psychiat. (1978) 123: 239—255

Schmitz, H.: Der Leib; System der Philosophie; Bd. II, Tl. 1; Bonn, 1965

Schmitz, H.: Die Person; System der Philosophie, Bd. IV; Bonn, 1980

Schmitz, H.: Neue Phänomenologie; Bonn, 1980a

Schmitz, H.: Der Ursprung des Gegenstandes — Von Parmenides bis Demokrit; Bonn, 1988

Schmitz, H.: Leib und Gefühl — Materialien zu einer philosophischen Therapeutik; Paderborn, 1989

Schmitz, H.: Der unerschöpfliche Gegenstand; Bonn, 1990

Schmitz, H:: Die entfremdete Subjektivität — Von Fichte zu Hegel; Bonn, 1992

Schmitz, H.: Persönliche Mitteilung, 1993

Schmitz, H.: Neue Grundlagen der Erkenntnistheorie; Bonn, 1994

Sintiger, H.: Syndrom X; in: Rudofsky, G. et al.: Angiologie '92; VASA, Suppl. 33, 1991

Skrabanek, P.; J. McCormick: Torheiten und Trugschlüsse in der Medizin; Mainz, 1992

Standl, E.: Hyperinsulinämie, eine Ursache der Makroangiopathie?; DDG, Tübingen, 1988

Tandran, R.; G. A. Lewis; G. B: Badger; T. J. Fries: Topical Capsaicin in Painful Diabetic Neuropathy — Effect on Sensory Function; Diab.Care (1992) 15: 15—18

Tandran, R.; G. A: Lewis; P. B. Krusinski; G. B: Badger; T. J. Fries: Topical Capsaicin in Painful Diabetic Neuropathy — Controlled Study with Long-Term Follow-Up; Diab.Care (1992) 15: 8—14

Thomä, H.: Frequenz und Dauer analytischer Psychotherapien in der kassenärztlichen Versorgung. Bemerkungen zu einer Kontroverse; Psyche (1994) 48: 288—323, 1994

Winkler, W. T.: Die psychotherapeutische Grundeinstellung des Arztes; Therapiewoche (1965) 11: 531—537

Ward, J. D.: Diabetic Neuropathy; Diabetes. Br. Med. Bull. (1989) 5: 11—126

Liebe, Cohabitation und moderne Sexualwissenschaft[3]

> „The pleasure is momentary, the position ridiculous and the expense damnable"
> [Earl of Chesterfield]

> „Tant de bruit pour une pomme"
> [Franz. Spruchweisheit]

Im Rahmen der Erkundung des Denkhintergrundes zur Behandlung der Diabetischen Erektilen Dysfunktion stellt Renner verschiedene Fragen zur Sexualität und Behandlungsrealität: Welche Bedeutung hat die Sucht, schlank zu sein? Was sind Sexualwissenschaftler für Menschen („Die Psychopathologie der Sexualwissenschaftler", also von Leuten, „die sich den ganzen Tag mit der Sexualität anderer Leute beschäftigen")? Warum wird Prostitution so verpönt (Alle tun es, nur keiner gibt es zu)? Was ist die Rolle der Kirche hierbei (Oder die Rolle des Staates; Anm. Verf.[4])?

Als Denkhintergrund in jeder Beratung und Therapie von Patienten schwingen diese und andere Fragen und deren vorgestalltliche Antworten durch die Therapeuten als richtungsgebende Einflußgröße unartikuliert mit. Auf die Problematik der erektilen Dysfunktion (E. D.) — als technischem Problem der Körpermaschine — zumindest auf Sexualität eingegrenzt, wird daher zunächst stichwortartig angeführt, über was man hätte reden können (oder müssen), um sich des Horizonts dieses Denkstilhintergrundes bei der Beratung der E. D. bewußt zu sein: 1. Statistische und vorgestellte Normalität des Sexualverkehrs [Beck, 1992 ff.; Johnson, 1994; Hartmann, 1989; Langer, 1988; Laumann, 1994; Talese, 1980]; 2. Ehe und Ehebruch [Kirshenbaum, 1995; v. Matt, 1989; Meyhöfer, 1996; Schmiedt, 1993; Schneider, 1992; Winterson, 1992]; 3. Homosexualität, ihre Abwehr und ihre Freuden [Bright, 1993; Califa, 1981; Cheever,

---

3 Ein Konzeptionstorso für Rolf Renner, angelegentlich seines ICT-Seminars am Chiemsee: 1. 10 – 3. 10. 1995
4 Individuelle Basis restriktiver Sexualmoral: siehe Beispiel Honecker als Repräsentant des real existierenden Kommunismus (wenn „das Leben seinen Schwerpunkt in der Zukunft hat, in dem Sinn, daß das Einverstandensein mit ihm, die Bereitschaft zu leben, davon abhängt, daß auf etwas das erst noch kommen, oder erreicht werden soll, gewartet wird" [Schmitz, 1993, S. 11]) und einer „real existierenden Kleinbürgerhölle" [Kasarek, 1995].

1994; Hollinghurst, 1992; Koch, 1996; Stoller, 1985; Winterson, 1992; Wittig, 1983]; 4. Transsexualität [Garber, 1993]; 5. Historische Dimensionen und Bedingungen von Liebe, Eros und Sexualität[5] [Allendy, 1975; Baldwin, 1994; Ridley, 1995; Ruffié, 1990; Saße, 1996; Schmitz, 1993; Stöter-Bender, 1994]; 6. Prostitution und ihre Bedeutung für die Gesellschaft und das Individuum[6] [Bolender, 1993; Carmen, 1985; French, 1992; Gödtel, 1992; Kurzel-Runtscheiner, 1995; Malerba, 1994; Pierre, 1993; Riecker, 1995], Prostitutionskunden[7] [Kleiber, 1994]; Männliche Prostitution [Koch, 1996; Reinsberg, 1993]; 7. Männliche und weibliche Sexualität[8] [Alberoni, 1991; Ambras, 1992; Arentewicz, 1986; Beinstein, 1995; Benard, 1980; Bright, 1993; Calle, 1996; Devereux, 1986; Friday, 1984; Giroud, 1994; Hans, 1979; Haste, 1993; Margulis, 1993; Mitchell, 1976; Nin, 1993; Pavese, 1980; Pierre, 1993; Ross, 1994; Rouse, 1996; Schmitz, 1993, S. 128/Anm. 166; Tisdale, 1995; Winterson, 1992]; 8. Phänomenologie und Bedeutung der sog. Perversionen [Bataille, 1990; Beck, 1992; Beier, 1994; Boedt, o. D.; Boss, o. D.; Easton-Ellis, 1991; Fedderke, 1993; Kaplan, 1991; Keller-Husemann, 1983; Tagetes, 1990; Tisdale, 1995]; 8.1. Gummi und die Bedeutung des Haut – Ich[9] [Anzieu, 1991; Con-

---

[5] Platon: Symposion; F. Brentano: „Vom Ursprung sittlicher Erkenntnis", Leipzig 1921; Descartes: „Über die Leidenschaften der Seele" (1649), Leipzig 1911.

[6] Zu den offiziellen Vertretern der Gesellschaft: E. Ambras: „Fernsteuerung": „Was? Das bißchen Lutschen? Mehr ist es ja meistens gar nicht. Kein Wunder, bei ihrem Alter. Ich wundere mich oft, wie sie dieses anstrengende Programm überhaupt durchhalten, die Armen. Im Grunde genügt es, wenn ich ihnen das Gefühl gebe, daß sie nicht versagt haben. Wenn Sie wüßten, wie nervös die meisten von ihnen sind! Wenn sie fertig sind, wollen sie plaudern. Das ist eigentlich die Hauptsache. Was ich da alles zu hören kriege! Der Blutdruck, die Partei, die Prostata, die Sorgen mit den Kindern, die Presse mit ihren Verleumdungen ... Sie sind froh, wenn ich ihnen zuhöre. Vor allem darf man sich nie über sie lustig machen, sonst können sie nicht einschlafen" [Ambras, 1992, S. 161 f.].

[7] „Aufgrund der empirisch gestützten Schätzungen der Anzahl weiblicher Prostituierter, der ermittelten Kontakthäufigkeit und dem Stammfreieranteil hat Markert [...] einen Freieranteil von 18% in der sexuell aktiven männlichen Bevölkerung berechnet" [Kleiber, 1994, S. 19].

[8] Zur Glaubwürdigkeit der Zeugnisse weiblicher Sexualität: „Hinter der gewohnten Fassade der Liebesdichtung, deren heterosexuelle Bedeutung der Leser als natürlich und daher unbezweifelbar voraussetzt, verbirgt sich eine homosexuelle Tiefenstruktur" [Schlaffer, 1995, S. 688]. Liebe ist nach Schlaffer nur als homosexuelle Liebe denkbar, weil die weibliche Sozialisation real keinen in der Literatur beschriebenen Kontakt zwischen Mann und Frau zuläßt. Liebe zwischen Mann und Frau ist erst dann möglich, wenn die gesellschaftlichen Bedingungen der Frau Verhaltensmuster nach Art des homosexuellen Partners zulassen. Die Liebeszeugnisse der vorigen Jahrhunderte stellen sämtlich männliche Projektionen dar und sind auch von ihnen verfaßt.

[9] „[...] wie skeptisch bis ablehnend die große Mehrheit diesem faszinierenden Material gegenübersteht, so als ob eine instinktive Barriere das persönliche Experimentieren verhindern würde. [...] Doch wer einmal den Versuch gemacht hat [...] und in ein Gummiwäschestück geschlüpft ist, wird so rasch nicht jeder davon loskommen [...] das unnachahmliche Gefühl des straffen Halts, der gesteigerten Empfindlichkeit auf liebkosende Berührungen (...) Scheint

drau, 1993; Demask, 1995; H. C., 1994; Montagu, 1992; Steele, 1996; Walter, 1992; Winterson, 1992; Wurmser, 1993]; 8.2. Sadomasochismus [Dubost, 1988; Hanly, 1995; Heitmüller, 1994; Sellers, 1988; Spengler, 1979; Taeko, 1993; Tagetes, 1990]; 8.3. Intimschmuck [Randall, 1993; Richter, 1994; Tisdale, 1995; Vale, 1989]; 8.4. Tattoo [Randall, 1993; Richter, 1994; Tisdale, 1995]; 8.5. Die Partouze [Fedderke, 1993; Sombart, 1994]; 9. Masturbation; 10. Inzest [Nabokov, 1974; Renshaw, 1982; Hirsch, 1987]; 11. Philosophische (strukturalistische) Aufarbeitung der Liebe und der Sexualität[10] [Alberoni, 1991; Barthes, 1988; Bergmann, 1994; Devereux, 1986; Luhmann, 1982; Schmitz, 1993/s. u.; Foucault, 1977, 1986, 1986a,]; 12. Manifestationen und Bilder der Sexualität im Alltagsleben [Hahn, 1993; Klöckner, 1984; Allen, 1995[11]; Film: Paglia, 1993; Musik[12]] und in der öffentlichen Meinung [Paglia,

---

mir, es seien vor allem zwei Materialeigenschaften, welche die Faszination ausmachen – abgesehen einmal von der psychologischen Komponente, die im Wissen um die Andersartigkeit liegt. Da ist erstens einmal der sanft und doch straffe Zwang, den ein Gummiwäschestück auf den Träger oder die Trägerin ausübt. Es fühlt sich an, als ob eine zweite Haut einen umhüllen, als ob die Figur einerseits gestrafft und geglättet, andererseits betont würde [...] Zum zweiten aber besitzt Gummi die wundervolle Eigenschaft, den Träger oder die Trägerin stark für taktile Reize zu sensibilisieren. Jede Berührung, jedes Darüberstreichen wird auf eine geheimnisvolle Weise verstärkt. Es ist, als ob ein Resonanzkörper jede kleinste Schwingung aufnehmen, zurückwerfen und auf die ganze umliegende Körperpartie übertragen würde" [H. C., 1993].

10 Schopenhauer: „Welt als Wille und Vorstellung": „Nicht allein hat die unbefriedigte verliebte Leidenschaft bisweilen einen tragischen Ausgang, sondern auch die befriedigte führt öfter zum Unglück, als zum Glück. Denn ihre Anforderungen kollidieren oft so sehr mit der persönlichen Wohlfahrt des Betheiligten, daß sie solche untergraben, indem sie mit seinen übrigen Verhältnissen unvereinbar sind und den darauf gebauten Lebensplan zerstören. Ja, nicht allein mit den äußern Verhältnissen ist die Liebe oft im Widerspruch, sondern sogar mit der eigenen Individualität, indem sie sich auf Personen wirft, welche, abgesehn vom Geschlechtsverhältnis, dem Liebenden verhaßt, verächtlich, ja zum Abscheu sein würden. Aber so sehr viel mächtiger ist der Wille der Gattung als der des Individuums, daß der Liebende über alle jene ihm widerlichen Eigenschaften die Augen schließt, Alles übersieht, Alles verkennt und sich mit dem Gegenstande seiner Leidenschaft auf immer verbindet: so gänzlich verblendet ihn jener Wahn, welcher, sobald der Wille der Gattung erfüllt ist, verschwindet und eine verhaßte Lebensgefährtin übrig läßt. Nur hieraus ist es erklärlich, daß wir oft sehr vernünftige, ja ausgezeichnete Männer mit Drachen von Eheteufeln verbunden sehn, und nicht begreifen, wie sie eine solche Wahl haben treffen können" [zit. n. Ambras, 1992, S. 143]; auch: z. B.: „Metaphysik der Geschlechtsliebe"; Bd. II. Kap 44.

11 „*David*: Ihr verwechselt Sex mit Liebe! – *Rita* (off): Für mich geht Liebe sehr tief. Sex muß nur ein paar Zentimeter tief gehen. [...] *Flender*: Ihr ... Ihr redet alle an der Sache vorbei. Es geht darum, daß ich einer Frau mehrmals am Tag Lust schenken kann. *Rita* (off): Ach ja ... *Ellen*: Also wirklich, Flender, was hat denn Quantität damit zu tun? *Flender*: Quantität? Quantität bewirkt Qualität. *David* (off): Wer sagt das? *Flender*: Karl Marx. *Rita* (off): Jetzt geht es also um Ökonomie." [Allen, 1995, S. 179]

12 Reale Sexualität in der westlichen Kultur: Hohe Verkaufszahlen als Zeichen der breiten Akzeptanz { zumindest Macht der Phantasie }: Madonna, Frank Zappa (z.B: „Bobby Brown"); Aufla-

1992; Tisdale, 1995]; offiziell „verpönte" aber als verdrängte damit umso wirksamere Bilder/Phantasien [Paglia, 1992; Tisdale, 1995].

Die Aufarbeitung dieser assoziierten Themen, die den Kernbereich unseres diabetologischen Problems streifen und infiltrieren würde natürlich, so interessant sie für den Somatologen wäre, den Rahmen dieser kleinen Abhandlung sprengen. Im vorliegenden Konzept wird daher lediglich versucht, den Denkhintergrund möglicher Beratung von E. D. und anderen sexuellen Funktionsstörungen abzutasten, zunächst nur fragmentarisch für den Kontext von „Liebe" und „Verliebtheit", als deren Grundlage die Behebung der E. D. dargestellt wurde.

Die Einstellung zur „Liebe" (Sich-Verlieben-Können) und ihrer Beziehung zu Sexualität (Welcher? Wieviel? notwendige vs. hinreichende Bedingung? Grad der Abwehr) und die konsekutive vor- und unbewußte Phantasietätigkeit fundieren die atmosphärische und technische Qualität der Beratung und machen die „erotische" Besetzung des Themas für den Therapeuten aus. Zusätzlich stellt für viele (auch für Ärzte) die Liebe (oder nur Verliebtheit) die wesentliche Verbindung mit dem „Höheren" (Göttlichen) dar[13], und das macht das Thema der E. D. über die Technik hinaus interessant.

Das jetzt zu bearbeitende Programm enthält die in Tabelle 1 zusammengefaßten Punkte.

In weiterer Spezifizierung ergibt sich folgende Inhaltsübersicht zum Verlauf der Untersuchung:

1 Die Liebe
    1.1 Conditio humana der abendländischen Intellektualkultur:
        Selbstermächtigung über die unwillkürlichen Regungen
    1.2 Existentielle Sinnerfahrung: Verankerung im Jetzt, Projektionen in die
        Zukunft und Sofort-Substitute
    1.3 Personale Regression als Möglichkeit, seinem Schicksal als Hagestolz
        zu entgehen
    1.4 Das Göttliche (s. u.)

---

    genhöhe des STERN in Abhängigkeit vom Titelbild; VOGUE und Helmut Newton: „[...] Newton [...] hat als erster erotische Motive auf die Bilderseiten der internationalen Zeitschrift „Vogue" geschmuggelt. Die Zustimmung der Leserinnen war so groß, daß er sich ermutigt fühlte, derartige Bilder nun auch ohne Firmenauftrag herzustellen [...]" [Wiegand, 1976]; der Erfolg von Angela Hart („Verhängnis") und der Verfilmung; Erfolg und Kontroverse um Gainsbourg/Birkin [„Je t'aime"]; Henry Miller

[13] „Nichts bringt einen Mann näher zu Gott als eine Frau" [Jeremy Leven: Skript zu „Don Juan DeMarco" [Depp, 1995].

Tab. 1 Liebe (Das Göttliche), Kohabitation und moderne Sexualwissenschaft:

1. Die Liebe
   Intentionalität vs. gemeinsame, zuständliche Situation
2. Das Verliebtsein
   Ergriffen-Werden vom räumlich ergossenen Gefühl
3. Das Göttliche und die existentielle Not
   Gott – Götter – Greta Garbo
4. Störungen der Liebesfähigkeit
   Die Skala der Charakterstörungen
5. Die Kohabitation
   Phänomenologie der ungestörten Kohabitation
6. Die Funktion/ Aufgabe der sog. Sexualwissenschaft
   Körpermaschine und Überbau
7. Aufgabe und Grenzen des Diabetologen
   Denkstil und medizinische Technik

    1.5 Liebe als gemeinsame Situation: dialektische vs. koinionistische Liebesauffassung
    1.6 Psychoanalytische Deutung
2 Verliebtsein: Stadien der Liebe [Wyss, Stendhal]
3 Das Göttliche: Gott – Götter – Greta Garbo
4 Störungen der Liebesfähigkeit
    4.1 Einsickern in den Hintergrund der jeweiligen Programme, Probleme und Sachverhalte
    4.2 Charakterkonstellationen mit Störungen der Liebesfähigkeit
5 Die Kohabitation
    5.1 Liebe und Leib, Liebe und Wollust, Die Wollust
    5.2 Der Ablauf der geschlechtlichen Exstase
6 Funktion/Aufgabe der Sexualwissenschaft
    6.1 Klassifikation der Kohabitationsstörungen
    6.2 Bedeutung des Symptoms im psychoanalytischen Zusammenhang
    6.3 Wiederherstellung der technischen Fähigkeiten
7 Aufgaben und Grenzen des Diabetologen
    7.1 Empathie als Grundlage der Erfassungsmöglichkeit
    7.2 Behandlungskompetenz
    7.3 Bewußtsein eigener Verletzlichkeit und (Denk-/Akzeptanz-)Grenzen
    7.4 Bewußte Beschränkung der Intervention
    7.5 Das Problem der weiblichen Funktionsstörungen
    7.6 Einfache diagnostische Maßnahmen ohne apparativen Aufwand

1 Die Liebe

1.1 Conditio humana der abendländischen Intellektualkultur: Selbstermächtigung über die unwillkürlichen Regungen

In der Deutung der Neo-Phänomenologie [Schmitz, 1993] ist das Ziel der europäischen Intellektualkultur und ihrer Vergegenständlichungsweise die Machtergreifung des Individuums — dessen höchste Form als reiner Geist (ratio, Bewußtsein, Seele) verstanden wird — über:

1. die eigenen unwillkürlichen Regungen (Affekte, Sinnlichkeit),
    (z. B. auch mittels Sexualtechnik der Sexualwissenschaften: der „optimale Orgasmus" ohne den Verstand zu verlieren) und
2. die Umwelt,
    durch Reduktion der Umgebung auf Träger (Substanzen) von Merkmalen (Akzidentien) aus wenigen standardisierten Klassen von Merkmalen mit bequem identifizierbarer und manipulierbarer Beschaffenheit (= „Reduktionismus": Messen fester Körper im zentralen Gesichtsfeld).

Sie bedient sich hierzu der „Wissenschaft" mit den zwei mächtigen Instrumenten positivistischer Vereinseitigung:

1. der Physik und
2. der Psychologie

unter dem „Dogma von der Autonomie der Vernunft". Leider kann diese Vernunft zwar Mittel im Dienste gesetzter Zwecke gut organisieren, aber sie versagt, wenn sie selbst autonom Zwecke setzen soll (siehe hierzu auch: Naturwissenschaft und „gesunder" Menschenverstand; im gleichen Band). Hier ergibt sich schnell Orientierungslosigkeit, wenn nur auf diese autonome Vernunft in der Sinnfindung des eigenen Lebens zurückgegriffen werden kann. Die einseitige Betonung der Vernunft hat die Selbstkontrolle ermöglicht und durch Abarbeitung des Ergreifenden auch die Regie über die unwillkürlichen Regungen gewonnen. Aber nun hat der Mensch nichts mehr, was ihn ergreift (statt nur berührt), und daher weiß er nicht, was er mit seiner triumphierenden Vernunft anfangen soll, da diese zwar kritisieren und organisieren aber keine Richtung weisen kann. Statt der früher drohenden Übermacht der Leidenschaften, zeigt sich nun eine „Störung des Ergriffenwerdenkönnens"[14] mit

---

[14] Beispiele aus der rezenten Literatur: „Irgendwann führt die Vergeblichkeit zur aggressiven, selbstdestruktiven Abkehr von Partnerschaft — auch dies zunächst vereinnahmt von einer euphorisiert vorgetragenen Ideologie, derzeit in der sog. „Singlebewegung". Individualität, Alleinsein, „lonesome-cowboy-Sentimentalität" und das masochistische Genießen der Einsamkeit geben kurzfristig ein neues Gefühl der eigenen Großartigkeit. Den düsteren Endzustand dieses Syndroms umreißt Raddatz [„Kontakt — Sperre", DIE ZEIT (1978) 43: 33–36] in einer Analyse der zeitgenössischen deutschen Literatur. Danach ist mit Erotik und Sexualität immer

krampfhaften Kompensationsversuchen wie Eskapismus, Sektentum, Technokratie, Fortschrittsglauben (immer höher, immer weiter, z. B. auch im Massentourismus), dem Griff nach Unsterblichkeit, Tekkno, Drogen, Autobahnraserei (als verzweifelter Einleibungsversuch; „das ist besser als ein Orgasmus"; Interviewpartner: ‚Heinz' in: „Reporter": ARD: 8. 8. 95), die entweder

1. ihren Sinn in der Zukunft suchen (Technokratie, klassenlose Gesellschaft – nach Sterben der Religion)

oder

2. den sofortigen schnellen Lustgewinn ohne Integration in den Gesamtzusammenhang der persönlichen Situation (Autobahnraserei, Drogen, Teckno).

1.2 Existentielle Sinnerfahrung: Verankerung im Jetzt, Projektionen in die Zukunft und Sofort-Substitute

Entscheidend für eine als sinnvoll und befriedigend erfahrene Existenz, deren Sinnerfahrung vor Eskapismus schützt, ist eine „Verankerung des Lebenswillens in der Gegenwart" [Schmitz], eingebettet in die persönliche Situation, in der das Individuum auch auf Ereignisse der Vergangenheit in positiver Erinnerung zurückgreifen kann (der Narzißt z. B. lebt ohne Vergangenheit und daher mit Neid auf alle anderen [Kernberg, 1988]). Neben anderen Beschäftigungen (Tanz, rituelles Bogenschießen) bietet hier die reine Liebe („amour pur") – eine gemeinsame Situation mit umfassender Bereitschaft, sich einzusetzen, die sich auch durch mögliche Verdammung durch Gott nicht beirren läßt, weil sie nicht auf Zukunft gebaut, sondern unbedingt gegenwärtig ist (siehe: Fénélon und Frau von Guyon, die den Quietismusstreit ausgelöst haben) – die Möglichkeit unmittelbarer Sinnerfahrung ohne Projektion in die Zukunft.

Alleinsein, Einsamkeit, Beziehungslosigkeit, Fremdheit verbunden; Menschen, die nichts miteinander zu tun haben, die auf sich selbst zurückfallen; Autoerotik, die zum Zeichen des vollständigen Zusammenbruchs emotionaler Verbundenheit wird; Geschlechtsverkehr als eine „umständliche Variante der Onanie" [S. 36]. Am Ende steht der Selbstmord – als Extremvariante von Selbsthaß – [als] das existentielle ‚Endspiel' der Selbstbefriedigung" [S. 34]. Er faßt diese Analyse zusammen mit einem Textauszug aus Ingomar von Kieseritzkys Buch *Trägheit oder Szenen aus der Vita activa* [1978]: „Sie lag in der sanften Haltung eines vom Tod Überraschten; die Aureolen ihrer Brüste waren dunkelrot. Sie leckte sich oft die Lippen und sah mich mit einem halbgeöffneten Auge an. Ich beteiligte mich ohne einen besonderen Entschluß an dem Geschlecke. Sie duftete zart nach Karamelbonbon. Ihre Zähne glitzerten [...], und es passierte ohne unser Zutun, gleichermaßen ohne unseren Willen, wie von selbst und ich gab einen Teelöffel voll Semen virile von mir, nicht mehr als die von Spariel in „incisum" angegebene Menge, mit einem kleinen Krampf in der Wade verbunden" [S. 189].

1.3 Personale Regression als Möglichkeit, seinem Schicksal als Hagestolz zu entgehen

Neben dieser teleologischen Einbettung in die persönliche Situation bedarf das Individuum auch immer der personalen Regression, um den chaotisch- mannigfaltigen Hintergrund zu sättigen und einem Leben in starrer, durchgängiger personaler Entfaltung als Hagestolz zu entgehen. Diese (personale Regression) ermöglicht ihm die Liebe als Eintauchen in die gemeinsame Situation (1.5) mit Regression auf Stufen des Standverlustes, des „den Kopf verlieren(s)", der „Raserei" etc. (siehe auch unter Kap. 2) und gleichzeitigem Aufgefangenwerdens durch den Geliebten als Sicherheit vor Kontrollverlust. Prototyp dieser Regression ist die „Verliebtheit", die nur in transienten Phasen der Liebe auftritt. Von spezifisch gestörten Charakteren (s. u.) wird dieses Stadium als permanent gesucht (Sexsucht als Spielsuchtäquivalent; z. B. Michael Douglas etc.), was eine stabile Beziehung in Liebe unmöglich macht. Die existentiell sinngebende Kraft dieses Stadiums zeigt sich in ihrer immer wiederholten Darstellung in der Literatur und im Film, während die Folgestadien der Liebesbeziehung literarischer Darstellung entgehen, oder hier ironischer Verzerrung anheimfallen [z. B. Kishon: „Romeo und Julia"].

1.4 Das Göttliche (s. u.)

Außerhalb des Umgangs mit individuellen Göttern ermöglicht die Liebe die Erfahrung des Göttlichen, der wir alle offenbar, um den leeren Himmel [Camus, 1942] auszuhalten, bedürfen, um nicht anderen Substituten anheimzufallen (1.1; 1.2). Über das Göttliche im Zeitalter des Nihilismus siehe Kap. 3.

1.5 Liebe als gemeinsame Situation: dialektische vs. koinionistische Liebesauffassung

Im Gegensatz zur französischen Auffassung der Liebe als dialektischem Prozeß des geschickten Taktierens von Reaktion und Gegenreaktion mit bestimmten Ritualen des Schlagabtausches (Beispiel: Stendhal: „Über die Liebe") und der konsekutiven Auffassung, daß Liebe unvereinbar ist mit der Ehe, wird in der deutschen Tradition Liebe koinionistisch, als gemeinsame zuständliche Situation aufgefaßt (Goethe, Novalis, Hölderlin etc.). Hier ergreift die Liebe als räumlich ergossenes atmosphärisches Gefühl die Liebenden mit affektivem Betroffensein, d. h. im wesentlichen leiblich. Gefühle stellen Ansprüche, und Ansprüche sind Normen, d. h. Programme für möglichen Gehorsam [Schmitz, 1990, S. 223]. Durch ihren Anspruchscharakter ist die Liebe als ein Gefühl:

1. eine anspruchsvolle Atmosphäre,
2. zugleich die chaotisch-mannigfaltige Ganzheit,
3. zu der zumindest Sachverhalte gehören.

Diese drei Merkmale umfaßt der Schmitzsche Begriff der Situation. Jederlei Liebe wird sowohl durch gemeinsame als auch durch persönliche Situationen der Beteiligten bestimmt[15]. Die gemeinsamen Situationen haben eine Eigenmacht[16], die z. B. durch reduktionistische Erklärungen (mit eingeengter Fokussierung auf die beteiligten Individuen) der Psychoanalyse nicht erfaßt werden (Beispiel auch: das Kollusionskonzept Willis [Willi, 1975; Risse, 1995]).

Als nähernde Beschreibung ergibt sich:

> „**Liebe** ist eine mit einem (räumlichen) Gefühl gefüllte oder geladene gemeinsame zuständliche Situation [...], die den [die] Partner als Objekt (Verdichtungsbereich des zentrierten Gefühls) umfaßt. In ihrem chaotisch-mannigfaltigen Hof der Bedeutsamkeit schließt diese Situation Sachverhalte [z. B. Protentionen], Programme und Probleme ein; der Anteil an Programmen stammt weitgehend aus der Autorität des Gefühls" [Schmitz, 1993].

1.6 Psychoanalytische Deutung

Nach Kernberg ist Liebe „eine komplexe Disposition, die sexuelle Erregung [Leidenschaft], Zärtlichkeit, genitale Identifizierung, eine reife Form der Ideali-

---

[15] Die Liebenden verstehen sich auf vielerlei Sprachspiele mit verschiedenem Explikationstyp; eines davon ist das sogenannte Liebesgeflüster oder -gesäusel, „wie wenn eine Silberpappel im Winde zittert", ein anderes der prosaisch explizierende Schlagabtausch beim gelegentlichen Streit und Mißverständnis, bis hin zum Sprachspiel „eine Szene machen". Es wäre aber verkehrt, solche Sprachspiele als das Fundament des Einverständnisses und der Eintracht der Liebenden aufzufassen; das ist vielmehr die gemeinsame zuständliche, gefühlvolle Situation, die von Sprachspielen durch poetisch zarte oder prosaisch rücksichtslose Hervorhebung von Sachverhalten, Programmen und Problemen aus dem Hof ihrer Bedeutsamkeit und den Höfen der Bedeutsamkeit eingelagerter aktueller Situationen beleuchtet, mitgestaltet und umgebildet wird [Schmitz, 1995, S. 399].

[16] Zur Erfassung der chaotisch-mannigfaltigen Ganzheit der Situation in der Liebe: „In Wirklichkeit sind die meisten Monologe, auch im stummen Nachdenken, ohne [dann gewöhnlich überflüssige] Mitteilungsabsicht der Explikation gewidmet, und diese ist es, die im Miteinander hauptsächlich vom redefreien Kontakt zum Dialog hinüberdrängt. Solange nämlich eine Situation nur in ihrer chaotisch-mannigfaltigen Ganzheit geteilt werden soll, ist Rede entbehrlich oder gar störend; Liebende verstehen sich bei voller Eintracht ohne Worte, und Leisi hat fein ausgeführt, daß Sprachlosigkeit im erotischen Kontakt sogar einen suggestiven, prickelnden Reiz besitzen kann, der in der Literatur zur Ausmalung von Liebesszenen gern benützt worden ist" [Schmitz, 1980, S. 118].

Tab. 2 Liebe

komplexe Disposition, die

1. sexuelle Erregung
2. Zärtlichkeit
3. genitale Identifizierung
4. eine reife Form der Idealisierung

integriert

[Kernberg, 1988, S. 331]

sierung und die Bindung an eine tiefreichende Objektbeziehung integriert" [Kernberg, 1988, S. 331] (Tab. 2).

Eine synoptische Darstellung des psychoanalytischen Konzeptes (eines psychoanalytischen Konzeptes) geben die nun aufgeführten Zitate von Kernberg [1988]:

Sexuelle Leidenschaft ist selbst ein emotionaler Zustand, der die Liebesbeziehung auf allen drei Ebenen kennzeichnet: sexuelle Erregung, Objektbeziehung, Besetzung des Über-Ichs. Das Geheimnisvolle löst die sexuelle Phantasie aus und ist zugleich ein Teil von ihr, und die Phantasie ist ein wesentlicher Aspekt der Sexualerregung beim Menschen. Sexuelle Leidenschaft ist nicht einfach ein Kennzeichen der romantischen Verliebtheit oder der Anfangsstadien einer Liebesbeziehung, das allmählich verschwindet und durch eine gedämpftere ‚zärtliche Beziehung' ersetzt wird. Sexuelle Leidenschaft ist ein Grundbestandteil dessen, was ein Paar zusammenhält. Sexuelle Leidenschaft erstreckt sich vom elementaren Erleben des Geschlechtsverkehrs und des Orgasmus als ihrem höchsten, befreienden und bestätigenden Zweck bis zu dem weiten Feld des sexuellen Verlangens nach dem Objekt, nach einer durch die Wertschätzung der körperlichen, emotionalen und ethischen Aspekte des Sexualobjektes gesteigerten Sexualerregung. Sexuelle Leidenschaft ist ein emotionaler Zustand, der eine Grenzüberschreitung in dem Sinne ausdrückt, daß intrapsychische Strukturen überbrückt werden, die durch dynamisch oder konflikthaft bestimmte Grenzen voneinander getrennt sind. Der zentrale dynamische Ausdruck der sexuellen Leidenschaft und der potentielle Kern ihrer Kulmination ist das Erleben des Orgasmus im Sexualakt [wobei dieser Sexualakt nicht nur der Coitus sein muß: „Das Konzept der ‚genitalen Primats' in der einfachen Bedeutung der Fähigkeit, beim Geschlechtsverkehr den Orgasmus zu erreichen, muß dringend revidiert werden" [Kernberg, 1988, S. 318]]. [...] Im Erleben des Orgasmus gipfelt eine allmählich ansteigende Sexualerregung in einer unwillkürlichen, biologisch determinierten Reaktion mit einem primitiven, ekstatischen Affekt, der zu seinem vollständigen Erleben die zeitweilige Aufhebung der Grenzen des Selbst oder vielmehr eine Erweiterung – oder Invasion – der Grenzen des Selbst zum Bewußtsein der subjektiv diffusen biologischen Wurzel der Existenz führt. Zum gemeinsamen Erleben des Orgasmus gehört außer der zeitweiligen Identifizierung mit dem Sexualpartner auch das Gefühl, das Erleben des Selbst zu transzendieren und die phantasierte Vereinigung der ödipalen Eltern zu erleben, und darüber hinaus diese Vereinigung in einer neuen Objektbeziehung, die die eigene, getrennte Identität und Autonomie bestätigt, hinter sich zu lassen. In der sexuellen Leidenschaft überschreitet man zeitlich festgelegte Grenzen des Selbst, transzendiert die frühere Welt der Objektbeziehungen und schafft eine neue persönliche Welt. Das Transzendieren von Selbst zur leidenschaftlichen Vereinigung mit einer anderen Person und anderen Werten, für die beide stehen, ist auch eine Herausforderung gegenüber dem Tod und der Vergänglichkeit der individuellen Existenz[17]. [...] Die Grenzüberschreitung und die Bestätigung eines elementaren Gefühls des Gutseins, trotz vieler Bedrohungen, verbindet somit das Biologische, die Welt der Gefühle und die Welt der Werte zu einem einzigen System" [Kernberg, 1988, S. 335 f.].

Während diese Konzeptualisierung der Liebe sämtliche anthropologischen und auch metaphysische Dimensionen mit aufgreift und differenziert problematisiert, geht es dem diabetologischen, also somatologisch-restringierten Therapeuten zunächst nur um Wiederherstellen des geschmeidigen Funktionierens der Körpermaschine [Erektion]. Trotzdem sind Betrachtungen, wie von Kernberg angestellt, auch für Somatologen sinnvoll, da auch die rein technische Arbeit in eine atmosphärische Ganzheit eingebettet ist: Immerhin muß der Diabetologe gelegentlich mit dem Patienten sprechen (s. o.).

2 Verliebtsein: Stadien der Liebe [Stendhal/Wyss]

Das Verliebtsein, von Stendahl als Liebe bezeichnet (sic!), durchläuft verschiedene Stadien bis zum Einmünden in eine reife Beziehung. Als Beschreibung werden die Ausführungen Stendhals angefügt; im Anschluß die Stadienbeschreibungen von D. Wyss, der zusätzlich jedoch alle Phasen einer Partnerschaft ins Auge nimmt.

Nach Stendahl folgt „Jede Liebe, die man hienieden entstehen, leben, sterben oder zur Unsterblichkeit sich erheben sieht [...] den gleichen Gesetzen".

---

[17] „Wahre Liebe macht den Gedanken an den Tod zu etwas Gewöhnlichem, Erträglichem, des Schreckens Barem, zu einem einfachen Gleichnis oder zu einem Preis, den man für gewisse Dinge gerne zahlt"; Stendhal: „Über die Liebe"; Verstreute Gedanken No. 46; S. 302.

„Folgendes geht in der Seele vor:
1. Bewunderung.
2. Man sagt sich: „welche Lust, sie zu küssen, von ihr geküßt zu werden! usw."
3. Hoffnung.[...]
4. Die Liebe ist geboren.
5. Die erste Kristallisation beginnt. [...] Im Hirn eines Liebenden, das vierundzwanzig Stunden hindurch in Aufruhr ist, geht vergleichsweise folgendes vor: In den Salzburger Salzgruben wirft man in die Tiefe eines verlassenen Schachtes einen entblätterten Zweig; zwei oder drei Monate später zieht man ihn über und über mit funkelnden Kristallen bedeckt wieder heraus; selbst die kleinsten Zweiglein, nicht größer als die Krallen einer Meise, sind überzogen mit zahllosen schillernden, blitzenden Diamanten; man erkennt den einfältigen Zweig gar nicht wieder. Ich bezeichne als Kristallisation die Tätigkeit des Geistes, in einem jeden Wesenszuge eines geliebten Menschen neue Vorzüge zu entdecken. [...].
6. Es erhebt sich der Zweifel. [...] Der Liebhaber beginnt an dem erhofften Erfolg zu zweifeln; er sinnt über die Gründe nach, die ihn zu seiner Hoffnung verleiteten. Er möchte sich wieder den anderen Erfreunissen des Lebens zuwenden; aber *er findet sie nichtig*. Das Bewußtsein eines entsetzlichen Jammers ergreift ihn und damit zugleich ein tiefes Verlangen. [...].
7. Zweite Kristallisation. Nun beginnt die zweite Kristallisation und erzeugt wie Diamanten die Bestätigungen des einen Gedankens: Sie liebt mich. In den auf neugeborene Zweifel folgenden nächtlichen Stunden, nach Augenblicken tiefster Niedergeschlagenheit, sagt sich der Liebende: „Dennoch! Sie liebt mich!" und die Kristallisation bringt neue Reize hervor; [...]"
[Stendhal, S. 44 ff.].

Während Stendhal Liebe und Verliebtsein synonym gebraucht, stellt bei Wyss die Verliebtheit nur einen Teil der Liebe dar. Die Liebe verläuft nach ihm [Wyss, 1975] in den folgenden Stadien:

1. Liebe als „Ergriffen-Werden"
2. Liebesenttäuschungen
3. Reifung der Liebesbeziehung

Zur Verdeutlichung der (z. T. überpersönlichen) Atmosphäre und der anthropologischen Implikate, soll das semantische Feld der einzelnen Stadien nach Wyss komprimiert Darstellung finden:

ad 1. Liebe als „Ergriffen – Werden"
„Liebe auf den ersten Blick", „Überfall", „Überwältigung", „Heilung der Umgebung des Geliebten", „Verklärung", Erkenntnis des „Schicksals", „Lie-

beskrankheit", "platzt vor Glück aus allen Nähten", "Besessenheit", "Distanzverlust", "Herzklopfen", "Naturereignis", "leibhafter Charakter der Liebesbeziehung", "Existenzintensivierung", "Schweben", "Ekstase", "Verzauberung" und "Entfremdung", "die Welt zu einem Zaubergarten geworden", "Heroisierung", "Vergöttlichung", "ptolämäische Wende", "abgeschirmter Zauberwald", "traumhaftes Sich-Einfühlen"

ad 2. "Liebesenttäuschungen" [Wyss, 1975]
Liebesenttäuschungen, d. h. "Abschälung von Subjektivität" [Schmitz] haben ihr eigenes semantisches Feld:
("Entzauberung", "Verlöschen", "Verrauchen", "Angst, daß dieses Gefühl so davonfliegt, wie es einem angeflogen kam — einem Schnupfen vergleichbar"[18], Widersprüche von Nähe und Distanz, "Wiederaufwärmen von Kindheitsbeziehungen", "Reaktivierung ödipaler Konstellationen", "Stagnation", "Machtkampf"), sind gekennzeichnet durch die "Erfahrung der Nicht-Identität der Liebenden", die "Unmöglichkeit totaler Kommunikation" und die "Unmöglichkeit totalen Vertrauens" und münden in den Beginn des "Kulturprozesses" mit bewußter Arbeit der Beteiligten ["Beziehungsarbeit", Anm. Risse]. Zusätzlich sickern die "jeweiligen Bezüge des Partners in die Beziehung" ein [Wyss, 1975]. Willi [1975] beschreibt für dieses Stadium das Auftauchen der "Kollusionsdynamik". Arentewicz [1986, S. 2] — ohne sich direkt auf Stendhal zu beziehen — kommt zu dem Schluß: "Es ist eine Illusion zu glauben, Liebesbeziehungen ließen sich auf Dauer mit intensiver Sexualität, wie sie in Phasen der Verliebtheit erlebt wird, vereinbaren".

ad. 3 Reifung der Liebesbeziehung[19]
Das semantische Feld der gereiften Liebesbeziehung zeigt die von Schmitz (s. o.) beschriebene, permanent bestehende Gefahr des "Verklebens" der Liebe als Gefühl:
"Gemeinsamer Entwicklungsprozeß", "Objektivierung der Liebesbeziehung durch Zeugung von Kindern", "Institutionalisierung", "Sich-Lieben als Lernprozeß", "Alltäglichkeit des Miteinander-Umgehens", "Gewohnheiten", "Toleranz und Gleichgültigkeit": "Leidenschaft und Toleranz schließen sich weitgehend aus", "Geduld", "Um-Sicht", "Rück-Sicht", "Verlust der Traumhaftigkeit der ersten Begegnung durch Nähe des Zusammenlebens", "subtile Spirituali-

---

[18] „Bei deiner Wut werde ich kalt. Bei deiner Zärtlichkeit verschlossen. Bei deiner Begeisterung denke ich an Belangloses, Krabbeltier oder Sandkrümel. Danach kommen mir diese Gegenbewegungen selber erbärmlich vor. Die Fragen und meine Antworten verdrießen mich" [Valéry, 1992 S. 25].

[19] „Freundschaft, Liebe, das heißt, gemeinsam schwach sein können (1899) *La bêtise n'est pas mon fort* I, 649.) [Valéry, 1992, S. 24].

sierung", „spezifisches Erleben von ‚Dauer'", „Balanceakt", „Mut zur Distanzierung und Einsamkeit", „Alltäglichkeit[20]" [Wyss, 1975].

Wyss kommt am Ende seine Betrachtungen zu dem Schluß:

„Als Bestandteil des Lernprozesses sollten die Partner die Bedeutung des unvorhergesehen-spontanen Ergriffen-Werdens durch die Liebe in ihrer eigenen Vergangenheit nicht vergessen. Dieses plötzliche Ergriffen-Werden kann sich immer wieder ereignen. Sich dessen zu erinnern bedeutet, dem anderen bei aller Innigkeit der Verbindung den Spielraum möglicher Freiheit zuzubilligen, der die Aufnahme einer anderen Beziehung mit möglicher Beendigung oder doch tiefgreifender Veränderung der derzeitigen umschließt. [...] Das Leben wird nie ein zu planendes Soll oder ein auszukalkulierender Vorgang sein. Bei aller Steigerung auch sozial-wertpositiver Eigenschaften durch das Lieben gehören die sog. ‚asozialen' Tendenzen ebenso zur Liebe, ist sie auch ‚gesellschaftsfeindlich' [...]" [Wyss, 1975].

3 Das Göttliche: Gott − Götter − Greta Garbo

Das postindustrielle Zeitalter der westlichen Kulturen ist u. a. gekennzeichnet durch den zunehmenden Verlust Gottes für große Teile der Gesellschaft und das Verschwinden der ihn auf der Erde als Bürokration verwaltenden Kirche („religiöser Institutionalismus[...]: Ein Vergehen an der Spontaneität des von sich aus mit Übermacht ergreifenden Göttlichen" [Schmitz, 1993, S. 442]).

In den Werken Stirners und Nietzsches − nach entsprechender Vorbereitung durch Fichte und Hegel [Schmitz, 1992; Schmitz, 1995, S. 83−86] − stirbt Gott im 19. Jahrhundert. Mitte unseres Jahrhunderts konstatiert Camus die aus dem Tod Gottes folgende Absurdität des Daseins unter dem nunmehr leeren Himmel [Camus, 1942]. Auf die zunächst lediglich als intellektuelle Denkbewegung der entfremdeten Subjektivität [Schmitz, 1992], also als Grille von Philosophen anmutende metaphysische Katastrophe reagiert das Alltagsbewußtsein zwar zeitlich verzögert, aber in zunehmender Intensität mit Trennung von Kirche und Staat, später Austritten aus der Kirche zur Steuerersparniß etc. Mit nochmals gewohnter Verzögerung folgen landsmannschaftlich geprägte ethnische Gruppen: So entzündet sich in Bayern durch in ihrer Darstellung prägnanztypisch überzogene Zwangskruzifixe in Grundschulen ein Streit um das habituelle Recht offizieller Repräsentanz der Kirchen [DER SPIEGEL, 1995].

---

[20] siehe auch 2.6.

Zurück bleibt ein Individuum, das seiner existentiellen Sicherheit, des Sinns und der Orientierung beraubt ist[21]. Auf sich allein gestellt, wild um sich schlagend, versucht es, sich mit Fortschrittsglauben, Geschwindigkeitsrausch, Betäubung in Süchten etc. zu beruhigen (s. o.).

Das Sterben des personalen Gottes als Katastrophe (s. o.) aufzufassen, beruht auf einem Mißverständnis, hervorgerufen durch die abendländische Intellektualkultur, das den anderen Kulturen fremd ist. Zwar ist der personale Gott gestorben und mit seinem Tod siecht eine in der Geschichte moralisch mehr als fragwürdig agierende Kirche dahin (s. o.), das Göttliche als überpersönliche Atmosphäre, wie sie von den Griechen der Ilias noch selbstverständlich perzipiert wurde und dem Buddhismus und Shintoismus heute noch geläufig ist, besteht weiter und muß nur vom Subjekt mit dualistischer Seinsauffassung wiederentdeckt werden, um zur Orientierung und Sinnfindung wieder frei zu sein.

In der Zeit der Ilias wurde nicht erlebt, ohne daß dieses Erleben nicht am eigenen Leib gespürt worden wäre. Auf dem Boden einer noch bestehenden „Schwäche der zentralen Ich-Steuerung gegenüber den in der zerstreuten Fülle des körperlichen Leibes spontan auftretenden Impulsen" besteht die spezifische Religiosität des Menschen der Ilias in einer fast völligen Auslieferung an die göttlich-dämonischen Eingebungen, die über sie kommen. So wie Hunger und Schmerz aufsteigen und von der Person Besitz ergreifen, statt von ihr gesteuert zu werden, so steigt das Göttliche im homerischen Menschen auf. Der homerische Mensch ist gekennzeichnet durch eine „bruchlose Einheit numinoser und leiblicher Widerfahrnisse mit Mächtigkeit des Göttlichen" und „einheitlicher Durchgestimmtheit der Person von göttlich-leiblichen Impulsen" [Schmitz, 1993].

Dieses Göttliche ist dem modernen Menschen nach 2000 Jahren platonisch-aristotelischer Vergegenständlichungsweise nur noch in einer Restgestalt oder Kümmerform bekannt, als Gewissen.

Die Beschreibung des Göttlichen als Atmosphäre folgt jetzt eng dem Text von Schmitz [1990].

Göttlich ist — ohne den personalen Gott der Kirche zu bemühen —, „was den Menschen einem Anspruch unterwirft, dem er sich beugen muß, aber nicht

---

[21] Camus, 1942; 1959: „Aber in einem Universum, das plötzlich der Illusion und des Lichts beraubt ist, fühlt der Mensch sich fremd" [S. 11]; „Dann stürzen die Kulissen ein. Aufstehen, Straßenbahn, vier Stunden Büro oder Fabrik, Essen, Straßenbahn, vier Stunden Arbeit, Essen, Schlafen, Montag, Dienstag, Mittwoch, Donnerstag, Freitag, Samstag, immer derselbe Rhythmus — das ist sehr lange ein bequemer Weg. Eines Tages aber steht das ‹Warum› da, und mit diesem Überdruß, in das sich Erstaunen mischt, fängt alles an" [S. 16].

aus bloßer Schwäche und hilfloser Unselbständigkeit, sondern im Besitz eines Vermögens, sich zu distanzieren, sich über etwas zu stellen, Kritik mit Besonnenheit zu üben; was sich diesem Vermögen gegenüber als überlegene Autorität behauptet, stiftet in der Perspektive des Betreffenden mit unbedingtem Ernst verbindliche Normen und bewährt sich dadurch – unter Umständen – als für ihn göttlich. [...] Die Autorität des Göttlichen ist daher an der Wurzel immer die Autorität von Gefühlen [...]. Die Autorität des Gewissens beruht auf der Autorität der Gefühle Zorn und Scham; göttlich sind beliebige Gefühle für jemand, für den sie (als Atmosphären im Gefühlsraum) dank seiner Ergriffenheit von ihnen eben solche Autorität mit unbedingtem Ernst haben, wie Zorn und Scham im Gewissen. Das Numinose ... ist eine solche göttliche Atmosphäre für jeden, dem es in der so beschriebenen Weise widerfährt, und zugleich ein typisches Vorgefühl der göttlichen Gefühle in ihrer unermeßlichen Vielgestalt [Schmitz, S. 436 ff.]. [...] **Das Heilige – besser: das Göttliche** – besitzt seine Göttlichkeit für den, dem es (mit höchstpersönlichem Charakter) göttlich ist, durch die Autorität, in dessen Perspektive Normen zu verbindlicher Geltung mit unbedingtem Ernst erheben. [...] Die Ermittlung eines Sitzes in den Atmosphären, die Gefühle sind, für das Göttliche bietet zusammen mit der genaueren Charakteristik dieser Gefühle durch Autorität mit unbedingtem Ernst einen Standpunkt für die Kritik an den in Geschichte und Gegenwart höchst einflußreichen Vorstellungen der Aussicht auf das Göttliche [...]: religiöser Institutionalismus, Metaphysizismus; Anthropologismus, kontemplativer Sentimentalismus und Irrationalismus" [Schmitz, 1990, S. 440 f.].

Religion: „Religion ist Verhalten aus Betroffensein von Göttlichem. Das Göttliche ergreift spontan; ist zunächst das von dieser Ergriffenheit angestiftete religiöse Verhalten. [...] Die spätere Schienung der Religion durch weitgespannte Verhaltensmuster legt das Vorurteil nahe, Religion überhaupt mit der oder jener Religion im Sinne einer solchen Institution zu identifizieren und das Göttliche auf Religionen solcher Art zu verteilen [...]. Von der bunten Fülle des nicht präzis vorgeformten Alltagslebens, das, wie der Name sagt, für ‚alles' zugänglich ist, wird eine heilige Sphäre abgesondert, in der man die Religion und, von ihr abgedeckt, das Göttliche ihr Wesen treiben läßt. Das ist religiöser Institutionalismus, ein Vergehen an der Spontaneität des von sich aus mit Übermacht ergreifenden Göttlichen" [Schmitz, 1990, S. 442][22].

---

22 „Obendrein ist die **Frömmigkeit des Monotheismus** verdächtig, da es sich um eine Bindung des affektiven Betroffenseins an das menschliche Machtstreben und Interesse an Geborgenheit handelt, wodurch die Offenheit für das Göttliche, das als ergreifende Macht das Zufälligste ist, gesperrt und die Religion [d.h. das Verhalten aus Betroffensein von Göttlichem] hierarchisch kanalisiert wird, mit der Prämie der Illusion indirekter Machtausübung durch den gehorsamen Frommen [z. B. über die Chance der Erhörung seines Gebetswunsches durch einen allmächtigen, allwissenden, gütigen Gott]. Diese **Verkümmerung der Offenheit des Ergrif-**

„**Göttlich** ist, was dem Betroffenen im höchsten Maß etwas zu sagen hat, nämlich erstens etwas höchstpersönlich Bedeutsames mitzuteilen und zweitens mit unbedingtem Ernst zu gebieten hat (wie man sich salopp ausdrückt: Jemand „hat das Sagen") [...]; „Jemand kann aber äußerst mächtig und vortrefflich sein und mir in beiderlei Sinn doch nichts „zu sagen haben" [...]. Ebenso aber kann eine ergreifende Macht dem Menschen als Autorität mit unbedingtem Ernst begegnen und den Spielraum seiner personalen Souveränität ihr gegenüber zunichte werden lassen, ohne daß sie sich durch irgend welche metaphysische Privilegien nach Rang und Macht auszuweisen brauchte; das Gewissen ist heute noch von dieser Art. [...] Der **theologische Anthropologismus** besteht in der Fixierung des Göttlichen auf menschliche, in der menschlichen Natur verankerte Bedürfnisse, z. B. Heilsinteresse und Anlehnungsbedürfnis. Er wird parodiert durch Voltaires Maxime: „Wenn Gott nicht existierte, müßte man ihn erfinden. [...] Einen Gott und Göttliches gibt es nur für den erwachsenden und erwachsenen, personal emanzipierten Menschen, der sich von seiner Ergriffenheit nicht bloß treiben zu lassen braucht, sondern ihr gegenüber einen Spielraum kritischer Distanzierung und eigener Urteilsbildung hat" [Schmitz, 1990, S. 443 ff.].

Götter: „So können auch göttliche Atmosphären aufdringlich werden, ohne Gestalt anzunehmen; der von ihnen bedrängte Mensch braucht ein Verhältnis zu ihnen und kann es so nicht finden ... Sie können in rätselhafte Eindrücke wie fast versteckt eingebunden sein, oder es liegt gleichsam klimatisch etwas in der Luft, was man nicht fassen kann. [...] Wenig kommt es darauf an, ob diese Person wirklich oder – etwa als Produkt dichterischer, mythischer oder anonymer Phantasie – fiktiv ist. [...] **Ein Gott** ist eine (wirkliche oder fiktive) Person, für die es eine göttliche Atmosphäre gibt, die dadurch konkret wird, daß sie mit dieser Person (spielerisch, s. o.) identifiziert wird und in deren Gestalt zum Vorschein kommt [...]: Nichts spricht dafür, daß solche Personen gelebt haben oder gar, wie die Griechen meinten, immer leben. Dagegen ist Jesus ein Gott, der gelebt hat [...]; Für seine Zeitgenossen war am Ende seines Lebens auch Caesar ein Gott durch seine wundersame, als Epiphanie einer göttlichen Atmosphäre erlebte Milde [...]. Auch die Geliebte kann eine Göttin sein, wenn dem Liebenden in ihr eine Atmosphäre mit göttlichem Anspruch begegnet; ich denke an Mörikes Sonett ‚An die Geliebte'. An der Grenze des Göttlichen stehen lebendige Menschen aus dem Film- und Theaterhimmel, die für ihr Zeitalter oder auch die Nachwelt bedeutsam werden, weil diffuse Atmosphären, die Viele bewegen, aber sonst verschwämmen und nicht faßbar

---

fen-werden-Könnens in seinen wichtigsten (den heiligen) Bezügen verbindet sich in der christlichen Demut (...) mit der Brechung des vitalen Stolzes" [SAP323/24].

würden, an ihnen wie in einem Kristall Gestalt annehmen; Greta Garbo („Die Göttliche") und James Dean hatten solche Funktion. Für Frauen hält man dann — aber auch darüber hinaus — den Titel „Diva" bereit. Wem die betreffenden Atmosphären durch Autorität mit unbedingtem Ernst göttlich sind, für den sind solche Stars dann Götter (Göttinnen)" [Schmitz, 1990, S. 44 f.].

Die Gottheit von Göttern ist immer relativ: Jemand kann *„ein Gott nur für jemand zu einer Zeit sein"* [Schmitz, 1990, S. 448].

4 Störungen der Liebesfähigkeit

4.1 Einsickern in den Hintergrund der jeweiligen Programme, Probleme und Sachverhalte

Liebe als Gefühl kann auf dem Hintergrund der Sachverhalte, Programme und Probleme, die in der Situation den Hof der Bedeutsamkeit bilden, haltlos treiben; ebenso aber umgekehrt in diesen Hintergrund gleichsam einsickern und gebunden werden, so daß es als freie Atmosphäre nur noch schwer zu mobilisieren ist. Die zu lockere Aufhängung des Gefühls in der Situation scheint für die Liebesbeziehungen des zu ätherischem Überschwang neigenden Jean Paul charakteristisch gewesen zu sein. Die andere Gefahr, daß das Gefühl gleichsam wie Regenwasser in das Erdreich der Situation einsickert und von diesem trokkenen Element mehr oder weniger aufgesogen wird, kommt in vielen Ehen zum Zuge, wenn sich Formen der Konfliktlösung oder -meidung und der An-

Tab. 3   Aufhängung der Liebe als Gefühl

„Verschweben" der Liebe als Gefühl:	„Verkleben" der Liebe als Gefühl:
= haltloses Treiben des Gefühls auf dem Hintergrund der Programme, Probleme und Sachverhalte	= Einsickern des Gefühls in den Hintergrund, kann hieraus nur noch schwer mobilisiert werden
religiöse Schwärmerei	Kirchenorganisation und Dogmatik Goethe: Einpökelung des Enthusiasmus zur bloßen Verwaltung
wechselnde Liebesbeziehungen mit ätherischem Überschwang	Ehe mit eingeschliffenen Formen der Konfliktlösung und -meidung
Jean Paul	Schiller („Die Glocke")

[Schmitz, 1993]

passung an Herausforderungen durch Umstände aller Art so einschleifen, daß die Bewältigung des gemeinsamen Lebens zwar durchaus noch in liebevoller Eintracht unternommen wird, aber mit einer nüchtern gewordenen Liebe, die aus Sachzusammenhängen und Sachzwängen nicht mehr freigelegt werden kann (Tab. 3).

„Das spannungsvolle Verhältnis zwischen Gefühl und (gemeinsamer zuständlicher) Situation, das zwischen allzu fester und allzu lockerer Verbindung beständig ausbalanciert werden muß, macht die größte Schwierigkeit des Liebens aus; man könnte es als das Dilemma der Liebe bezeichnen" [Schmitz, 1993, S. 84].

4.2 Charakterkonstellationen mit Störungen der Liebesfähigkeit

Die als Norm vorschwebende „reife, genitale Liebe" in stabiler Beziehung stellt die höchste Form der Partnerschaft dar. Sowohl Bindungsfähigkeit (= Fähigkeit, eine Beziehung über längere Zeit aufrechterhalten zu können) als auch ungestörte Sexualität, in stabilen oder flüchtigen Beziehungen, sind abhängig vom Grad der Charakterstörung der Beteiligten. Aus den verschiedenen Störungen ergibt sich die Skala der Liebesfähigkeit nach Kernberg (Tab. 4).

Die Fähigkeit, eine stabile sexuelle Beziehung — sei es innerhalb einer oder außerhalb — aufrechtzuerhalten, impliziert die Fähigkeit zur Nähe, das Ertragen von Konflikten und die Bejahung des Geheimnisvollen in der Liebesbeziehung. Hierzu gehört auch die Fähigkeit, eine Ganzobjektbeziehung herzustel-

Tab. 4 Skala von Charakterkonstellationen mit Unfähigkeit, sich zu verlieben

1. Narzißtische Persönlichkeiten, die gesellschaftlich isoliert sind und ihre Sexualität höchstens in polymorph — perversen Masturbationsphantasien äußern
2. Narzißtische Persönlichkeiten, die sexuell promiskuös sind
3. Gewöhnliche Borderline — Patienten, die sich auf chaotische, polymorph — perverse Aktivitäten einlassen
4. Neurotische Patienten mit verschiedenartigen Sexualhemmungen, masochistischen Liebesbeziehungen, aber größeren Fähigkeiten zu romantischer Idealisierung und zur Zärtlichkeit, verbunden mit Sexualhemmung
5. Normale Personen mit der Fähigkeit, die Genitalität mit der Zärtlichkeit und einer beständigen und reifen Objektbeziehung zu integrieren

Stufe 1.–3.: Stufe vor Erreichen eines integrierten Selbstkonzepts und einer integrierten Konzeptualisierung anderer und der damit verbundenen Fähigkeit, tiefreichende Beziehungen mit signifikanten anderen einzugehen
Stufe 4.: wichtigste ätiologische Konflikte liegen im Bereich des Triangulären, des Ödipalen
[Kernberg, 1988, S. 318 ff.]

len mit einer früh erworbenen Fähigkeit, die sinnliche Reizung erogener Zonen zu erleben und die Aufnahme der früheren Erotik der Körperoberfläche in den Zusammenhang einer Ganzobjektbeziehung [...] Dies wiederum erfordert die erfolgreiche Überwindung ödipaler Konflikte und der damit verbundenen unbewußten Verbote einer vollständigen sexuellen Beziehung [Kernberg, 1988, S. 317 f.]. Die Häufigkeit des Geschlechtsverkehrs, die Intensität seiner erotischen Qualität, die Erregung in Bezug auf die Mitteilung sexueller Phantasien – dies alles hängt von der Qualität der Objektbeziehungen des Paares ab [Kernberg, 1988, S. 340].

Teil einer jeden, auch diabetologischen, Beratung muß daher immer auch die Erwägung sein, daß rein technisch [diabetogene autonome Neuropathie] anmutende Probleme, durch o. g. psychodynamische Konstellationen verursacht oder zumindest wesentlich mitbedingt sind.

5 Die Kohabitation[23]

Genitale Sexualität vollzieht sich gelegentlich durch Kohabitation. Ungestörte Kohabitation ist die Zielgröße der diabetologischen Intervention bei erektiler Dysfunktion. Gleichzeitig ist genitale Sexualität immer eingebettet in einen affektiven Bedeutungshof und geht durch Einleibung über den reinen Sexualakt hinaus.

Zusätzlich bestehen enge Verschränkungen zu personaler Regression und primitiver Gegenwart, also tiefgreifenden ontologischen Grundkategorien.

Eine virtuose Beschreibung genitaler Sexualität mit ihrem komplexen Beziehungsgeflecht zu Leiblichkeit und Welt gelingt Schmitz in seiner Monographie „Die Liebe" und soll daher dem geneigten Diabetologen nicht vorenthalten werden.

---

[23] „Der Mann und die Frau werden zusammen gewahr, daß sie allein sind. Da legen sie ihr Gesellschaftsdenken ab; ihr gewohntes Verhalten wird anders, sie hören nur noch, wie ihr Blut pulst; sie malen sich ein tieferes Vergessen aus, *unbekannt*, ein Tun der reinen Zerstreuung mithin. Sie geraten in Feuer, und sie legen ihre Kleider ab. Sie fassen und wählen einander, bebend suchen sie ihren Körpern die besten Stellungen, doch sie wollen sich nicht ergeben ... Das Kühle sucht sich und das Warme, die Kraft hält sich zurück, die angestachelten Organe beherrschen eines jeden Denken und schlagen es in Bann. Und die Lippen nehmen sich, und das Glied beginnt einzudringen in die brennende Öffnung der Frau. Von da an gibt es weder Mann noch Frau. Es gibt nur ein Etwas, das bewegt sich in sich selbst, immer rascher, eine Maschine, Seufzer ausstoßend, beschleunigtes Stampfen, Speicheln – oder ein Tier, das sich zu Tode quält – oder die Angst beim Ertrinken, alles überstürzt, in der blinden Hast, *rechtzeitig* hinzukommen. Ein Oszillieren um ein Gleichgewicht[A] [A die Skelette verhakt und das Fleisch verschweißt] Endlich! ... (1895–1986, *Docks* I, 76–77 [Valéry, 1992 S. 21 f.].

5.1 Liebe und Leib, Liebe und Wollust, Wollust

„Gefühle ergreifen durch leibliche Regungen". Das Fühlen im Sinne des affektiven Betroffenseins von Gefühlen ist also eine Funktion der Resonanzfähigkeit des Leibes, die von dessen Dynamik bestimmt wird. Leibliche Dynamik hat die Dimension der Enge und Weite und die Tendenzen von Engung und Weitung. Engung und Weitung sind als Spannung und Schwellung ineinander verschränkt und reiben sich aneinander. „Die Resonanzfähigkeit des Leibes für Gefühle steigt mit der Schwingungsfähigkeit und der Spaltungsbereitschaft des Antriebs. Die Schwingungsfähigkeit des Antriebs ist seine Anlage zum Rhythmus, d. h. zum Wechsel der Dominanzphasen, in denen die Spannung, bald die Schwellung führt [...]; zusätzlich die Eignung dazu, Anteile privativer Engung und privativer Weitung aus der Spannung bzw. Schwellung des Antriebs freizusetzen" [Schmitz, 1993, S. 115].

„Wollust ist die Gestalt, die der vitale Antrieb bei Dominanz der Schwellung annimmt" Sie kommt vor als „geschlechtliche Erregung [...] Wollust des Gestreicheltwerdens und des Kratzens juckender Haut [...], Wollust des kühlen Trunks für den Durstenden; Wollust des Gleitens der Finger über Pelze, zarte Haut oder japanisches [leicht aufgeraues] Papier [...] Wollust des wohligen Ausstreckens im Bett [...] Wollust des Saugens, Schlürfens und Schmatzens" [Schmitz, 1993, S. 115 f.].

Die „Spaltungsbereitschaft der Wollust [...] erweist sich z. B. im Geschlechtsakt, wenn nach dem Gipfel des Orgasmus, wo der Widerstand der Spannung von der Schwellung durchbrochen wird, deren Triumph in weiches Verströmen privativer, uferloser Weitung übergeht, bis zum Versinken in Bewußtlosigkeit und Schlaf" [Schmitz, 1993, S. 116].

Weitere Differenzierung der Wollust nach leiblichen Tendenzen − protopathisch und epikritisch sind möglich:

a. protopathisch: „[...] die sanfte, schmelzende und zärtliche, die vom Streicheln und Kosen der Haut (durch eine Hand oder auch durch warme Frühlingslust) gemacht zu werden vermag";

b. epikritisch: „[...] das wollüstige Prickeln und feine Stechen, das (z. B. bei angenehmem Gruseln) den Rücken hinunterläuft" [Schmitz, 1993, S. 117].

Wollust mit privativer Weitung: „Wollust kann dem Einlaß ergreifender Gefühle günstig sein, und somit der geschlechtlichen Paarliebe in der Phase der Entspannung nach dem Orgasmus zugutekommen" [Schmitz, 1993, S. 118]. Weniger zentriert ergibt sich eine „mehr verschwimmende Liebe", „Liebessehnsucht oder Liebesbereitschaft" [Schmitz, 1993, S. 118], oder: „Die Glieder − als leiblich gespürte: die Leibesinseln − liegen beim Sonnenbad in behaglicher Dehnung wie selbständig nebeneinander" [Schmitz, 1993, S. 119].

„Sanfte Wollust [...] entspringt auch zärtlichem Streicheln, dem Ausstrecken auf weichem Lager, dem fächelnden Lüftchen, das die Haut kost, der wollüstigen Berührung mancher Stoffe (Pelz, Samt, Atlas). Sie ist nicht notwendig oberflächlich oder flüchtig, sondern kann den Leib nachhaltiger als heftigere Wollust umstimmen. Sie führt nämlich zu protopathischer Aufschmelzung und Leibesinselbildung, während ein plötzlicher Stoß heftig aufflammender Wollust oft nicht so tief eingreift [...] Sanfte Wollust hebt den Leib auf die Schwelle, wo sich der Antrieb zur privativen Weitung öffnet, aber noch die Fassung behält, um Boden differenzierter Resonanz zu sein; da ist er für Gefühle besonders aufnahmefähig" [Schmitz, 1993, S. 120 f.].

Wollust im Genitalbereich: „Durch energische Aktivierung des Rhythmus von Spannung und Schwellung im vitalen Antrieb gekennzeichnet. [...] Verstärkung durch intermittierende Schmerzreize mit konsekutiver Führung der Spannung" [Schmitz, 1993, S. 123].

Die geschlechtliche Ekstase[24]: Geschlechtliche und andere Ekstasen sowie Raumängste präsentieren „artikulierten Weiteraum" [der in der Wahrnehmung des Wetters präsentierte Weiteraum ist unartikuliert, Anm. Risse nach Schmitz] durch Perzeption des bei den Ekstasen sukzessiven Kontrastes von Engung und privativer Weitung, „als Abschwung aus einem Gipfel brüsker Engung in maßlose Weitung: [...] so verhalten sich in der geschlechtlichen Ekstase, Orgasmus und Rausch, ekzessive Kontraktion und brüske Entspannung in ekzessiver Expansion vom Typ des Versinkens und Verströmens" [Schmitz, 1993, S. 124].

5.2 Der Ablauf der geschlechtlichen Ekstase [Schmitz, 1993, S. 124 ff.]

Neo-Phänomenologisch, unter Berücksichtigung der Kategorialanalyse der Leiblichkeit („leibliche Ökonomie") kann die Kohabitation beschrieben und in charakteristische Phasen klassifiziert werden. Wichtig ist, daß geschlechtliche Ekstase nur ein (kleiner) Teil der Wollust ist, die sich in genitale und nichtgenitale unterscheiden läßt. Für die Beratung von Patienten mit E. D. ist, insbesondere in der Differentialdiagnose (s. u.) von organisch bedingten und psychogenen Erektionsstörungen dieses Auffinden auch nichtgenitaler Wollust wichtig (Tab. 5).

Nichtgenitale Wollust bietet ebenso viele und interessante neo-phänomenologische Aspekte. Obwohl sie aus dem engen Fokus des Behandlungsprimats der

---

[24] „Die Kunst, 2 Wesen in eine Zopfform zu bringen, die nach einer Weile keucht und sich in Flammen windet – über die ungeheure Schauder hinjagen – die sich schließlich entflieht in vollkommener Ruhe" [Valéry, 1992, S. 24].

Tab. 5 Der Ablauf der geschlechtlichen Ekstase:

1. Vorpanischer, einleitender Abschnitt der geschlechtlichen Ekstase
1.1 Diffuse, protopathische Weitung
1.2 Weckung einer Wollust mehr epikritischen, örtlich schärfer umschriebenen Charakters „kitzelartige Sensationen, vornehmlich in der Genitalgegend, die den Menschen gleichsam gefangen (nehmen) und ihn ‚hinfällig' machen"
2. Panischer, erfüllender Abschnitt der geschlechtlichen Ekstase
2.1 Orgasmus (= Beginn der eigentlichen Ekstase)
    „die epikritische, pointierende Tendenz (stellt) den Leib auf die Spitze eines bloß noch absoluten Ortes, während in einem gewissen Taumel die Orientierung nach Lagen und Abständen relativer Orte am spürbaren Leib verloren geht. [...] Das Selbstbewußtsein kommt im Orgasmus auf einen Höhepunkt, der an Einprägsamkeit nicht hinter der in extremer Engung von Angst und Schmerz zurücksteht. Mit dem Verlöschen der eigenen relativen Orte hebt sich nämlich schärfer als sonst der absolute Ort ab und mit ihm die primitive Gegenwart, in der er als deren räumliche Seite mit der kompakten Subjektivität verschmilzt"
2.2 Versinken in maßlose Weite:
    = Rausch, Verströmen, Versinken
    „Es ist, als seien das Hier und die Subjektivität im Orgasmus nur darum so betont worden, damit sie nun vollständig geopfert werden können. [...] In diesem Untergang wurzelt die metaphysische Bedeutung der geschlechtlichen Ekstase. [...] Das personale Subjekt versinkt im Rausch".
3. Phase der Erschlaffung und Erholung
    Diese Phase im Auslaufen der geschlechtlichen Ekstase ist wichtig für den Einlaß der Liebe als Gefühl: „Einander anzulächeln, zu streicheln, miteinander plaudern im Bett nach vollbrachter geschlechtlicher Ekstase, sind Weisen solchen Einholens der Liebe, im Gegensatz zur Primitivreaktion des Mannes, der sich nach dem Samenerguß auf die Seite dreht und schnarcht."

[Schmitz, 1993, S. 124 ff.]

E. D. herausfallen, sollen sie dem Leser ggf. Anregung zur Kontaktaufnahme mit eigener Leiblichkeit geben. Sie finden sich daher im Folgenden:

Kuß: „Weckung möglichst vieler Leibesinseln durch Förderung der Leibesinselbildung auf die Weitung des Leibes. [...] Kuß, der die Wollust aus den bereits wollüstig schwellenden Zonen der Lippen und der Zunge überallhin auf den Partnerleib übertragen soll, wie eine brennende Kerze, an entzündliche Stoffe gehalten, diese entflammt" [Schmitz, 1993, S. 127].

Wollust des Mundbereiches: „Der Mund ist ein Leib im Kleinen". Das Zungenspiel: „[...] hat Anlage zur Kraftentfaltung (ohne Dominanz von Spannung oder Schwellung) und Wollust (mit Übergewicht schwellender Weitung)" [Schmitz, 1993, S. 129].

Wollust des Saugens: „Hier vereinigt sich die Spannung der zusammengespitzt gehaltenen Lippen mit der dominanten Schwellung im Einsaugen einströmender Fülle" [diese einströmende Fülle ist beim Kind die Milch, beim Saugen an der Haut des Partnerkörpers]. „[...] vielleicht ein Phantom vorweggenommenen Verschlingens" [Schmitz, 1990, S. 129].

6 Funktion/Aufgabe der Sexualwissenschaft

„Natürlich gebe ich mich nicht der Illusion hin, als ginge es dabei um sogenannte Tatsachen. Daran können nur die Sexologen glauben, bedauernswerte Menschen, die ihre traurige Wissenschaft auf Umfragen, Zählungen und Messungen zu gründen suchen. Sie verstehen nicht, womit sie es zu tun haben: mit einer Erscheinung, bei der Phantasie und Realität ein unauflösliches Amalgam bilden. Das, wovon hier die Rede ist, entzieht sich jedem empirischen Zugriff. Es ist von geisterhafter Beschaffenheit. Daraus folgt, daß es ‚wahre' erotische Geschichten gar nicht gibt"

[Ambras, 1992, S. 7 f.].

Sexualwissenschaft – im Schnittgebiet zwischen einer sich fälschlich als Naturwissenschaft mißverstehenden Humanmedizin und einer Psychologie als „offenbar objektive Methode, die menschliches Verhalten in Gruppen von Verhaltensäußerungen aufbricht [...] ohne das Individuum in seiner Ganzheit zu erfassen" [Kernberg, 1998, S. 47], hat zunächst „normale" Sexualität und deren Funktionsstörungen zum Gegenstand. Sexualpathologie als Teilgebiet der Psychiatrie ihre Devianzen. Die Vorbehalte gegenüber der Sexualwissenschaft sind die gleichen wie gegenüber der Psychologie (s. o.), daß sie nämlich ohne genetische Deutungen nur scheinbare Objektivität erzeugt, dies zudem ohne Handlungsrichtungen vorzeichnen zu können. Die Erweiterung um psychoanalytische Deutungen ermöglicht den Handlungsspielraum damit in eine therapeutische Dimension, wobei sich hier nunmehr geschmeidig auch die Integration der „devianten" Sexualität ergibt, entweder als physiologischer Bestandteil von Ganzobjektbeziehungen (s. o.) oder aber als interventionsbedürftiges Symptom von schweren Charakterstörungen, wenn es sich um Teilobjektbeziehungen handelt. Die Berücksichtigung phänomenologischer Dimensionen böte die Möglichkeit, zusätzlich situative Ganzheiten zu erfassen und in die Therapie zu integrieren (s. o.), wird jedoch heute noch selten praktiziert.

Im Arbeitsbereich psychologischer Sexualwissenschaft ergibt sich zunächst das Problem der Erfassung normaler u./o. devianter Sexualität zur Definition einer Norm. Hier müssen inhaltliche (qualitative) und formale (quantitative) Beschreibungen unterschieden werden. Zusätzlich kann die Definition normaler Sexualität nicht ausschließlich an den ausagierten Praktiken festgemacht werden, wie die Koitus- und Masturbationsphantasien „gesunder" Probandenpopulationen zeigen[25].

Aufgrund der erheblichen Begründungsprobleme einer inhaltlich zu fixierenden Norm bleibt zunächst − (Vorgehensweise der Psychologie auf allen Gebieten: Anschauungen ohne Begriffe) der Ausweg der quantitativen Erfassung von Sexualpraktiken. Obwohl bei enormem statistischem Arbeitsaufwand die Ergebnisse anhängig vom Denkstil und dem Studienaufbau der Untersucher [Murray, 1995, S. 48] bleiben, können näherungsweise repräsentative, quantitative Aussagen über die tatsächliche Praxis gemacht werden: "Did all the work guarantee perfectly accurate data? Of course not; even in the relatively permissive 1990s, people may not be perfectly reliable narrators of their sexuality. But neither are they completely misleading (...) People may not all drive at the speed limit − even though they may say they do when questioned by a state trooper − but their actual speed probably varies around that norm in

---

[25] Prägnanztypen weiblicher Koitusphantasien: „Einen gefesselten Mann sexuell stimulieren", „Einen Mann zum Sex zwingen", „Ein enormer Penis dringt ein", „Mit einem Mann Analverkehr haben", „Einen Mann peitschen oder schlagen", „Von einem Mann gepeitscht oder geschlagen werden", „Ein Mann ejakuliert in Ihren Mund"; Kommentar Hartmann: „Die relativ große Anzahl sadomasochistischer Vorstellungen unter diesen „reinen Koitusphantasien" ist auffällig. Offenbar haben derartige Phantasien von Dominanz und Submission für zahlreiche Frauen während des Koitus eine besondere Attraktivität und einen hohen Erregungswert. Für die vorgenannten Szenen ist charakteristisch, daß ihr Stellenwert als Koitusphantasie nicht mit dem Wunsch einhergeht, die Szene auch real zu erleben. Die Kombination hoher Rang als Koitusphantasie und Wunsch, die Szene real zu erleben, findet sich bei den folgenden Vorstellungen: „Die Geschlechtsteile eines Mannes küssen", „Ein Mann küßt Ihre Geschlechtsteile", „Die Geschlechtsteile eines Mannes streicheln", „Sich ganz den Zärtlichkeiten Ihres Partners hingeben, ohne selbst aktiv zu sein", „Sich leidenschaftlich küssen", „Einen Mann mit Ihrem attraktiven Körper beeindrucken". Bei diesem Präferenztyp handelt es sich um eher dem „Normbereich" entstammenden Vorstellungen von oral-genitaler und hingebungsvoller Sexualität. (...) Bei den Ergebnissen der Männer finden sich ebenfalls einige Vorstellungen, die nur als Koitusphantasien Bedeutung haben: „Eine gefesselte Frau sexuell stimulieren", „Gefesselt von einer Frau sexuell stimuliert werden", „Von einer Frau gepeitscht oder geschlagen werden", „Eine Frau mit Ihrem großen Penis beeindrucken", „Von anderen beobachtet werden, wie sie Sex machen". Genau wie bei den Frauen haben auch bei den Männern sadomasochistische bzw. Dominanz-Submissions-Vorstellungen unter den „reinen Koitusphantasien" einen besonderen Stellenwert. Auch der zweite, bei den Frauen isolierte Präferenztyp, Koitusphantasie zusammen mit dem Wunsch, die Szene real zu erleben, findet sich bei einigen Vorstellungen der Männer: „Die Geschlechtsteile einer Frau küssen", „Von einer Frau verführt werden", „Die Geschlechtsteile einer Frau streicheln", „Sich ganz den Zärtlichkeiten Ihrer Partnerin hingeben, ohne selbst aktiv zu sein", „Sich auf einem flauschigen Teppich vor dem Kamin lieben". Ganz ähnlich wie bei den Frauen sind es bei diesem Präferenztyp auch bei den Männer oral-genitale und zärtlich-leidenschaftliche Phantasien. (...) deutliche Parallelen zu dem entsprechenden Präferenztyp bei den Frauen: ein Potpourri von Phantasien, deren Attraktivität aus verschiedenen Gründen (meist sicher aus zu befürchtenden negativen sozialen Konsequenzen) auf die Imagination beschränkt bleiben" [Hartmann, 1989, S. 77−79].

predictable ways. When the limit is fifty-five miles an hour, most people seem to drive at sixty-five. If the limit increases to sixty-five, most drive at seventy-five. One can discern similar trends in sexual behavior – and corroborate them through data on sales of sex products, rates, of pregnancy and sexually transmitted disease, and so forth" [Murray, 1995, S. 48]. Mögen die erhobenen Daten zur Verkaufsoptimierung von Sexartikel oder pornographischer Literatur hilfreich sein, so bleiben sie für die Betrachtung des therapeutischen Einzelfalles jedoch ohne Bedeutung. Bezogen auf das Problem der Liebe [das Göttliche] und der sexuellen Funktionsstörung ist es nicht wichtig, wie häufig ED vorkommt, sondern für den Patienten wesentlich, ob der Therapeut eher dem somatologischen Denkstil mit dem Glauben an eine überwiegend somatologisches Ätiologie der E. D., oder eher dem analytischen Denkstil mit dem Glauben an eine überwiegend psychogene Ätiologie zugehört [Arentiewicz, 1986, S. 26].

6.1 Klassifikation der Kohabitationsstörungen

E. D. ist nur eine von mehreren sexuellen Funktionsstörungen „normaler" Sexualität. Sexuelle Funktionsstörungen können allgemein beschrieben werden als „Beeinträchtigungen sexuellen Verhaltens und Erlebens, die mit ausbleibenden, verminderten oder atypischen genitalphysiologischen Reaktionen [Erektion, Ejakulation beim Mann, Orgasmus, Vaginismus bei der Frau] einhergehen" [Arentewicz, 1986, S. 6].

Tabelle 6 gibt einen ersten Überblick:

Tab. 6 Sexuelle Funktionsstörungen bei erhaltener Libido

---
1. Sexuelle Funktionsstörungen des Mannes:
1.1 Erektile Dysfunktion
    1.1.1 keine Erektion
    1.1.2 zu schwache, zu kurze Erektion
1.2 Ejakulationsstörungen
    1.2.1 Ejaculatio praecox[26]
    1.2.2 Ejaculatio retarda
    1.2.3 ausbleibende Ejakulation
    1.2.4 Retrograde Ejakulation [organische Genese]
2. Sexuelle Funktionsstörungen der Frau:
2.1 Lubrikationsstörungen
2.2 Vaginismus
2.3 Dyspareunie

[Arentewicz, 1986]

---

[26] siehe hierzu die Störung Cesare Paveses, die in seinen Suizid mündete

Von den sexuellen Funktionsstörungen müssen die Perversionen abgegrenzt werden. Diese stellen Abweichungen von der vorschwebenden Norm durch Verlust der Instinktgebundenheit der Sexualität dar [Reinelt, 1989] und gehen mit normalen oder gestörten genitalphysiologischen Reaktionen einher. Da sie als gelebte oder phantasierte Triebziele im Hintergrund sowohl der Störung des Patienten als auch des beratenden Arztes (zumeist unbewußt) immer vorhanden sind und somit die Beratungssituation beeinflussen, ist es wichtig, sich dieses Einflusses durch Vergegenwärtigung auch der eigenen Anteile bewußt zu werden, um einen möglichst verzerrungsfreien Kontakt mit dem Patienten herstellen zu können. Kursorisch seien daher die wesentlichen Gruppen der Perversionen aufgeführt, wie sie sich im Standardwerk der Sexualpathologie des Begründers dieser Wissenschaft (bis auf wenige Ausnahmen, hier ergänzt aus DSM-III) finden (Tab. 7).

Tab. 7   Perversionen

1. Sadismus
  („Verbindung von aktiver Grausamkeit und Gewalttätigkeit mit Wollust"), Anthropophagie
2. Masochsimus
  („Verbindung erduldeter Grausamkeit und Gewalttätigkeit mit Wollust")
3. Fetischismus
  („Verbindung der Vorstellung von einzelnen Körperteilen oder Kleidungsstücken mit Wollust")
4. Konträre Sexualempfindungen
  4.1 Transvestitismus
  4.2 Transsexualismus
5. Nymphomanie und Satyriasis
6. Exhibitionismus
7. Zooerastie (Sodomie)
8. Päderastie
9. Nekrophilie
10. Inzest
11. Unsittliche Handlungen mit Pflegebedürftigen
12. Voyeurismus (DSM-III)

[mod. n. Krafft-Ebing, 1984]

Ohne genetische Implikate können sexuelle Funktionsstörungen

1. inhaltlich (welche Abschnitte der sexuellen Interaktion sind betroffen?), oder
2. formal (Umstände des Auftretens, Dauer des Bestehens etc.)

klassifiziert werden (Tab. 8+9).

114 Liebe, Cohabitation und moderne Sexualwissenschaft

Tab. 8 Klassifikation nach inhaltlichen Beschreibungsmerkmalen

1. Sexuelle Annäherung
   Lustlosigkeit, Aversion, Ekel, Versagensfurcht, Vermeidungsverhalten
2. Sexuelle Stimulation
2.1 Erektionsstörungen
2.2 Erregungsstörungen: Lubrikation (Schmerzen, Dysästhesien)
3. Koitus
3.1 Einführen des Penis
3.2 Vaginismus, Dyspareunie
4. Orgasmus
4.1 Ejaculatio praecox, E. retarda, ausbleibende E.
4.2 Orgasmusstörungen (anorgastisch bei Cohabitation: 10% aller Frauen)
5. Nachorgastische Reaktionen: Gereiztheit, Depressionen, Mißempfindungen im Genitalbereich, Schlafstörungen etc.

[mod. n. Arentewicz, 1986, S. 9 f.]

Tab. 9 Formale Beschreibungsmerkmale sexueller Funktionsstörungen

1. primäre vs. sekundäre Störung:
1.1 primär: sexuelle Störung besteht von Anfang an
1.2 sekundär: Auftreten nach kürzerem oder längerem symptomfreien Intervall
2. Praxisbezogene vs. -unabhängige Störung:
2.1 Störung besteht z. B. nur bei Coitus, nicht bei Petting oder Masturbation
2.2 Störung besteht immer
3. partnerbezogene Störungen:
3.1 treten nur bei einem oder einigen Partnern auf
3.2 Auftreten bei allen Partnern
4. situationsbezogene Störungen: z. B. nur in festen Beziehungen, nicht bei flüchtigen Partnerinnen, bzw. Prostituierten
5. Schweregrad der Störung:
5.1 partiell/ total
5.2 Stärke der Erektionsstörng, des Vaginismus etc.
6. Dauer der Störung

[mod. n. Arentewicz, 1986, S. 9 f.]

6.2 Bedeutung des Symptoms im psychoanalytischen Zusammenhang[27]

Deutungen sexueller Funktionsstörungen — wie aller anderen Symptome auch — können auf drei Ebenen vorgenommen werden:

---

[27] Eine gute Übersicht über die verschiedenen Deutungsmöglichkeiten und die wechselseitigen Verschränkungen *psycho — somatologischer* Bedingungskonstellationen findet sich in Langer, 1992.

1. Genetische Deutungen unter Bezugnahme auf die Ich-Entwicklung
2. Funktionale Deutungen unter Berücksichtigung der Symptomfunktion
3. Deutungen unter Berücksichtigung allgemeiner Prozesse der Interaktion (Interaktionsstrukturen).

ad 1. [Kernberg, 1988, S. 151, 322 ff.]:
„Der unbewußte persönliche Mythos der ödipalen Situation und das noch früher liegende Schicksal dyadischer Objektbeziehungen tragen auch im mittleren Lebensalter weiterhin zu den gewohnheitsmäßigen Verhaltensmustern bei. […] Die ödipale Situation hat eine zentrale Bedeutung bei der Fähigkeit des Sichverliebens und dauerhaft zu lieben. […] Die Aktivierung von Über-Ich-Funktionen bei beiden Partnern erzeugt die Gefahr einer wechselseitigen Hemmung oder eines „Einfrierens" der Beziehung: in Form von phantasierten Verboten und Anklagen projiziert jeder Schuldgefühle auf den anderen. […] Zusätzlich setzt die Herstellung tiefer Objektbeziehungen in der Beziehung auch primitive Aggression frei, da im Zusammenhang einer über die Zeit fortdauernden Intimität verdrängte oder dissoziierte pathogene Objektbeziehungen aus der Kindheit beider Partner reaktiviert werden. […] Die Qualität des Verlangens nach dem unerreichbaren und verbotenen ödipalen Objekt treibt die sexuelle Entwicklung bei beiden Geschlechtern an und ist ein entscheidender Bestandteil der sexuellen Leidenschaft von Liebesbeziehungen. […] Bei der Frau zeigen sich ungelöste ödipale Konflikte am häufigsten in vielfältigen masochistischen Mustern, wie etwa eine stabile Bindung an unbefriedigende Männer und in der Unfähigkeit, eine Beziehung zu einem Mann, der für die Frau völlig befriedigend sein könnte, restlos zu genießen. Bei Männern nimmt die auf ödipale Konflikte zurückgehende wichtigste Pathologie von Liebesbeziehungen die Form der Angst und Unsicherheit gegenüber Frauen an, sowie die Reaktionsbildungen gegen solche Unsicherheiten in Form einer reaktiven u./o. projizierten Feindseligkeit gegenüber Frauen und dies verbindet sich auf verschiedene Weisen mit prägenitaler Feindschaft und Schuld gegenüber der Mutterfigur."

ad 2.:
Vor diesem Hintergrund sind sexuelle Funktionsstörungen zu deuten als Schutzmechanismus gegen irrationale Ängste, die mit Sexualität verbunden sind (Tab. 10).

Sexualstörungen werden somit zur Abwehr der Ängste eingesetzt und zwar sowohl als eigene Störungen als auch als Störungen des Partners, was sich besonders deutlich am Symptomwechsel unter Psychotherapie zeigt. Beispiel funktionaler Deutungen unter Berücksichtigung der Symptomfunktion sind:

Arentewicz: „Sexuelle Störungen eines oder beider Partner können dazu benutzt werden, andere tiefgreifende Partnerkonflikte zu verleugnen" [Arentiewicz, 1986, S. 41].

Tab. 10 Ängste, die mit Sexualität verbunden sind

1. Triebängste
1.1 Angst vor Kontrollverlust
1.2 Angst vor unausweichlicher Enttäuschung
2. Beziehungsängste
2.1 Angst vor Verschmelzung
2.2 Angst vor Partnerverlust
2.3 Angst vor Abhängigkeit
3. Geschlechtsidentitätsängste: Penisneid, Kastrationsangst etc.
4. Gewissensängste
Durch das eltern- (gesellschafts-, kirchen-) vermittelte Bild einer asexuellen Liebe der Eltern als Idealbild[28]

[mod. n. Arentewicz, 1986, S. 32 ff.]

„Eine einseitige Orientierung auf Geschlechtsverkehr und Orgasmus und das Vermeiden von Vorspiel und Zärtlichkeit kann den Versuch signalisieren, die schwer zu ertragende Intimität und Nähe bei der Sexualität mit einer Flucht in hohe und selbstbezogen erlebte Erregungsstufen zu umgehen" [Arentiewicz, 1986, S. 37]. „Ein Mann mit einer verunsicherten Geschlechtsidentität wird durch sexuell initiative, ‚potente' Frauen aus Angst vor seiner Unmännlichkeit eine Erektionsstörung oder eine vorzeitige Ejakulation entwickeln und nur bei sexuell zurückhaltenden Frauen, die ihm das Gefühl geben, der Potentere zu seine, sexuell problemlos zu reagieren" [Arentewicz, 1986, S. 37]. „Der Mann drückt Machtansprüche und Haß eher durch Potenz aus, z. B. durch sexuelle Forderungen, die jeder Zärtlichkeit entkleidet sind, und deren Hauptziele Durchsetzung und Unterwerfung sind. Die Frau hingegen setzt eher sexuelle Störungen ein, um Haß auszudrücken, Macht auszuüben oder sich Machtansprüchen zu widersetzen" [Arentewicz, 1986, S. 41]: „Die Sexualität ist der einzige Bereich, wo nicht geschieht, was er möchte" [Patientenbeispiel: Arentewicz, 1986, S. 42 f.].

---

[28] Beispiel Nietzsche vor seiner eigenen Emanzipation aus der kirchenvermittelten Sichtweise: „Und wie ein Vater die Schönheit und Begabung seines Kindes bewundert, an den Akt der Entstehung aber mit schamhaftem Widerwillen denkt, so erging es den Griechen" [KSAVII, S. 325]; „Zu dem Rührendsten in der guten Ehe gehört das gegenseitige Mitwissen um das widerliche Geheimnis, aus welchem das neue Kind gezeugt und geboren wird. Man empfindet namentlich in der Zeugung die Erniedrigung des Geliebtesten als Liebe" [KSA VIII S. 325]; Nietzsche nach seiner Emanzipation: „Die Predigt der Keuschheit ist eine öffentliche Aufreizung zur Widernatur. Jede Verachtung des geschlechtlichen Lebens, jede Verunreinigung desselben durch den Begriff ‚unrein' ist die eigentliche Sünde wider den heiligen Geist des Lebens" Gesetz gegen das Christentum" [KSA VI S. 254] zit. nach [Schmitz, 1995, S. 275].

ad 3. [Arentewicz, 1986, S. 40 ff.]: „Sexuelle Sabotage" zur Abwehr der o. g. Ängste kann allgemein (unbewußt) induziert oder verstärkt werden durch 1. gezielte Abweisung spezieller Wünsche oder 2. Leistungsdruck (z. B.: kühldistanzierte Haltung). Durchgängig wesentliche Mechanismen für alle sexuellen Funktionsstörungen sind „Selbstverstärkungsmechanismen"; sie unterhalten „Erwartungs- und Versagensängste", zeigen sich in der Aporie des „Seispontan-Paradoxons" [Watzlawick, 1974] und gehen einher oder werden beschleunigt durch ängstliche Selbstbeobachtung, Minderwertigkeitsgefühle und häufig auch durch zunehmend fordernde und feindselige Haltung des Partners".

6.3 Wiederherstellung der technischen Fähigkeiten

Die heute am meisten angewendete Form der Sexualtherapie ist die von Masters und Johnson vorgeschlagene Paartherapie [Masters, 1966]. Sie geht davon aus, daß es „so etwas wie einen unbeteiligten Partner in einer Partnerschaft, in der sexuelle Funktionsstörungen auftreten, nicht gibt". Das Konzept ist in Bezug auf psychodynamische Bedingungskonstellationen atheoretisch und auch nicht von theoretischen Prinzipien der Psychologie hergeleitet. Ihre Therapie ist eine pragmatische Kombination von seinerzeit bekannten Verfahren und besteht aus einer Reihe aufeinanderfolgender Verhaltensanweisungen für sog. „Übungen", die das Paar zwischen den Sitzungen durchführt und deren Schwierigkeitsgrad von Sitzung zu Sitzung steigt. Am Anfang steht das abwechselnde Streicheln des ganzen Körpers mit Ausnahme der Genitalregion; am Ende steht der „normale" Coitus. Die Paartherapie von Masters und Johnson, die von anderen im Grundprinzip übernommen und allenfalls in akzidentellen Änderungen praktiziert wurde und auch heute noch die erfolgversprechendste Therapie sexueller Funktionsstörungen darstellt [O'Connor, 1976], setzt eine feste Beziehung voraus und strebt keine grundlegende Änderung der Persönlichkeit an, wie sie z. B. die Psychoanalyse intendiert. „Sie bietet z. B. keine Hilfe für Männer, die durch ihre Erektions- und Ejakulationsstörungen derart entmutigt sind, daß sie nicht einmal mehr Kontakt zu Frauen aufnehmen mögen" [Arentewicz, 1986, S. 56], oder deren sexuelle Funktionsstörung Symptom einer so tiefgreifenden Charakterneurose ist, daß die Patienten nur Teilobjektbeziehungen eingehen können (siehe 2.2.). Arentewicz und Schmidt [1986] gehen in ihrem Ansatz etwas weiter. In ihrem therapeutischen Konzept werden über den rein pragmatischen Aspekt hinaus psychodynamische Interventionen, die die Beziehung betreffen, eingebracht. Eine Änderung der Gesamtpersönlichkeit der Beteiligten wird auch hier nicht angestrebt. Nach Arentewicz und Schmidt muß eine Psychotherapie sexueller Störungen:

1. den Selbstverstärkungsmechanismus auflösen,
2. sexuelle Lerndefizite beheben,
3. die Bedeutung der sexuellen Störung für die Paarbeziehung verstehbar machen und zugrundeliegende Partnerkonflikte bearbeiten,
4. ursächliche psychodynamische Konflikte und Ängste verstehbar machen und bearbeiten, damit „die Gefahren ausgeräumt oder zumindest entschärft werden, die dem Ich des sexuell Gestörten aus der sexuellen Betätigung [...] drohen" [Arentewicz, 1986, S. 56 f.].

Die Erfahrung von Arentewicz und Schmidt zeigten, daß sie „viel mehr Zeit für die Behandlung benötigten als Masters und Johnson, weil hinter den meisten sexuellen Störungen virulente neurotische und Partnerkonflikte standen" [Arentewicz, 1986, S. 57].

7 Aufgaben und Grenzen des Diabetologen

Der diabetologisch tätige Somatologe, der aus seinem Selbstverständnis und aufgrund seiner akademischen Sozialisation heraus das Primat seiner Interventionen auf die Wiederherstellung von Körperfunktionen setzt, bedarf zunächst einer technischen Kompetenz, um dem Patienten auf körperlicher Ebene helfen zu können. Diese bildet die Grundlage jeder weiteren Erwägung. Zusätzlich bedarf er einer rudimentären, wenn auch zufälligen Kompetenz, einen ausreichenden Kontakt zu dem Patienten herstellen zu können, um das Thema der Erektion überhaupt zu besprechen. Weiterhin bedarf er einer inneren Haltung, die ausreichend ungestört dem Thema von Sexualität und Lust gegenübersteht. (Wenn Sie diesen Text bis an diese Stelle gelesen haben, können Sie zumindest davon ausgehen, daß Sie wahrscheinlich diese Voraussetzungen erfüllen). Den Versuch einer vorsichtigen Systematisierung möglichen Vorgehens und bestehender Begrenzungen diabetologischer Möglichkeiten bieten die folgenden Abschnitte.

7.1 Empathie als Grundlage der Erfassungsmöglichkeit

Grundlegende Voraussetzung einer möglichen Therapie ist die Schaffung eines Settings, in dem der Patient angstfrei über die E. D. sprechen kann. Dies setzt voraus, daß der Therapeut a priori ermessen kann, was die Tatsache einer E. D. existentiell für den Betroffenen bedeutet[29]. Gleichzeitig muß unnötige

---

[29] Visualisierung und Problematisierung als Thema eines gesamten Films am Beispiel von Sexualität und Sublimierung: „Farinelli – Il Castrato"; NIL FILM, 1995.

Dramatisierung vermieden werden; der Therapeut darf keine tabuisierten Bereiche der Sexualität haben. Neben der Problematisierung der Sexualität und ihrer Bedeutung, speziell der ED, im Team und Integration der Problematik in das Schulungscurriculum zur Reduktion der Angstbesetzung, liefert z. B. bei uns der diabetologische Schuhmacher die besten Anamnesen.

7.2 Behandlungskompetenz

Neben dem eigenen Hintergrund der persönlichen Situation und dem impliziten Ausmaß an Widerstand spielt die Behandlungskompetenz der E. D. eine entscheidende Rolle für die Möglichkeit, angstfrei auf die Störung des Patienten einzugehen, bzw. diese überhaupt erst zu erfassen: Diabetologen, die der CSII nicht mächtig sind, werden in ihrer Aufklärung immer das Schwergewicht auf die Gefahren der Pumpentherapie legen (siehe das Beispiel der „Kreisdiabetologen" nach Öffnung der Mauer), Ärzte, die die Insulininjektion als große Belastung ansehen, werden in ihrer Klientel viele Patienten mit oralen Antidiabetika haben und die Insulintherapie möglichst lange hinauszögern. Dort, wo ein Behandlungsangebot der E. D. mittels SKAT oder Vakuumpumpe nicht besteht, wird man ungern nach E. D. fragen, um nicht in therapeutischen Zugzwang zu geraten. Bestehen zusätzlich Ängste gegenüber der Sexualität und ggf. moralische Vorbehalte mit sozialer Kontamination, wird die Lage für die Betroffenen aussichtslos.

7.3 Bewußtsein eigener Verletzlichkeit und (Denk-/Akzeptanz-)Grenzen

Sowohl das diagnostische Gespräch als auch die besonnene Planung therapeutischer Maßnahmen bedürfen der Wertfreiheit: Wie ist der Umgang mit meinem eigenen Partner? Welchen Wert hat für mich die Sexualität (meine Störung)? Welche sexuellen Praktiken rufen in mir Ekel hervor? Und warum? Was bedeutet mir Treue in der Beziehung (Pat: „Kann ich die Pumpe nächste Woche bekommen, ich will in die Kur fahren")? etc. Alle diese Fragen beeinflussen sowohl die Diagnose als auch die Bereitwilligkeit, therapeutische Möglichkeiten auch bei für den Therapeuten devianter Sexualität zur Verfügung zu stellen.

7.4 Bewußte Beschränkung der Intervention

Empathie und angstfreier Umgang mit Sexualität ermöglichen das Gespräch über ED. Zu warnen ist vor psychotherapeutischem Übereifer bei bestehender oder erworbener diagnostischer Kompetenz. Die allerwegen bemühte „Menschenkenntnis des Arztes" reicht eben nicht hin, dem Menschen zu helfen, hat der Arzt als Somatologe eben leider doch nur immer „Fälle" gesehen. Reicht die rein diabetologische Intervention nicht aus, muß ein Fachmann, in diesem Falle der psychoanalytisch versierte Psychotherapeut zu Rate gezogen werden.

7.5 Das Problem der weiblichen Funktionsstörungen

Integrale diabetologische Therapie würde neben der Erfassung, der nosologischen Zuordnung (organisch/ANP – vs. – psychogen – vs. – Mischätiologie) und Therapie der ED auch eine gleichermaßen komplette Erfassung der weiblichen sexuellen Funktionsstörungen bedeuten. Neben spärlichen Mitteilungen über Lubrikationsstörungen durch Diabetes mellitus [Merfort, 1995] fehlen jegliche Hinweise zum Spektrum möglicher weiblicher Störungen. Die Problematik beginnt mit der ungelösten Kontroverse um den Stellenwert eines vaginalen vs. klitoralen Orgasmus[30], führt zu der Frage des Stellenwertes des Orgasmus in der weiblichen Sexualität und verliert sich ins Bodenlose bei der Frage nach den Unterschieden von weiblicher und männlicher Sexualität.

---

[30] „Die These vom klitoralen vs. vaginalen Orgasmus postuliert 2 Orgasmusformen bei der Frau, von denen erstere durch die Reizung der Klitorisregion bei Petting oder Masturbation ausgelöste, minderwertiger, infantiler, unreifer und neurotischer sei als letztere, beim Koitus erlebte. Diese Annahme ist nicht mehr aufrechtzuerhalten. [...] Nach Fischer geben zwei Drittel der Frauen an, daß die Klitorisreizung mehr zu ihrem Orgasmus beiträgt als die vaginale, während nur jede 6. Frau die vaginale Stimulation für die wichtigere zur Auslösung des Orgasmus hält. Die übrigen Frauen machen keinen Unterschied. [...] In diesem Zusammenhang ist auch die oben erwähnte Tatsache zu sehen, daß 50–60% aller Frauen nicht regelmäßig durch den Koitus allein zum Orgasmus kommen, sondern oft einer zusätzlichen Klitorisreizung bedürfen und daß etliche Frauen durch den Koitus allein überhaupt nie einen Orgasmus erleben. [...] Mit Kaplan sind wir der Auffassung, daß es sich bei den koital „anorgastischen Frauen in der Regel um eine normale Variante weiblicher Sexualität handelt" [Arentewicz, 1986, S. 18 f.]. „Eine naheliegende Frage, die ich mir nicht getraue zu beantworten, ist die nach einem möglichen Unterschied der Ekstaseformen bei Mann und Frau. Eine Vermutung will ich wenigstens wagen. Frauen berichten von qualitativer Verschiedenheit ihrer Ekstasen, je nach dem, ob diese aus direkter Reizung der Klitoris oder dem Geschlechtsakt hervorgehen. (Männliche Gelehrte haben sich seit Freud mit allerlei Spekulationen an diesem Thema versucht.) Es scheint, daß die Klitoris-Ekstase (z. B. bei Onanie) mehr die epikritische Tendenz und den Orgasmus hervorhebt, die weibliche Ekstase im Geschlechtsakt mehr die protopathische Tendenz und den Rausch. An der Zusammengehörigkeit beider Phasen sollte festgehalten werden; Varianten der Akzentsetzung sind aber ins Auge zu fassen" [Schmitz, 1993, Anm. 166, S. 128].

7.6 Einfache diagnostische Maßnahmen ohne apparativen Aufwand

Der somatologische Denkstil entwickelt immer weitere Möglichkeiten apparativer und laborchemischer Diagnostik, die sich zwischen den Arzt und den Patienten schiebt. So auch in der Differentialdiagnostik der ED. Viele Verfahren werden vorgeschlagen, um eine organische von einer psychogenen Genese zu unterscheiden. Die sehr häufig vorkommenden Mischformen finden selten Beachtung. Aber ähnlich dem grotesken apparativen Aufwand bei den übrigen autonomen und peripheren Neuropathien, der, gemessen am rein klinisch-phänomenologischen Zugang, weder in der Lage ist, das Syndrom genauer zu erfassen noch dem Patienten irgendwie besser helfen zu können, ist die weitere apparative Eingrenzung der Störung erst dann sinnvoll, wenn die Anamnese bereits die Entscheidung zwischen organischer, psychogener und Mischgenese gefällt hat. Die Befragung des Patienten — angst- und wertfreie Übertragung und Gegenübertragung vorausgesetzt — ist hier, wie in anderen Bereichen

Tab. 11 Fragen zur Differentialdiagnose der E. D.

- Hinweise auf vaskuläre Genese:
  Besteht zusätzlich eine Makroangiopathie?
  Besteht zusätzlich eine PNP?
  Gibt es andere Zeichen der Neuropathie?

- Hinweise auf zentrale Genese (DD: schwere Charakterstörung):
  Ist die Libido erhalten?
  Hinweise auf psychogene Ursache:
  Wann hat die Symptomatik begonnen?
  Wie hat die Symptomatik begonnen? (Partnerwechsel, Streit etc.)
  Wie war die Reaktion des Partners? (Selbstverstärkungsmechanismen)

- Ausschluß einer vaskulären Ursache:
  Nächtliche Erektionen?
  Erektion bei Masturbation?

- Therapeutischer Bedarf; therapeutische Möglichkeiten:
  Welche Bedeutung hat die ED für die Partnerschaft?
  Besteht Orgasmusfähigkeit ohne Erektion?
  [z. B. ausreichender Ersatz durch Petting, gegenseitige Masturbation, Cunnilingus, Fellatio][31]
  Kann der Partner in das Gespräch mit einbezogen werden?

---

[31] Pat.: „Nein, Pumpe ist gar nicht nötig; die Frau hat Orgasmen — so etwas habe ich vorher noch nie erlebt — sie auch nicht".

auch, dem „Wuchern des Berechnungs- und Vermessungsgeistes" [„Panmathematismus"; Schmitz, 1964, S. 397] weit überlegen.

Tabelle 11 zeigt vereinfacht, welche Fragen zur Differentialdiagnose der ED sinnvoll sind.

Literatur

Alberoni: Erotik; München, 1991
Allen, W.: Bullets over Broadway; Zürich, 1995
Allendy, R.: Die Liebe; München, 1975
Ambras, E.: Fernsteuerung; Frankfurt a. Main, 1992
Anzieu, D.: Das Haut-Ich; Frankfurt/Main, 1991
Arentewicz, G.; G. Schmidt: Sexuell gestörte Beziehungen − Konzept und Technik der Paartherapie; Berlin, 1986
Baldwin, J. W.: The Language of Sex − Five Voices from Nothern France around 1200; Chicago, 1994
Barthes, R.: Fragmente einer Sprache der Liebe; Frankfurt, 6. Aufl., 1988
Bataille, G.: Das Blau des Himmels; München, 1990
Beck, M.; J. Hafferkamp (eds.): LIBIDO − The Journal of Sex and Sensibility; Chicago, 1992 ff.
Becker, N.: Psychodynamische Ansätze bei der Therapie sexueller Funktionsstörungen; in: Sigusch, V. [Hrsg.]: Therapie sexueller Störungen; Stuttgart 1980, S. 13−26
Beier, K. M: Weiblichkeit und Perversion − Von der Reproduktion zur Reproversion; G. Fischer 1994
Beinstein, K.: Theater der Ekstase; Tübingen, 1995
Benard, C.; E. Schlaffer: Der Mann auf der Strasse − Über das merkwürdige Verhalten von Männern in ganz alltäglichen Situationen; Hamburg, 1980
Bergmann, M. S.: Eine Geschichte der Liebe; S. Fischer Verlag, 1994
Boedt, J. (ed.): Secret Fetish Photo Anthology; Brüssel, o. D.
Bolender, C.: AIDS und Prostitution; Frankfurt/Main, 1993
Boss, M.: Sinn und Gehalt der sexuellen Perversionen; München, ohne Datum
Bright, S.: Susie Sexperts Sexwelt für Lesben; Berlin, 1993
Califa, P.: Sapphistrie; Berlin, 1981
Calle, M. (Hrsg.): Über das Weibliche; Düsseldorf, 1996
Camus, A.: Le Mythe de Sisyphe; Paris, 1942; dt.: Der Mythos von Sisyphos − Ein Versuch über das Absurde; Hamburg 1959
Carmen, A.; H. Moody: Working Women − The Subterranean World of Street Prostitution; Toronto, 1985
Cheever, J.: Tagebücher; Hamburg, 1994
Condrau, G.; H. Schipperges: Unsere Haut − Spiegel der Seele, Verbindung zur Welt; Zürich, 1993
Demask: Corsetry and Lingerie, Edition II; Amsterdam, 1995
Depp, J.; J. Büllmann: Don Juan DeMarco; Cinema (1995) 207: 62−66

Devereux, G.: Frau und Mythos; München, 1986
DSM III: Diagnostisches und Statistisches Manual Psychischer Störungen; Hrsg: American Psychiatric Association; dt. von K. Koehler, H. Saß; Weinheim, 1984
Dubost, J.-P.: Eros und Vrnunft — Literatur der Libertinage; Athenäum, 1988
Easton-Ellis, B.: American Psycho; Köln, 1991
Fedderke, D.: Die Geschicte mit A.; Tübingen, 1993
Foucault, M.: Der Wille zum Wissen — Sexualität und Wahrheit I; Frankfurt, 1977
Foucault, M.: Der Gebrauch der Lüste — Sexualität und Wahrheit II; Frankfurt, 1986
Foucault, M.: Die Sorge um sich — Sexualität und Wahrheit III; Frankfurt, 1986a
French, D.; L. Lee: Kurtisane — Mein Leben als Prostituierte; Hamburg, 1992
Friday, N.: Die sexuellen Phantasien der Frauen; Hamburg, 1980
Garber, M.: Verhüllte Interessen — Transvestitismus und kulturelle Angst; Frankfurt, 1993
Giroud, F.; B.-H. Lévy: Die Männer und die Frauen; Frankfurt, 1994
Gödtel, R.: Sexualität und Gewalt; Hamburg, 1992
H. C.: Gummi steigert den Liebesgenuß; Innere Freiheit (1994) 5: 33–34
Hahn, R. M.: Das Heyne Lexikon des erotischen Films; München, 1993
Hanly, M. A. F.: Essential Papers on Masochism; New York, 1995
Hans, M.-F.; G. LaPouge: Die Frauen — Pornographie und Erotik; Darmstadt, 1979
Hartmann, U.: Inhalte und Funktionen sexueller Phantasien; Stuttgart, 1989
Hast, E.: The Sexual Metaphor; Hertfordshire, 1993
Heitmüller, E.: Zur Genese sexueller Lust — Von Sade zu SM; Tübingen, 1994
Hirsch, M.: Realer Inzest — Psychodynamik des sexuellen Mißbrauchs in der Familie; Berlin, 1987
Hollinghurts, A.: Die Schwimmbadbibliothek; Köln, 1992
Johnson, A. M.; J. Wadsworth, K. Wellings; J. Field: Sexual Attitudes and Lifestyles; Oxford, 1994
Kaplan, L. J.: Weibliche Perversionen — Von befleckter Unschuld und verweigerter Unterwerfund; Hamburg, 1991
Kasarek, H.: Honeckers Nische; DER SPIEGEL (1995) 33: 18
Keller-Husemann, U.: Destruktive Sexualität — Krankheitsverständnis und Behandlung sexueller Perversionen; München, 1983
Kernberg, O. F.: Innere Welt und äußere Realität; München, 1988
Kirshenbaum, S.: Kurzer Abriß meiner Karriere als Ehebrecherin; München, 1996
Kleiber, D.; D. Velten: Prostitutionskunden — Eine Untersuchung über soziale und psychologische Charakteristika von Besuchern weiblicher Prostituierter in Zeiten von AIDS; Schriftenreihe des Bundesministeriums für Gesundheit; Bade-Baden, 1994
Klöckner, B.: Die wilde Ekstase des Paradieses — Der pornographische Film; Frankfurt/Main, 1984
Koch, K.: Barfuß als Prinz — Zwei Leben; München, 1996
Krafft-Ebing, von, R.: Psychopathia sexualis; München, 1984
Kurzel — Runtscheiner, M.: Töchter der Venus — Die Kurtisanen Roms im 16. Jahrhundert; C. H. Beck, 1995
Langer, D.; U. Hartmann: Psychosomatik der Impotenz — Bestandsaufnahme und integratives Konzept; Stuttgart, 1992

Langer, D.; S. Langer: Sexuell gestörte und sexuell zufriedene Frauen – Eine empirische Untersuchung an Selbstdarstellungen von Frauen; Bern, 1988
Laumann, E. O.; J. H. Gagnon; R. T: Michael, S. Michaels: The Social Organization of Sexuality – Sexual Practices in the Unites States"; Chicago, 1994
Luhmann, N.: Liebe als Passion – Codierung von Intimität; Frankfurt, 1982
Marrgulis, L.; D. Sagan: Geheimnis und Ritual; München, 1996
Malerba, L.; Die nackten Masken; Berlin, 1994
Masters, W. H.; V. E. Johnson: Human Sexual Response; Boston, 1966
Masters, W. H; V. E: Johnson: Human Sexual Inadequacy; Boston, 1970
v.Matt, P.: Liebesverrat – Die Treulosen in der Literatur; München, 1989
Meyhöfer, A.: Vom Glück der Geliebten; Reinbeck, 1996
Mitchell, J.: Psychoanalyse und Feminismus; Frankfurt/Main, 1976
Montagu, A.: Körperkontakt; Stuttgart, 1992
Murray, D. W.: Toward a Science of Desire – In an Era of Gender Jitters, It's Time to Put Biology back into Sex; The Sciences (1995), July/August, 44–49
Nabokov, V.: Ada oder das Verlangen; Reinbeck, 1974
Nin, A.: Trunken vor Liebe – Intime Geständnisse; Bern, 1993
O'Connor, J. F.: Sexual Problems, Therapy, and Prognostic Factors; in: Meyer, J. K. (ed.): Clinical Management of Sexual Disorders; Baltimore, 1976
Paglia, C.: Die Masken der Sexualität; Berlin, 1992
Paglia, C.: Der Krieg der Geschlechter – Sex, Kunst und Medienkultur; Berlin, 1993
Pavese, C.: Die einsamen Frauen; Frankfurt/Main, 1980
Pierre, J. (Ed.): Recherchen im Reich der Sinne – Die zwölf Gespräche der Surrealisten über Sexualität: 1928–1932; München, 1993
Randall, H.: Revelations – Chronicles and Visions from the Sexual Underworld; London, 1993
Reinelt, T.: Mensch und Sexualität; Berlin, 1989
Reinsberg, C.: Ehe, Hetärentum und Knabenliebe im antiken Griechenland; München, 1993
Renshaw, D. C.: Incest – Understanding and Treatment; Boston, 1982
Richter, S.: Hidden Exposures; Dordrecht, 1994
Ridley, M.: Eros und Evolution – Die Naturgeschichte der Sexualität; München, 1995
Riecker, J.: Ware Lust – Wirtschaftsfaktor Prostitution; Frankfurt/Main, 1995
Risse, A.: Die Bedeutung der Psychopathologie und dynamischen Psychiatrie für die Behandlung des diabetischen Fuß – Syndroms; in: Risse, A.: Phänomenologie und Psychopathologie der Diabetologen; Lilly Deutschland, Bad Homburg, 1995
Ross, J. M.: What Men Want – Mothers, Fathers, and Manhood; Cambridge, 1994
Rosse, J.: Sexualität im Feld der Anschauung; Wien, 1996
Ruffié, J.: Lieben und Sterben; Reinbeck, 1990
Saße, G.: Die Ordnung der Gefühle – Das Drama der Liebesheirat im 18. Jahrhundert; Darmstadt, 1996
Schlaffer, H.: Knabenliebe. Die Geschichte der Liebesdichtung als Vorgeschichte der Frauenemanzipation" Merkur (1995) 49: 682–694
Schmiedt, H.: Liebe, Ehe, Ehebruch – Ein Spannungsfeld in deutscher Prosa; Opladen, 1993

Schneider, M.: Liebe und Betrug – Die Sprachen des Verlangens; München, 1992
Schmitz, H.: Die Gegenwart; System der Philosophie, Band I; Bonn, 1964
Schmitz, H.: Der unerschöpfliche Gegenstand; Bonn, 1990
Schmitz, H.: Die entfremdete Subjektivität; Bonn, 1992
Schmitz, H.: Die Liebe; Bonn, 1993
Schmitz, H.: Selbstdarstellung als Philosophie – Metamorphosen der entfremdeten Subjektivität; Bonn, 1995
Sellers, T.: Begierde – Drei Paradigmen unerreichbarer Liebe; Berlin, 1988
Sombart, N.: Pariser Lehrjahre: 1951–1954; Lecons de Sociologie; Hoffmann und Campe, 1994
Spengler, A.: Sadomasochisten und ihre Subkulturen; Frankfurt/Main, 1979
DER SPIEGEL: „Das Kreuz ist der Nerv"; DER SPIEGEL (1995) 33: 22–32
Steele, V.: Fetisch – Mode, Sex und Macht; Berlin, 1996
Ströter-Bender, J.: Liebes-Göttinnen; Köln, 1994
Stoller, J. R.: Observing the Erotic Imagination; New York, 1985
Taeko, K.: Riskante Begierden; Frankfurt, 1993
Tagetes, R.: Die Regenkönigin; Pullenreuth, 1990
Talese, G.: Der Talese – Report – Sexualität und Erotik in der Männergesellschaft; Wien, 1980
Tisdales, S.: Talk dirty to me – Eine intime Philosophie des Sex; Berlin, 1995
Vale, V.; A. Juno (eds.): Modern Primitives – An Investigation of Contemporary Adornment & Ritual; San Francisco, 1989
Valéry, P.: Cahiers/Hefte 5; Frankfurt/Main, 1992
Walter, H.: Vom Sinnesorgan der Haut zur imaginären Hülle des Ichs; Psyche (1992) 46: 653–667
Wiegand, W.: White Women – Helmut Newtons Fotographie; FAZ (1976) 251: 51
Willi, J.: Die Zweierbeziehung; Reinbeck, 1975
Winkler, W.: Der alte Mann und noch viel mehr; DIE ZEIT (1995) 33: 37
Winterson, J.: Auf den Körper geschrieben; Frankfurt/Main, 1992
Wittig, M.; S. Zeig: Lesbische Völker – Ein Wörterbuch; München, 1983
Wurmser, L.: Das Rätsel des Masochismus – Psychoanalytische Untersuchungen von Über-Ich-Konflikten und Masochismus; Berlin, 1993
Wyss, D.: Lieben als Lernprozeß; Göttingen, 1981

Adiposologie — eine Streitschrift
Phänomenologische, interaktive und reduktionistische Aspekte der Adipositas[33]

1 Einleitung

Diabetologie als medizinische Disziplin beschäftigt sich mit der Erforschung der Ursachen und den Möglichkeiten der Therapie erhöhter Blutzuckerwerte sowie mit der Verhinderung akuter und chronischer Folgekomplikationen. Außer den Problemen der Ketoazidose, der hyperosmolaren Entgleisung und der Hypoglykämien, die ein ärztlich gesteuertes, dem notärztlichen Paradigma folgendes Handeln erfordern, besteht die Hauptaufgabe diabetologischer Therapeuten in dem lebenslänglichen Umgang mit der chronischen Erkrankung des Patienten. Hier helfen die in den medizinischen, akademischen Institutionen gelehrten Handlungsparadigmata, die ausschließlich auf die perfekte Beherrschung der Körpermaschine abzielen, nicht weiter, da die wesentlichen Einflußgrößen des Erfolges vom Lebensentwurf des Patienten und seinen eigenen Bewertungen abhängen. Für diese Fragestellungen sind Ärzte und nichtärztliche Therapeuten nicht ausgebildet. Die derzeit übliche therapeutische und wissenschaftliche Praxis offizieller Diabetologie, Probleme des Lebensstils des Patienten, so er sich mit den somatologischen Therapieoptionen nicht verträgt, zu überwinden, besteht in dem Ruf nach noch mehr Meßdaten („Panmathematismus"), bzw. noch mehr, pädagogisch und didaktisch noch ausgefeilterer Schulung, bei Versagen auch dieser Erweiterung, üblicherweise in offener Aggression („*Dick, Doof, Diabetes*") oder aggressivem bis sadistischem Gegenagieren (Vorenthaltung lebensnotwendiger Operation bei Rauchern, Adipösen etc.).

Ethische und moralische, also Wertefragen, die sich zwangsläufig am Ende von Meßreihen auch noch so großer Datenkonglomerate ergeben, werden unter Umgehung besonnenen Fragens, durch Anrufung des sog. „Gesunden Menschenverstandes" zu lösen versucht [Risse, 1996a].

Zusätzlich ist der diabetologische Diskurs gekennzeichnet durch den Versuch physikalisch-mathematischer Genauigkeit. Da der Gegenstand der Forschung

---

[33] Eine Auftragsarbeit für Rolf Renner; zugleich als Dank für die Einladung zum ICT-MBGH — Jubiläums-Symposium am Chiemsee und für die Decade der Stimulation phänomenologischer Arbeit in der Diabetologie.

und Therapie in Bezug auf chronische Erkrankungen aber die Persönlichkeit des Patienten ist, also unzählbares (chaotisches) Mannigfaltiges darstellt, ist dieser Versuch a priori zum Scheitern verurteilt und bindet erhebliche Energien, ohne den erhofften Erfolg erzielen zu können. Durch das herrschende Mißverständnis, Diabetologie sei wie andere Teilgebiete der Medizin eine naturwissenschaftliche Disziplin, werden wissenschaftliche Diskussionen zusätzlich grundiert von einer nicht hinterfragten Verwechslung von statistischer Signifikanz mit klinischer Evidenz und einer Vernachlässigung der Patientenrealität (subjektive Tatsächlichkeit) gegenüber einer Macht großer Zahlen, die mit in Bezug auf den Forschungsgegenstand unzureichendem Instrumentarium gewonnen werden. Auf diese Denkstil- und erkenntnistheoretischen Probleme wurde bereits an anderer Stelle eingegangen [Risse, 1995c].

Eine zentrale und ungelöste Frage in der Diabetologie stellt der Umgang mit dem Übergewicht der Patienten dar. Am Beispiel dieses Umgangs lassen sich die o. g., zunächst abstrakt anmutenden wissenschaftstheoretischen Probleme plastisch darstellen.

Die Grunddimensionen diabetologischen Handelns in Bezug auf Adipositas stehen im Spannungsfeld folgender Gegensätze:

– Akutintervention vs. Langzeitbegleitung
– „Patientenführung" vs. „Beratung"
– „Verordnung" vs. „Güterabwägung"
– „Körpermaschine" vs. „Leiblichkeit"
– „Volksgesundheit" als Aufgabe des Arztes vs. „Individualität" des Patienten mit seinem Grundrecht, auch Nein zur eigenen Gesundheit zu sagen [Siebolds].

In diesem Spannungsfeld agiert die Diabetologie gleichermaßen nach dem oben geschilderten Muster: Suche nach Rezeptoren, Pharmakotherapie, „Diät", Warnung vor einem „Dammbruch" bei der Liberalisierung der Diät [Gries], Warnung vor „undisziplinierter Lebensweise" [Mehnert] sowie in der praktischen klinischen Realität, häufig mit offener Aggression gegenüber dem Patienten („schlechte Compliance"), die auf der Grundannahme, der Arzt sei zu „Patientenführung" ausersehen und das Ausmaß der Gewichtsabnahmen sei eine Funktion seiner naturwissenschaftlichen und didaktischen Fähigkeiten, verständlich wird. Verschärft wird der Druck auf die Therapeuten in letzter Zeit durch das Aufkommen des Modebegriffes „Qualitätssicherung" und dessen Verknüpfung an ökonomische Ressourcen sowie der Kontamination der Dimensionen „Struktur-" „Prozeß-" und „Ergebnisqualität", die dem Behandler gute HbA1c-Werte und belangvolle Gewichtabnahme seiner Patienten abfordern, um am Markt und in der wissenschaftlichen Diskussion bestehen zu können. Dieser zusätzliche Druck wird verständlich durch das unausgesprochene Einverständnis unter somatologischen Medizinern, Gesundheit sei durch medizinische Intervention, z. B. auch sog. „Schulung", herstellbar.

Die vorliegende Arbeit stellt den diabetologischen Denkstilhintergrund und seine derzeitigen Konsequenzen dar. Sie geht zurück auf eine Anregung von Rolf Renner, die auffällige Aggressivität der Diabetologen gegenüber adipösen Patienten zu bearbeiten.

2 Der Problemgegenstand des Diabetologen

2.1 Quantifizierende Zugänge zum Adipositasproblem

Der Problemgegenstand des Diabetologen ist das „Übergewicht", z. B. als Ursache einer akzelerierten Insulinresistenz. Entsprechend dem habituellen Denkstil wird versucht, dieses „Übergewicht" zu quantifizieren und diese quantifizierten Parameter mit anderen operationalen Größen (z. B. Risikofaktoren) zu korrelieren. Der Meßaufwand ist gewaltig und die Differenzierungen nehmen mit dem Grad therapeutischer Hilflosigkeit noch zu. Nach dem Body-Maß-Index (BMI) und dem Broca-Index folgen die „Waist-to-Hip-Ratio" und als Höhepunkt die computertomographisch erfaßte Relation von subdermalem zu visceralem Fettgewebe.

Tabelle 1 zeigt die Meßgrößen des BMI und des Broca-Index.

Während diese quantifizierenden Parameter eine scheinbare Genauigkeit im Zugang zum Problem der Adipositas vermitteln, allerdings unter großem Meß- und damit Zeitaufwand, reicht für klinische Belange und insbesondere für den Kontakt und das Gespräch mit dem Patienten ein einfacher „voroperationaler" Zugang: „Für die meisten klinischen Zwecke reicht eine einfache Regel aus: *,Menschen, die fett aussehen, sind fett'*" [Stunkard, Pudel, 1996].

Bei Betrachtung der Meßparameter fällt bereits eine bemerkenswerte Größe auf, die für die weiteren Betrachtungen wesentlich wird: „Dies bedeutet, daß der Anteil der Frauen mit einem normalen BMI von knapp 70% bei den 25–34jährigen auf etwa 20% bei den 55–64jährigen abgesunken ist. Bei den Männern haben nur etwa 45% der 25–34jährigen und 10–20% der 55–64jährigen einen normalen BMI" [Müller, 1996].

Tab. 1 Quantifizierende Parameter des Körpergewichts

Body-Mass-Index (BMI)

BMI = Körpergewicht (kg) : Körpergröße² (m²)
Grenzbereiche: weibl. 19–24   männl. 20–25   Normalgewicht
                weibl. 24–30   männl. 25–30   Übergewicht
                weibl. 30–40   männl. 30–40   Adipositas
                weibl. > 40   männl. > 40   massive Adipositas

Unbedingte Indikation zur Gewichtsreduktion: BMI > 30, oder BMI 25–30 + Risikofaktoren
[Stunkard, Pudel, 1996, S. 581–598]

Broca-Index:

Normgewicht nach Broca:
Männer: KG (kg) = Körpergröße (cm) − 100
Frauen: KG (kg) = [Körpergröße (cm) − 100] ⋅ 0,9

(Die Broca-Formel ergibt bei Körpergrößen < 160 cm und > 180 cm unzuverlässige Werte)
[Fehm et al., 1993, S. 222–232]

Zwei Schlußfolgerungen ergeben sich bereits aus diesen einleitenden Betrachtungen:

1. In Bezug auf das Problem Adipositas ist eine quantifizierende Zugangsweise über Messungen im klinischen Alltag überflüssig.
2. Trotz jahrzehntelanger, hochsubventionierter und personalintensiver Forschung sind 80–90% aller Menschen im Alter von ca. 60 Jahren übergewichtig.

Die zweite Schlußfolgerung wirft ein erstes Licht auf den Erfolg von Diätmaßnahmen und insbesondere auch ein Licht auf die Glaubwürdigkeit immer und immer wieder publizierter Studien in diabetologischen Zeitschriften, die die Anwendung auf große Patientenklientele nahelegen oder sogar fordern.

2.2 Der Therapieanspruch der Diabetologie

Ungeachtet dieser epidemiologischen Daten fordert die Deutsche Diabetes Gesellschaft als Rationale der Therapie bei Typ-II-Diabetes ungebrochen die (Reduktions-) Diät als basale Therapiemaßnahme ein.

Die klassische „Troika" konventioneller Diabetologie besteht aus:

1. Diät
2. Bewegung
3. Medikamenten (Orale Antidiabetika, Insulin).

Für dieses Grundschema der Therapie gibt es ausreichende pathogenetische Belege und durch klinische Studien untermauerte Beweise. Diese pathogenetischen Begründungen und klinischen Ergebnisse werden seit Dekaden redundant und nahezu unverändert vorgetragen. Als Ergebnis dieser dauernden Beteuerungen haben sie sich in den vorsprachlichen Denkstilhintergrund des Arztes und der Diätassistentin/Diabetesberaterin eingegraben und kommen als ebenfalls vorsprachliche, nicht hinterfragte Begründung auch in völlig inadäquaten Situationen (z. B. stationäre Aufnahmen eines Patienten wegen KHK) zur Anwendung.

Aus dem reichhaltigen Repertoire derartiger somatologisch restringierter Kausalkettenbildungen hier einige Beispiele:

„Gewichtsverluste von wenigen Kilogramm führen häufig bereits zu einer Normalisierung der erhöhten Blutglukose- und Serumlipidwerte. Auch erhöhte Blutdruckwerte können gesenkt werden. […] konnte in zahlreichen kontrollierten Studien und in der Praxis ärztlicher Behandlung vielfach belegt werden, daß Ernährungstherapie effektiv zur Senkung des Körpergewichts, der Blutglukose, der Hyperinsulinämie, der Hypertonie und der Dyslipoproteinämie eingesetzt werden kann" [Toeller, 1993].

„Bei extremem Übergewicht ist es möglich, den Patienten eine stark unterkalorische Kost zu verordnen. Bei geeigneten Patienten kann die Auswirkung auf die Hyperglykämie und insbesondere auf die häufig vorhandene Hypertriglyzeridämie geradezu als spektakulär bezeichnet werden" [Mehnert, 1995, S. 186].

„Die Energiezufuhr soll so bemessen sein, daß das wünschenswerte Körpergewicht erreicht und erhalten wird. Bezogen auf die gesamte Energiezufuhr soll der Fettanteil weniger als 30−35%, die Aufnahme gesättigter Fettsäuren maximal 10%, der Kohlenhydratanteil 50−60% und der Proteinanteil maximal 15% betragen. Komplexe Kohlenhydrate und Ballaststoffe sollen bevorzugt, Zuckerzusätze gemieden werden. Die Kochsalzaufnahme soll nicht mehr als 6−7 g/Tag betragen. […] Die Wende zu einer strikt fettarmen, kohlenhydratreichen Diabetesdiät erscheint plausibel, konsequent und für Diabetiker auch tolerabel" [Jahnke, 1992, S. 64 f.].

Diese klassischen Äußerungen zur Pathogenese, Begründung von Diät und zur Forderung nach klinischer Umsetzung kontrastieren sich stark zu den unter 1.1. erwähnten epidemiologischen Daten [Müller, 1996].

In Perzeption der Schwierigkeiten auch einer rational gut begründbaren Reduktionsdiät fordert die klassische Diabetologie zusätzliche Kriterien/Kompetenzen auf seiten der Behandler, die entweder wiederum dem somatologischen, monokausalen Denkstil entlehnt sind, oder aber irrational auf Modi des Patientenumgangs zurückgreifen, die auf magische Weise der (natürlichen?, angeborenen?) Kompetenz des Therapeuten attribuiert werden:

„Die Verordnung einer Diabetesdiät erfordert ernährungsphysiologische Kenntnisse und eine pädagogische Begabung des Arztes bzw. der Diätassistentin, sowie die Bereitschaft des Patienten zur Mitarbeit [Mehnert, 1995, S. 162]. „Die Einhaltung der verordneten Diabetesdiät ist ganz wesentlich von Zeit und Mühen bestimmt, die die behandelnden Ärzte und Diätassistentinnen darauf verwenden. Je mehr Mühe man sich mit der Diätberatung für Diabetiker gibt, desto größere therapeutische Erfolge kann man erzielen." [Mehnert, 1995, S. 183]. „**Diät bei extremem Übergewicht:** Je mehr Mühe der behandelnde Arzt auf die Beratung seiner Patienten verwendet, desto größer wird der Erfolg sein." [Mehnert, 1995, S. 186]. „Fettsucht ist kein festgelegtes Schicksal. Deshalb ist weder eine persönliche Hoffnungslosigkeit noch ein therapeutischer Nihilismus gerechtfertigt" [Mehnert, 1995, S. 277]. „Die behandelnden Ärzte sind aufgerufen, die Voraussetzungen für die aktive Mitarbeit des Diabetikers zu schaffen" [Toeller, 1993, S. 285]; „Die Adipositastherapie ist eine langwierige [und gelegentlich lebenslange] Aufgabe und bedeutet für den behandelnden Arzt ein ständiges ‚sich Kümmern' um den Patienten" [Müller, 1996, S. 108/109].

Die hier aufgerufenen Interventionen und Kenntnisse („pädagogische Begabung", „Mühe", „Voraussetzungen für die aktive Mitarbeit schaffen", „ständiges ‚sich Kümmern'") werden üblicherweise inhaltlich nicht gefüllt, geschweige denn in anwendbaren technischen Termini angegeben. In psychotherapeutischer Diktion, die dem Somatologen üblicherweise nicht zur Verfügung steht, bedeuten die o. g. Anmerkungen durchweg den Aufruf zu supportiver Psychotherapie, eine technische Intervention, die u. U. als kritisch bis gefährlich angesehen werden muß [Kernberg, 1991, 1992].

Implizit enthalten die von Mehnert und Müller wiedergegebenen Zitate auch einen für praktische Behandler fatalen Umkehrschluß: Immer dann, wenn Patienten nicht an Gewicht abnehmen (ca. 80% aller Patienten im mittleren Lebensalter, s. o.), hat sich der Therapeut entweder keine Mühe gegeben oder hat sich nicht ausreichend um den Patienten gekümmert: Die Überforderung der Behandler und die Gefahr aggressiver Schuldweitergabe an den Patienten ist schon hier vorprogrammiert.

2.3 Die Wirklichkeit des Diabetologen

Wissenschaftliche Studien und Meinungsbildungen wissenschaftlicher Protagonisten laufen immer Gefahr, einer wahrnehmungsverarmenden Denkstilverzerrung zu unterliegen. Die auf den verschiedenen Kongressen verhandelten Wirklichkeiten generieren sich üblicherweise aus Studien, die nicht unmittelbar die Patienten-/Behandlerrealität, sondern allenfalls die Charakterstruktur der Forschergruppe u./o. deren Ausmaß an narzißtischer Zufuhr an die Studienteilnehmer spiegeln. Die so entstehende Realität darf als „Papier-", oder „Kongreß"- Diabetologie bezeichnet werden. In ihr werden Ergebnisse aus Erhebungen über Patienten verglichen, wobei die wissenschaftlichen Teilnehmer nicht unbedingt mit den beforschten Patienten in Kontakt gekommen sein müssen. Zusätzlich erschöpfen sich die hier geführten Diskussionen meistens in der Abwägung der statistischen Methoden. Darüber hinaus werden aufgrund der kurzen Lebenszyklen wissenschaftlicher Themen und des hohen Publikationsdrucks zum Erhalt der eigenen Karriere fast ausnahmslos Studien über kurze Verläufe von Interventionen vorgestellt, die den langen Zyklen der Betreuung von chronisch Kranken schon im methodologischen Ansatz nicht entsprechen.

Zur „Papierdiabetologie" kontrastiert sich die „Realdiabetologie": Hier finden sich Therapeuten, die täglich mit Patienten umgehen und diese z. Tl über lange Zeiten, ggf. lebenslang begleiten. Der hier akquirierte Erfahrungshorizont und der empirische Hintergrund bleiben meist unartikuliert, weil den hier Tätigen die Möglichkeit zu personalintensiven Studien und die Zeit zu Publikationen fehlt. Im Bereich der „Realdiabetologie" wiederum konstituieren sich zwei Welten: erstens die des Therapeuten im stationären Bereich, der überwiegend Querschnitts- und Akutinterventionen durchführt; zweitens die des Therapeuten im ambulanten Bereich, der überwiegend Langzeitbegleitung durchführt. Der klinische Bereich ist aufgrund seiner zeitbedingt überwiegend beziehungslosen Arbeit an Patienten verständlicherweise anfälliger für Ergebnisse der „Papierdiabetologie", da ihm eine Kontrolle seiner Interventionen im Langzeitverlauf nicht zur Verfügung steht.

Als eine Näherung an die therapeutische Realität im Gegensatz zu den oben angeführten Forderungen offizieller Diabetologie sei hier auf die Arbeiten von Foreyt/Goodrick [1995], Rodin [1979], Logue [1995] und Chantelau [1995] verwiesen, die die Überbetonung von Reduktionsdiät, zumindest die immer wieder beschworene Aussicht auf Erfolg derartiger Maßnahmen, in Frage stellen: Die Arbeit von Foreyt und Goodrick, die die entsprechenden internationalen Ergebnisse der wissenschaftlichen Literatur zusammenfaßt, trägt den bezeichnenden Titel:

„The Ultimate Triumph of Obesity"[34].

Rodin überschreibt ihre aus psychologisch/psychotherapeutischer Sicht zusammengetragenen Ergebnisse mit: „Obesity: Why the Losing Battle?". Logue [1995, S. 332] merkt an: „Es scheint nicht so, daß all die Forschung darüber, wie übermäßiges Essen und Adipositas verringert werden könnten, irgendwelche positiven Effekte auf die tatsächliche Gewichtabnahme der Menschen gehabt hätten, die an Reduktionsprogrammen teilgenommen haben" [Logue, 1995, S. 332]. Chantelau [1995, S. 126] faßt zusammen: „Für die Diabetologie wurde erstmals 1973 [...] das Versagen der Diät schonungslos offenbart: ‚*Diet therapy for Diabetes – an analysis of failure*'. [...] Für keine noch so strikte Diabetesdiät ist bis heute eindeutig nachgewiesen worden, daß sie mehr zur Reduzierung von diabetischen Folgeschäden beigetragen hätte, als weniger restriktive Diät."

Offenbar hängt der Erfolg verschlankender Maßnahmen eben nicht nur von der „Mühe" der Therapeuten ab, und offenbar sind die „spektakulären Erfolge" diätetischer Maßnahmen, wie pathogenetisch wasserdicht diese auch immer sein mögen, nicht überall nachvollziehbar: Trotz aller Forschung, trotz allen „Mühe gebens" wird die [abendländische, industrialisierte] Menschheit immer dicker und dies in zunehmender Kenntnis der hierdurch bedingten Stoffwechselprobleme.

3 Protopathische Adiposologie und Anthropologie

Eine weitere Näherung an das Problem der Adipositas und den Umgang mit übergewichtigen Patienten gelingt durch spontanes Befragen ärztlicher Thera-

---

[34] „Obesity continues to increase in industrialised nations, an apparently unstoppable side-effect of modernisation. The American public spends $33 billion per year in weight-control efforts, without apparent success at population level. [...] The immense research effort into obesity has not yet culminated in effective help for overweight. 34.894 publications related to obesity have accumulated since 1966, with 4785 related to treatment. Even so, there is still no non-surgical treatment that reliably produces lasting weight loss. [...] We seem to be helpless pawns under the influence of societal influences beyond our control. Moreover, there is no sign that the harmful effects of the organism-enviroment mismatch can be modified through rational process. The desire to be thin is discordant with weight-enhancing behaviours; eating and exercise are at least partly under the control of non-cognitive process and are susceptible to emotional influences. We overeat in response to the stresses of work and family life – eating has become a coping mechanism. [...] However, further research and more aggressive public information policies are unlikely to have an appreciable effect on behaviour unless some form of external pressure can be applied to counter the maladaptive influences of industrialisation on eating and exercise. We urge obesity researchers to work with those in public health, the legislatures, and the food industry to investigate potential for increasing behavioural control."

peuten. Hierdurch werden die im chaotisch-mannigfaltigen Denkstilhintergrund des Einzelnen vorhandenen Auffassungen ohne Möglichkeit zu vorbereitender (individuierender) Besinnung manifest.

In unserer Klinik wurden Ärzte und Ärztinnen mit verschiedenen Arbeitsschwerpunkten ohne Vorbereitung gebeten, auf zwei Fragen, jeweils mit einem Satz Antwort zu geben:

1. Warum sind Dicke dick?
2. Warum essen Dicke zu viel?

Die Antworten spiegeln den vorbegrifflichen Denkstilhintergrund und die unausgesprochene Arbeitsgrundlage, auf der Interventionen bei adipösen Patienten vorgenommen werden (Tab. 2).

Die unausgewählte Stichprobe an Hypothesenbildungen in einer internistischen Abteilung zeigt, daß bereits die gesamte Komplexität der Genese der

Tab. 2 Protopathische Adiposologie und Anthropologie

Interdisziplinäres Kolloquium der Medizinischen Klinik Nord: 01. 02. 1996:
Unvorbereitete Beantwortung [durch den Referenten] vorbereiteter Fragestellungen an das Gremium / Bitte um Beantwortung in einem Satz

Warum sind Dicke dick? – Warum essen Dicke zu viel?

Prof. A. (Angiologe + Diabetologe + Klinikdirektor + Präsident der Dt. Ges. für Mikrozirkulation und klin. Hämorheologie):
„Ich habe mir abgewöhnt zu sagen, daß Übergewicht eine reine Folge von zu vielem Essen ist. Vieles ist angeboren – z. B. Veränderungen des Stoffwechsels – in seltenen Fällen Eßstörungen psychogener Art – nicht so häufig wie wir denken; dicke Leute – übergewichtige Leute (!) – essen im Mittel genauso viel wie Dünne."

Dr. L.: (Internist, Angiologe; Spezialgebiet: Mikrozikulation; Oberarzt):
„Genetische Prädisposition + Behaviorismus"

Dr. De.: (allgemeiner Ausbildungsassistent)
„Laßt Dicke um mich sein; zu wenig Bewegung, zu viel Kalorien"

Dr. Do.: (allgemeiner Ausbildungsassistent, strenger Vegetarier):
„Dicke sind so dick, weil sie genau in dieser Welt leben."

Fr. Dr. L.: (Oberärztin; Rheumatologin):
„Es ist noch nie jemand dick verhungert"

Fr. Dr. K.: (Internistin, Diabetologin, Leiterin der Diabetes-Ambulanzen):
„Jeder hat sein Sollgewicht und kämpft sein ganzes Leben dagegen an".

Student: „Psychosoziale Gründe + Genetik"

Student (Reiter): „Bewegungsmangel"

Studentin: „Anerzogenes Eßverhalten + Bewegungsmangel"

Studentin: „Vom Säuglingsalter antrainierte Fettzellen, die aufgefüllt werden müssen"

Adipositas — vorsprachlich — in Erwägung gezogen wird, die einzelnen Therapeuten jedoch, abhängig von ihrer eigenen Charakterstruktur und ihrem Interessenfokus, jeweils unterschiedliche Aspekte individuieren: Die Behandlungsstrategien von Patienten mit Adipositas sind somit möglicherweise objektiv notwendig (diese Frage wird im weiteren zu klären sein), in der klinischen Praxis jedoch subjektiv zufällig.

Zusätzlich fallen die unterschwelligen moralischen und ethischen Wertungen auf, die auch bei neutraler Fragestellung, die Diskussion bereits bis hin zu offener Aggression (*„Dicke schwitzen wie die Schweine"*; Deutscher Schlager) färben.

4 Genese

Die Betrachtungen der Ursachen der Adipositas können auf drei verschiedenen Niveaus vorgenommen werden:

1. Das reduktionistisch-somatologische Niveau, das versucht, somatologische Ursachen — idealerweise monokausale Stringenzketten — aufzuweisen.
2. Das reduktionistisch-psychologische Modell, das versucht, neben somatologischen Bedingtheiten psychische Konstellation aufzuzeigen, die die gesteigerte Nahrungsaufnahme zu erklären oder zumindest zu verstehen in der Lage sind. Hier waren in den letzten Jahrzehnten zwei große Denkstilrichtungen maßgeblich: Psychoanalyse und Verhaltenstherapie, die jeweils unterschiedliche Modelle der Deutung mit konsekutiv unterschiedlichen Schlußfolgerungen über die notwendigen Therapieversuche vorlegten.
3. Das anthropologisch-dualistische, psychosomatische Modell, das versucht, die Komplexgenese der Adipositas in ihrer gegenseitigen Bedingtheit von Psyche und Soma zu verstehen oder zu erklären.

In der vorliegenden Arbeit wird zusätzlich der neo-phänomenologische Ansatz zur Deutung der Adipositas zur Darstellung kommen (Kap. 8).

4.1 Reduktionistische Thesen zur Genese der Adipositas

Reduktionistische Hypothesen versuchen, die Genese der Adipositas aus Fehlfunktionen (-regulationen) der „Körpermaschine" zu erklären. Hier wurden Ansätze im Metabolismus (Homöostasekonzepte, Untersuchungen zum Grundumsatz, Hungerkontraktionstheorie, lipostatische Theorie, glukostatische Theorie, Energieverbrauchsmodelle der parabiotischen Ratte, genetische

Untersuchungen etc.), oder Ansätze in der zentralen Regulation (Scheinfütterung, Endorphinhypothesen, Serotoninhypothesen etc.) beforscht. Viele in den Jahrzehnten angesammelte Ergebnisse zeigen interessante Hinweise, ohne jedoch in der Lage zu sein, ein stringentes Modell zur Entstehung des Übergewichts zu erstellen. Alle aus diesen Ansätzen abgeleiteten Therapieversuche sind bisher ohne Erfolg geblieben (siehe unten). Ein weiterer reduktionistischer Ansatz versucht, über die Beobachtung und Veränderung des Verhaltens Adipöser im Vergleich zu Nicht-Adipösen (Verhaltenstheoretische Modelle), die Ursache zu klären, auch hier haben sich außer interessanten Einzelergebnissen (Außenreizabhängigkeit, Nahrungstypen und Ingestionsverhalten etc.) keine ausreichenden Erklärungen oder Therapieverfahren generieren lassen. Anhang 1 gibt eine Übersicht über die verschiedenen Forschungsansätze.

Die Liste dieser Forschungsansätze ist beliebig zu erweitern. Neuere Theorien fügen sich nahtlos in die Reihe der bisherigen Forschung ein, ohne daß bisher Möglichkeiten der klinischen Anwendung in Sicht wären.

Eine bis heute gültige Synopsis der o. g. Theorien und die kritische Bewertung ihres Stellenwertes im vorliegenden Problemkreis gibt R. Battegay, ein Schweizer Psychoanalytiker, der sich über Jahre mit Eßstörungen und süchtigem Verhalten beschäftigt hat: „Wir können zwar keine direkten Schlüsse vom Tierreich auf den Menschen ziehen, haben aber Grund zur Annahme, daß das menschliche Futtereinnahmeverhalten von vielfältigen physiologischen, psychologischen, klimatischen und anderwertigen Faktoren mitbestimmt ist" [Battegay, 1982, S. 34 f.].

Ungeachtet der Möglichkeiten zu klinischer Anwendung zeigt die Übersicht, daß die Genese der Adipositas außergewöhnlich komplex ist und sich der dem Kliniker eigenen Intention nach einfachen, monokausalen Erklärungsmustern entzieht.

Eine interessante und die zitierte Adipositasforschung kategorisch in Frage stellende Anmerkung zum adiposologischen Wissenschaftsbetrieb findet sich bei Pudel [1991] über einen systematischen Fehler im Forschungsansatz verhaltenstheoretischer Begründungsversuche der Adipositas:

> „**Gezügelte Esser**: Damit werden Menschen beschrieben, die mit großem Verhaltensaufwand ihre Nahrungsaufnahme kontrollieren, um einer Gewichtszunahme vorzubeugen oder um ihr Gewicht zu stabilisieren. [...] Für Untersuchungen werden zumeist freiwillige Versuchspersonen gesucht. Damit wird eine gewisse Selektion vorgenommen, ohne daß die Kriterien bekannt sind. Heute ist zu erklären, warum sich zur Teilnahme an Studien über Diäten oder über das Eßverhalten weitgehend nur solche Übergewichtigen melden, die ein Problembewußtsein haben und gerne abnehmen

möchten. Im modernen Verständnis sind es gerade die ‚gezügelten Esser', die sich von solchen Studien eine Hilfe erwarten. Übergewichtige, die ihr Gewicht stabil halten und eher spontan essen, melden sich kaum für solche Studien. Sie kann man z. B. gewinnen, wenn eine Anzeige geschaltet wird mit der Aufforderung, an einem ‚Geschmackstest für Puddings' teilzunehmen. Hier wiederum melden sich nicht die gezügelt essenden Übergewichtigen, da sie von einem solchen Test Nachteile für ihr Gewicht erwarten. Die Experimente der 70er Jahre haben somit explizit zwar das Eßverhalten von Normalgewichtigen mit dem Übergewichtiger verglichen, doch implizit wurden eigentlich spontane Esser mit gezügelten Essern verglichen. Das erklärt, warum es zu falschen Hypothesen kam" [Pudel, 1991, 57 f.].

Wie in anderen Bereichen der Diabetologie (z. B. „Metabolisches Syndrom", Atherogenesehypothese der Hyperinsulinämie etc.) erweisen sich an diesem Beispiel die zugrundeliegenden Denkstilprozesse als wesentlich für die Meinungsbildungen über „Wahrheit" in der Medizin. Handlungsableitungen und Therapieempfehlungen, die den o. g. Bias nicht explizit artikulieren, müssen somit als von falscher Grundlage hergeleitet angesehen und gewertet werden.

4.2 Psychoanalytische Modelle der Adipositasgenese

Psychoanalytische Forschung und Hypothesenbildung versuchen unabhängig von somatologischen Erwägungen intrapsychische Mechanismen zu beschreiben, die für aktuelles Verhalten ursächlich sind. In Bezug auf Eßstörungen, i. e. Adipositas, waren die Forschungen H. Bruchs prägend für das Verständnis süchtigen Essens. Aus den entsprechenden Hypothesen zur Genese leiten sich folgerichtig Handlungsanweisungen psychotherapeutischer Interventionen ab. „Bruchs Theorien über die Auswirkungen von Lernprozessen auf übermäßiges Essen, welches zur Adipositas führt, basierten auf ihrer Erfahrung mit der psychodynamischen Behandlung der Adipositas. Sie stellte fest, daß Essen für Liebe oder Macht stehen, Wut und Haß ausdrücken und ein Ersatz für Sex sein kann. [...] Sie meint, daß diese mehrfache und unangemessene [im Hinblick auf Energieregulation] Verwendung von Essen durch Lernvorgänge in der frühen Kind — Bezugspersonen — Interaktion entstehen kann, so zum Beispiel, wenn dem Kind, wann immer es aus irgendeinem Grunde verstört ist, Essen gegeben wird, statt einfach dann, wenn es hungrig zu sein scheint" [Logue, 1995, S. 308].

Neben dieser eher monokausal anmutenden Hypothesenbildung findet Battegay [1982] weitere anthropologische Dimensionen des Hungers und der gesteigerten Nahrungsaufnahmen. Zusätzlich finden sich Übergänge zu süchtigem

Verhalten anderer Zentrierungen, die ggf. für die Deutung der Adipositas und den Umgang mit Adipösen hilfreich sein können:

Hunger I: „[Hunger] nicht nur ein orales Verlangen ist, sondern auch ein Wunsch und Bestreben nach narzißtischer Fusion, nach einer Verstärkung des Selbst bei Menschen, die in ihrer frühen Kindheit nicht genügend warm umhegt, oder aber übergebührlich umsorgt worden sind und sekundär eine gefühlsmäßige Leere verspürt haben, die also an einer narzißtischen Neurose mit mangelnder Ausbildung ihres Selbst und mangelndem Selbstwertgefühl leiden" [Battegay, 1982, S. 7].

Hunger II: Liebe [Liebeshunger] — Macht-„Hunger": — Rach-„Sucht" — Tatenhunger: „[...] Mit der Anwendung des Begriffes ‚Hunger' in einem weiteren Bereich habe ich im Grunde bereits ausgesagt, daß ich darunter alle jene Manifestationen verstehe, die des Menschen aktives, ‚aggressives' Verlangen nicht nur nach (oraler) Fütterung mit Nahrung, sondern auch nach gefühlsmäßiger, warmer (taktiler) Zuwendung umfassen. Er deckt damit auch jene Sehnsucht nach Kontakt und Kommunikation, aber auch nach Stimulation, die in jedem Menschen begründet liegt" [Battegay, 1982, S. 10].

Sucht: „Fettsüchtige neigen — wie alle Süchtigen — dazu, durch Objekte rascher als andere fasziniert zu werden und sie sich dann einzuverleiben. Haben sie sie geschluckt, so müssen sie diesen Prozeß stets von neuem wiederholen, weil ein Objekt, das verschluckt, ‚inkorporiert' wird, für sie aufhört, Objekt zu sein" [Battegay, 1982, S. 36].

Der Hunger bei Depressiven und Süchtigen: „Bei allen Süchtigen besteht ein unersättlicher Hunger nach immer neuen Objekten, die die innere Leere, den Zwiespalt zwischen Wollen und Können, zwischen Wünschen und Realität, zwischen Illusion und Wirklichkeit, zwischen Schein und Sein, auffüllen sollten. Menschen, die, entweder anlagebedingt oder infolge frühkindlicher Mangelerfahrungen, nur ein ungenügendes Selbst, bzw. nur ein beeinträchtigtes Selbstgefühl, entwickeln, neigen dazu, während ihres ganzen Lebens eine Fusion mit Objekten anzustreben, durch die sie eine Verstärkung erfahren sollten. Das narzißtische Loch [Ammon] sollte mittels Menschen oder anderwertigen Objekten, deren sich die Betroffenen bemächtigen oder zu bemächtigen können glauben, ausgefüllt werden." [Battegay, 1982, S. 62]. „Die süchtige Inkorporation bedeutet, daß diese Menschen sich das Objekt, das sich ihnen zu entziehen droht, einverleiben möchten" [Battegay, 1982, S. 67].

Neben dem Aufweis der komplexen anthropologischen Dimensionen, in die der diabetologische Therapeut mit der Betonung kalorienreduzierter Diät eingreift, sei auf eine weitere zirkumskripte Problematik hingewiesen, die der

Versuch, Gewicht zu reduzieren, um Stoffwechselparameter zu verbessern, unter Umständen evoziert und die vom Diabetologen u./o. der Diätassistentin beachtet werden muß:

Nacht-Eß-Syndrom: Zusammenhang von Affektivität und Oralität – Essen als Abwehr von Depression
„[...] daß die schwer beeinflußbaren Fettsüchtigen viel häufiger nächtlich aßen als die unauffällige Kontrollgruppe. [...] <u>Versuchten die Betroffenen, auf den wiederholten Gang zum Eisschrank und das Nacht-Essen zu verzichten, so wurden sie depressiv, oder sie wiesen anderweitige Verstimmungen auf.</u> [...] daß narzißtisch Beeinträchtigte vor allem nachts unter Einsamkeitsgefühlen leiden und deshalb dann darauf aus sind, eine Fusion mit einem Objekt einzugehen, um sich so eine Stärkung zu verleihen" [Battegay, 1982, S. 41 f.].

Essen kann also vom Patienten zur Abwehr psychodynamischer Problemstellungen eingesetzt werden. In derartigen Fällen stellt Adipositas eine unbewußt gewählte Kompromißbildung dar, um schlimmere Erkrankungen zu verhindern. In diesen Fällen wäre der diabetologische Versuch, Normgewicht durch Kalorienreduktion zu erzwingen, als Kunstfehler anzusehen. An keiner Stelle der diabetologischen Literatur finden sich Problematisierungen dieser Art.

Der Zusammenhang zwischen Hunger und Sucht: Süchtiges Essen zeigt Strukturgleichheiten und Näherungen zu anderen Äußerungsformen süchtigen Verhaltens, das im weiteren kursorisch genannt wird. Für die Gegenübertragung diabetologischer Therapeuten ist die Kenntnis der eigenen Suchtproblematik wichtig, um Ausagieren am Patienten mittels der Rationalisierung angestrebter Stoffwechselverbesserung zu vermeiden.

Überblick über Süchte und süchtiges Verhalten: Süchtiges Verhalten bei Patienten und Ärzten kommt in folgenden nosologischen Entitäten und Zentrierungsbereichen vor:

Abhängigkeiten von psychotropen Substanzen: Alkohol, Barbiturate und andere Sedativa, Opiate, Kokain, Amphetamine, Phencyclidin, Cannabis, Nikotin, Lösungsmittel etc. [[DSM III: 304+305/auch z. B.: „jugendliche Drogenabhängige" [Battegay, 1982, S. 68]]; Störungen der Impulskontrolle: z. B. Pathologisches Spielen [DSM III: 312.31]; Kleptomanie [DSMIII: 312.32]; auch z. B.: „symbolische Diebstähle" [Kielholz] [Battegay, 1982, S. 66]; Pyromanie [DSMIII: 312.33]; gesteigertes sexuelles Verlangen: Nymphomanie, Satyriasis; [ICD-10: F52.7: z. B. auch Don-Juanismus]; Mißbrauch von Substanzen, die keine Abhängigkeit verursachen: Laxantienabusus [ICD-10: F55.1], Analgetika [ICD10: F55.2]; Steroide [ICD10: F55.5]; exzessive Masturbation [ICD-10: F98.8]; z. B.: „süchtige Sammler" [Battegay, 1982, S. 75]; z. B.: „süchtiges Arbeiten" [Klassifikation?].

Ärzte, Diabetesberaterinnen, Diätassistentinnen, die an einer der o. g. Süchte leiden, sind daher nicht geeignet, Ernährungsberatung für Adipöse durchzuführen. Auch verbieten sich für wissenschaftliche Protagonisten mit den o. g. Störungen öffentliche Erwägungen zum Adipositasproblem. Besonders hingewiesen sei auf die letzte Äußerung süchtigen Verhaltens [süchtiges Arbeiten], die, weil sozial insbesondere im akademischen Milieu, akzeptiert, dem entsprechend hiervon Befallenen als psychische Störung und damit Verzerrungsgröße seines ärztlichen Handelns häufig nicht bewußt ist. Als ein erster objektiver Hinweis zur Introspektion mag die Länge der eigenen Publikationsliste dienen.

Zusammenfassend kommt Battegay in Bezug auf süchtiges Essen und andere Süchte zu dem Schluß:

„Die Süchtigen sind in ihrer Unersättlichkeit Prototypen der Hungerkranken. Sie streben danach, eine frühkindlich erlittene Mangelerfahrung in Bezug auf Liebe und Stimulation durch Einverleibung von Objekten wettzumachen.[...] Die Betroffenen versuchen immer wieder, sich an Objekte anzuklammern bzw. sie zu verschlucken. Haben sie die süchtig begehrten Gegenstände an sich gerissen oder in sich aufgenommen, so schwindet der Objektwert des Objektes, das zu einem Teil ihrer selbst geworden ist" [Battegay, 1982, S. 145].

4.3 Zusammenfassung

Analog zu den somatologischen Theorien zeigen die psychoanalytischen Forschungen einen hohen Komplexitätsgrad sowohl im Hinblick auf die intrapsychischen Konstellationen als auch im Hinblick auf die hieraus ableitbaren therapeutischen Handlungen. Über das Problemfeld „Adipositas" hinaus zeigen sich komplexe und schwierige anthropologische Dimensionen, die dem rein somatologisch ausgebildeten Diabetologen nicht zugänglich sind. Diabetologisch begründete Therapieziele sind u. U. aus psychodynamischer Sicht katastrophal [Induktion von Depressivität, Psychose etc.] und sollten zur Besinnung auf die Grundlagen Anlaß geben. Die derzeit institutionalisierten Therapierichtlinien offizieller diabetologischer Meinungsbildner oder Gremien [NIDDM-Policy-Group, 1990] erscheinen vor dem bisher dargestellten Hintergrund zwar operational und somatologisch stringent, dem jeweiligen Patienten aber nicht entsprechend — oder gar gefährlich.

5 Therapie

Wie bei der Hypothesenbildung der Genese lassen sich die Therapieversuche in verschiedene Niveaus differenzieren:

1. Das reduktionistisch-somatologische Modell, das versucht, auf der Ebene der „Körpermaschine" zu intervenieren, sich also entweder unter Umgehung der Persönlichkeit direkt an die Stoffwechselvorgänge (z. B. Pharmakotherapie) oder die bestehenden Fettzellen [Chirurgie] wendet, oder aber über verhaltenstherapeutische Interventionen, das als komplexe Maschine aufgefaßte menschliche Verhalten zu ändern sucht.
2. Das reduktionistisch – psychoanalytische Modell, das versucht, über die Beeinflussung psychodynamischer Prozesse die gesteigerte Nahrungsaufnahmen zu beeinflussen.

5.1 Reduktionistische Therapieansätze

Reduktionistische Ansätze mittels chirurgischer Verfahren muten z.Tl. heroisch an, sind mit erheblichen Nebenwirkungen verbunden und konnten im Langzeitverlauf keine belangvollen Erfolge verzeichnen. Die am weitesten verbreiteten Verfahren waren (und sind): Magenbypass, Magenresektion, Kieferverdrahtung, Applikation von Magenballons. Anhang 2 gibt einen vertieften Überblick über diese Verfahren einschließlich der relevanten Literatur.

Auf Seiten der medikamentösen Verfahren wurden Amphetamine, verschiedene Appetitzügler, Serotonin-Agonisten etc. verwendet, keines der Verfahren konnte sich bisher durchsetzen. Auch hier sind z. Tl. erhebliche Nebenwirkungen wie pulmonale Hypertonie oder die Induktion endogener Psychosen beschrieben.

In Bezug auf diese Therapieversuche einschließlich strenger diätetischer oder verhaltenstherapeutischer Maßnahmen kommt Logue [1995] zu dem Schluß:

„Im allgemeinen sind die Statistiken über Methoden der Adipositasbehandlung jedoch entmutigend. Ein Literaturüberblick zeigte, daß der in den Studien zwischen 1966 und 1976 berichtete maximale Prozentsatz einer Gewichtsreduktion durch Diäten oder Verhaltenstherapie im Durchschnitt bei 8,9% lag. Die Dekade von 1977 bis 1986 zeigte keine Verbesserungen; in diesen Jahren lag der im Durchschnitt erreichte maximale Prozentsatz der Gewichtsverminderung bei 8,5 Prozent. Es scheint nicht so, daß all die Forschung darüber, wie übermäßiges Essen und Adipositas verringert werden könnten, irgendwelche positiven Effekte auf die tatsächliche Gewichtabnahme der Menschen gehabt hätten, die an Reduktionsprogrammen teilgenommen haben. Dies ist im Grunde nicht überraschend. Unsere Art hat sich während der Evolution in einer Umwelt herausgebildet, zu deren Merkmalen wiederholte Zeiten der Nahrungsknappheit gehörten. Infolgedessen sind unsere Körper darauf eingerichtet, große Kalorienmengen aufzunehmen und zu speichern".

5.2 Psychoanalytische Modelle

Wie bereits oben geschildert, betrachtet die klassische Psychoanalyse Adipositas als ein Symptom zugrundeliegender emotionaler Konflikte, die aus negativen Erfahrungen in der Kindheit und weiteren Entwicklung herrühren. Entsprechend dieses Begründungsmodells versucht die Psychoanalyse mittels Einzel- oder Gruppentherapie, die hierdurch entstandenen intrapsychischen Fehlkonstellationen zu revidieren, um hierüber das Ingestionsverhalten zu beeinflussen.

Die mannigfaltigen Versuche werden in ihrem Ergebnis und ihrer Bewertung synoptisch zitiert:

Analytische Gruppenpsychotherapie – Versagen bei Langzeituntersuchungen:
„Die Gewichtsreduktion in der Gruppe erfolgte offenbar, weil die Patientinnen einerseits jene Aufmerksamkeit, jene emotionale Wärme und jene Stimulation erfahren haben, die ihnen, bei ihren narzißtischen und/oder oralen Bedürftigkeiten, in ihrem Alltagsleben fehlten, andererseits aber auch miteinander in bezug auf die Gewichtsreduktion rivalisierten. <u>Doch hält die Wirkung der Gruppenpsychotherapie offenbar nicht lange an.</u> [...] Die Adipösen waren offensichtlich nicht imstande, die Gruppe so zu introjizieren, daß der gewichtsreduzierende Effekt bestehen geblieben wäre. Dieser Umstand ist charakteristisch für diese Individuen, die häufig an narzißtisch-depressiven Neurosen leiden. Diese Menschen benötigen immer wieder die Zufuhr neuer Aufmerksamkeit, neue emotionale Wärme und erneute Bestätigung. Da sie diese notwendige „Nahrung" in der alltäglichen Umwelt nicht erhielten, fielen sie wieder zurück in die übermäßige Nahrungszufuhr. Das verschluckte Objekt war für sie jeweils nicht mehr gegenwärtig, und so mußten sie – gierig – weiter essen. [...] Wir können aus unseren Resultaten schließen, daß eine Adipösengruppe über lange Zeit, lebensbegleitend, den Kranken zur Verfügung stehen sollte. Es ist wie bei der Therapie aller Süchtigen. Sie benötigen immer wieder den therapeutischen Einsatz, das Gefühl, gesichert und umhegt zu sein. [...] Die Adipösen haben, wie unsere Befunde ergeben, in der überwiegenden Mehrzahl in ihrer frühen Kindheit eine emotionale Mangelerfahrung durchgemacht. Sie sind deshalb immer auf der Suche nach einem Idealobjekt, das sie in der frühesten Zeit ihres Lebens nicht erhalten haben. Da sich kein Objekt auf die Dauer als so ideal erweisen kann, wie sie es erwarten, ergibt sich schon aus diesem Umstand, daß primär gute Objekte zu bösen werden können." [Battegay, 1982, S. 50].

Battegay kommt unter Bezugnahmen auf somatologische Daten, nach jahrzehntelanger Forschung zu folgendem Schluß [Battegay, 1982, S. 52]:

1. „Wer unersättlich ist, wird unersättlich bleiben. Lernprozesse innerhalb der Familie sowie die Zahl und Größe der Fettzellen sind weitere Faktoren, die die übermäßige Nahrungszufuhr fixieren."
2. „Die Behandlung von Adipösen stellt wegen ihrer Tendenz zu unkontrollierter, süchtiger Nahrungseinnahme ein sehr schwieriges Problem dar".

Über die Schwierigkeiten des analytischen Zugangs hinaus, der den restringierten diabetologischen Ansatz an Tiefe weit übertrifft, ergeben sich Weitungen der Betrachtungsweise, hin zu sozialanthropologischen Dimensionen:

Kulturkritik an der Überflußgesellschaft: „Die vielen Reize, die wir uns zuführen, haben uns in einen Zustand der Verwöhnung gebracht. Für viele Menschen der Gegenwart hat nichts mehr Offenbahrungskraft, kein Objekt mehr jene Originalität, die sie erwarten und verlangen. Sie werden sich vielleicht immer fragen, wenn sie in ihrem Hunger ein Objekt an sich genommen, aufgenommen oder inkorporiert haben: ‚Was war denn das schon?'" [Battegay, 1982, S. 149]

Der Alptraum der Sozialmedizin: „Der Traum vom Schlaraffenland ist wahr geworden. Doch er entpuppt sich als Alptraum der Sozialmedizin. Ihre nüchterne Zahlenbilanz nach 40 Jahren satter Ernährung wird angeführt von ernährungsabhängigen Erkrankungen" [Pudel, 1991, S. 2].

Zusammenfassung: Weder somatologische, reduktionistisch-verhaltenstherapeutische noch psychoanalytische Therapieversuche sind derzeit in der Lage, das Problem der Adipositas belangvoll zu beeinflussen. Alle vorgestellten Modelle sind allenfalls wiederum nur in der Lage, den hohen Komplexitätsgrad der Problematik aufzuweisen. Im Kontakt mit dem einzelnen Patienten ist das hier dargestellte Wissen unter Umständen hilfreich, um therapeutische Bescheidenheit zu ermöglichen und den Patienten vor ärztlichen Allmachtsphantasien zu schützen. Leider steht dieses Wissen dem diabetologischen Therapeuten nicht zu Verfügung. Die Problematisierung des dargestellten Horizontes ist im derzeitigen diabtologischen Ausbildungs- und Wissenschaftsbetrieb auch nicht in Sicht.

5.3 Diabetologischer Anspruch

Ungeachtet der dargestellten Komplexität des Problemgegenstandes und der Bescheidenheit der bisher erzielten Ergebnisse adiposologischer und diabetologischer Forschung, gibt sich die offizielle Diabetologie selbstsicher und unberührt vom offenbaren Versagen ihrer Therapie. Tabelle 3 zeigt, daß sich ihre Grundannahmen unverändert darstellen.

Tab. 3 Adiposologische Grundannahmen klassischer Diabetologie

Der Erfolg verschlankender Therapiemaßnahmen bei Adipösen hängt ab von:
1. der Möglichkeit des Arztes, dem Patienten den Sinn der „Diät" plausibel zu machen [„pädagogische Begabung"]
2. der Bereitschaft des Patienten zur Mitarbeit [„Compliance", Anm. Risse]
3. der aufgewendeten ärztliche Mühe und von einem „lebenslange[n] sich Kümmern um den Patienten" [Müller, 1996]
4. den Erfolgen der naturwissenschaftlichen Medizin [nach Mehnert, 1996]

Die Bilanz der nach diesen anthropologischen, erkenntnistheoretischen und therapeutischen Grundannahmen durchgeführten Therapie ist über Jahrzehnte frustran [Foreyt, 1995; Rodin, 1979]:

Keine der Forderungen scheint eingelöst; trotz hoher Subventionierungen und hoher Personalintensität der Forschung wird die (industrialisierte) Menschheit unaufhaltsam dicker, auch ungeachtet der hierdurch bedingten Stoffwechselprobleme. Ungeachtet der Mehnertschen Mahnungen und der Erklärungen der Deutschen Gesellschaft für Ernährung ernähren sich die Menschen hyperkalorisch und fettzentriert.

Es ergeben sich somit verschieden Fragen zum Sinn und zur Daseinsberechtigung diätetischer Forschung in der Diabetologie:

Was leistet der diabetologische Diät-Spezialist?
Bisher hat er keine belangvollen Ergebnisse seiner Versuche vorweisen können. Der Nachweis seiner Existenzberechtigung steht somit aus.

Wie kann das Problem „Fachkliniks-Potemkin vs. Alltagsdilemma" gelöst werden?
Es steht außer Frage, daß in topographisch vom Wohnort und Lebenskontext des Patienten distanten Artefaktmilieus Verschlankungsmaßnahmen einschließlich adaptierter Sportprogramme durchführbar sind, auch mit entsprechendem Ergebnis auf die Stoffwechselparameter. Diese sind jedoch in keiner Weiser repräsentativ für die überwiegende Lebenszeit des Patienten. Schlußfolgerungen über zu erzielende Ergebnisse durch Diät unter diesen Artefaktbedingungen auf die Möglichkeiten, den Lebensstil eines Patienten dauerhaft zu verändern, sind nicht statthaft.

Was weiß der Diabetologe vom Rechtsraum: die normative Kraft des Faktischen als Lehrstück für diabetologische Herrenreiter-Moral?
Der Begriff der „normativen Kraft des Faktischen", dem Rechtsraum entlehnt, sollte in den Denkstil Deutscher Diabetologie integriert werden. Bisher hat eine offene Diskussion über die Ansprüche der Diabetologen und die realen

Möglichkeiten der Intervention nicht stattgefunden. Die Basis diabetologischer Realtherapeuten empfindet die immer gleich und wiederholt vorgetragenen Therapieoptionen der Fachklinikprotagonisten als an der Wirklichkeit vorbeiformuliert. Die Konsequenz aus der mangelnden Realitätssicht offizieller Diabetologie besteht in der Konstitution zweier Welten: auf der einen Seite der der „Kongreß-(Papier-)diabetologie", auf der anderen der der Realdiabetologie.

6 Therapeutische Realität der praktischen Diabetologen (und Haltungen zum Diätproblem)

6.1 Diabetologische Realität und semantisches Feld

6.1.1 Habitueller diabetologischer Sprachgebrauch

Einen weiteren Hinweis auf die praktische Realität des Umgangs mit Adipösen liefert die nicht hinterfragte Begriffsbildung, mit der Therapeuten ihren Problemgegenstand beschreiben, bzw. der Sprachgebrauch, mit dem dieser beschrieben wird. Habituelle, unauffällige Begriffe und deren weitreichende Denkstilimplikate verraten, unabhängig von offiziellen Akklamationen der Sorge um den Patienten, die eigentliche soziale Praxis des therapeutischen Umgangs. Diese ist gekennzeichnet durch das Paradigma der operationalisierten Apparatemedizin, des Alleinigkeitsanspruches des Arztes auf therapeutische Wahrheit und Sinnhaftigkeit („Patientenführung") sowie durch eine durchgängig zu findende Entwertung Adipöser („Dick, doof, Diabetes"): Das allgegenwärtige semantische Cluster der Diabetologie findet sich in Tabelle 4 zusammengestellt.

Die Reaktion der Patienten auf diese massierte Entwertung und moralisierende Begriffsbildung spiegelt sich in den Rationalisierungsangeboten an die Therapeuten: „Guter Futterverwerter"; „Stabiler Knochenbau"; „Ich werde von Wasser dick"; „Wenn ich an einer Wurst vorbeigehe, habe ich schon 1 kg zugenommen".

Immer dann, wenn Patienten derartige Erklärungsangebote für ihr Übergewicht liefern, sollte sich der Therapeut fragen, was er falsch gemacht hat, bzw. welche eigenen Denkstilprobleme die rationale Auseinandersetzung mit dem Patienten verhindert haben: Die Art der Argumentation der Patienten spiegelt das Niveau diabetologischer Intervention wider.

146   Adiposologie – eine Streitschrift

Tab. 4   Semantisches Cluster Deutscher Diabetologie

„Dick-Doof-Diabetes", „Dick-Dappisch-Diabetes", „Dicke schwitzen wie die Schweine", „Wohlstandssyndrom", „Im Krieg gab es keinen Typ II-Diabetes", „Insulinmast"; „Adipositas-Gen"; „Normalgewicht"; „Idealgewicht"; „Fettsucht"; „morbide" Adipositas; „Energiezufuhr"; „Diäterziehung und Ernährungseinsicht" [Ziegler, 1996]; „Schriftliche Diätverordnung" [Toeller, 1993, S. 280]; „Der Erfolgskontrolle dienen neben dem wöchentlichen Wiegen (ohne Kleidung nach dem Stuhlgang auf geeichter Waage)" [Toeller, 1993, S. 280]; „Der fettsüchtige Organismus" [Knick, 1994, S. 242]; „Um eine sichere Stoffwechselüberwachung zu gewährleisten, halten wir eine stationäre Durchführung einer Totalfastenbehandlung mit exaktem Bilanzierungs- und Behandlungsprotokoll [...] für angezeigt" [Knick, 1994, S. 242] „Notwendigkeit einschneidender Verhaltensänderungen" [Knick, 1994, S. 241] „kommt es unabhängig von der diätetischen Behandlung auch auf die psychische Führung und die Verhaltenstherapie an" [Knick, 1994, S. 241]; „Jede Überfütterung führt zur Fettsucht und mit großer Wahrscheinlichkeit irgendwann einmal zum Diabetes" [Mehnert, 1985, S. 156]; „Dauernde Begrenzung der Nahrungszufuhr" [Gries, 1993, S. 44]; „Diabetesdiätvorschriften"; „Reduktionskost"; „Diabetesdiät"; „Therapeutische Unterernährung"; „den Diabetiker abmagern" [aus einer Fortbildungsveranstaltung, 1995]; „undisziplinierte Lebensweise" [Mehnert]; „Risiken des Dammbruchs" [Gries zit. in Mehnert, 1995, s. u.]; „naschen"; „Sekundärversager", usw.

6.1.2 Offizieller Sprachgebrauch deutscher Diabetologie: affektives Agieren statt Besonnenheit

Neben dem habituellen Sprachgebrauch des diabetologischen Alltagsbewußtseins, das die therapeutischen Interventionen unbewußt lenkt und die Grundeinstellungen der Therapeuten gegenüber Adipösen spiegelt, finden sich in der Literatur Begriffsbildungen, die resp. ihrer Implikate nunmehr einer kurzen Interpretation resp. ihrer Implikate unterzogen werden sollen.

1. Nach Mehnert birgt die Liberalisierung der „Diät" die Gefahr der „Förderung einer undisziplinierten Lebensweise". Formulierungen dieser Art implizieren die Verantwortung des Arztes für den Lebensentwurf des Patienten auch bei chronischen Erkrankungen und suggerieren zusätzlich, daß die Änderung der Lebensweise durch ärztliche Intervention möglich ist. Gries spricht von den „Risiken eines Dammbruchs", die bei „Freigabe von Zucker in der Diabetesdiät [...] im Hinblick auf die Überschreitung aller Diätgebote bestehen" [Mehnert, 1995, S. 179]. Es wird hier deutlich, unter welchem erheblichen Druck die Beratungssituation steht, wenn jederzeit ein Dammbruch mit der Gefahr des völligen Außer-Kontrolle-Geratens droht. Zusätzlich zeigen sie die der klassischen Ernährungsberatung eigene Spaltungstendenz mit der Folge eines „Alles-oder-Nichts-Denkens", welches bei dem Versuch einer Reduk-

tionsdiät zu gehäuften Therapieabbrüchen oder gar zur Induktion von Eßattacken nach Art der Bulimie führt [Pudel, 1991].

Chantelau hält in seinen Ausführungen zur „Diät" entgegen: „Diätreglementierungen beeinträchtigen die Spontaneität [...], grenzen bewußt aus, sind unsozial. [...] Diät hat Tradition, ‚*Tradition ist Schlamperei*' [Gustav Mahler] [...]. Tatsächlich beruhen die meisten überlieferten Diabetesvorschriften auf schlampiger Empirie" [Chantelau, 1995, S. 126]. Auch in diesen Sentenzen zeigt sich erhebliches affektives Betroffensein. Von besonnener, wertneutraler Diskussion kann in Bezug auf das „Diät-" und Adipositasproblem in der Deutschen Diabetologie zumindest nicht die Rede sein. Unterschwellig werden diese Positionen in jeder Beratung an die Patienten weitergegeben und verhindern eine Beratung, in der der Patient sich unter verschiedenen Möglichkeiten die ihm kompatibelste aussuchen könnte.

6.1.3 Weitere Anmerkungen zum „Diät"-Problem: nicht einzuhaltende Therapieoptionen

Kennzeichnend für den klassischen diabetologischen Denkstil ist die Auffassung und Lehrmeinung, daß durch einen kognitiven Ansatz, d. h. möglichst genaue Wissensvermittlung, eine Verhaltensänderung bei Patienten zu erzielen sei („Der Erfolg hängt ab von der ‚Mühe'" [Mehnert, 1995]). Auf dieser Grundannahme basieren sämtliche Schulungsprogramme, auch die für adipöse Typ II-Diabetiker.

6.1.3.1 Die Tragik der Deutschen Gesellschaft für Ernährung

„Epidemiologen und Ernährungsmediziner mußten feststellen, wie wenig die wissenschaftlich begründeten Botschaften über eine vollwertige Ernährung das tatsächliche Ernährungsverhalten der Bevölkerung beeinflußten. [...] Die Botschaften der Ernährungsberichte der Deutschen Gesellschaft für Ernährung wiederholen mit inständiger Hartnäckigkeit im Vier-Jahres-Rhythmus: *Die Deutschen essen zuviel, zu fett, zu salzig und zu ballaststoffarm*. [...] Das Ernährungs*bewußtsein* der Deutschen stieg, ohne daß sich jedoch das Ernährungs*verhalten* geändert hat" [Pudel, Westhöfer, 1991, S. 10].

6.1.3.2 Schuldzuweisungen an den Patienten

Bei Scheitern des kognitiven Ansatzes kommt es habituell zu einseitigen Schuldzuweisungen an den Patienten („Der Erfolg hängt ab [...] 2. von der

Mitarbeit des Patienten" [Mehnert, 1995]). Diabetologische Forschung hat, wie andere Disziplinen, versucht, typische Prädiktoren ausfindig zu machen, die den Therapieerfolg bestimmen: Compliance-Forschung. Neben dieser Problemstellung dient der „Compliance"-Begriff aber im täglichen therapeutischen Umgang dazu, wiederum mit moralischem Implikat, den Patienten als nicht bereit zur Mitarbeit zu disqualifizieren. Die möglichen Gründe des Patienten, die ihn an der Mitarbeit zu Verschlankungsmaßnahmen hindern, werden üblicherweise nicht angegeben. Eine weitere Anmerkung Pudels zur sog. „Compliance"-Forschung mag auch hier zu einer Korrektur dieses häufig unkritisch benutzten Begriffes beitragen:

Bemerkungen zum inflatorisch benutzten „Compliance"-Begriff: „Das Wort ‚Compliance' [wird] halbwegs zutreffend vielleicht mit ‚Beratungswilligkeit' umschrieben. [...] Es [wird] häufig dazu mißbraucht, eine mangelnde Effektivität von Beratung [aber auch von Behandlung] einfach dadurch zu erklären, indem alles auf die ‚Non-Compliance' des Klienten oder Patienten abgeschoben wird. Es ist ein offenes Geheimnis, daß viele Patienten die verordneten Medikamente nicht oder in anderer Dosierung schlucken; es ahnt jeder Berater, daß seine gutgemeinten und für den Klienten sicher notwendigen Empfehlungen ohne geringste Anwendung im Klientenverhalten lediglich im Sprechzimmer verklingen" [Pudel, 1991, S. 83].

„Die Complianceforschung ging psychologisch zunächst so vor, daß im wesentlichen über Persönlichkeitsbestimmungen versucht wurde, den ‚typischen Klienten' zu beschreiben, der sich nicht oder unzureichend an Empfehlungen hält. Man hatte die Hypothese, daß beratungsunwilliges Verhalten ‚die Sache der Klienten' sei, daß es also schlechthin, von ihrer Persönlichkeit her, unkooperative Klienten gibt. <u>Diese Forschung mußte jedoch nach einiger Zeit ergebnislos eingestellt werden.</u> [...] Forschungsergebnisse der letzten Zeit lassen das Problem in einem anderen Licht erkennen. Nicht die Persönlichkeitsstruktur, sondern die Einstellungen der Klienten in Wechselwirkung mit dem Geschehen in der Beratung sind der Schlüssel zu dem Phänomen der Compliance" [Pudel, 1991, S. 82].

6.1.3.3 Verzerrungen der Beratung [Pudel]

In wenig professionalisierten Therapiekontexten, die die überwiegende Zahl der allgemeininternistischen Abteilungen kennzeichnen, aber auch in spezialisierten Einrichtungen mit diabetologischem Schwerpunkt unterliegen die Beratungen systematischen Verzerrungen, die aus den obengenannten Grundannahmen resultieren: Beharren auf dem Primat kognitiver Wissensvermittlung, moralische und ethische Kontaminationen des vordergründigen Sachinhaltes, Entwertung des Patienten:

„Ein Kurzvortrag des Beraters aber über die epidemiologischen Befunde zur Übergewichtigkeit und ihre Risiken [...] alles das sind Argumente, die bestenfalls der Klientin unter dem sozialen Druck der Beratungssituation eine Entscheidung aufnötigen, die aber nicht überdauern wird" [Pudel, 1991, S. 8].

„Der sicher richtige Hinweis ‚*Essen Sie weniger Fett*' ist ebenso wenig ins Verhalten zu übertragen wie der Hinweis ‚*Fahren Sie mit weniger Reifenabrieb*'" [Pudel, 1991, S. 13].

„‚*Täglich mindestens 30 Gramm Ballaststoffe zur Förderung Ihrer Verdauung*' [...] ist der Tip mit folgender Empfehlung vergleichbar: ‚*Zur Stabilisierung Ihrer Fernsehgebühren nur Sendungen anschauen, deren Netto-Produktionskosten unter 4000 Mark pro Minute liegen*'" [Pudel, 1991, S. 14].

Strukturelles Problem: „Der Berater (schafft) eine Atmosphäre, die oberflächlich sachlich, im Grunde aber mit Aggressionen und Schuldzuweisung an den Klienten gefärbt ist. [...] Das Grundproblem [Umgang mit Mißerfolgen während einer Reduktionsdiät] bleibt unbesprochen" [Pudel, 1991, S. 21].

Abgeleitet aus dem Leitbild der Notfallmedizin, bzw. der Allmachtsphantasie der völligen Beherrschbarkeit der Körpermaschine, spielen auch im Bereich chronischer Erkrankungen, deren Besonderheiten im Bereich der akademischen Ausbildung nur rudimentär herausgearbeitet sind, die vom Therapeuten vorgegebenen „rational" begründeten Therapieoptionen (diabetologisch: Normalisierung der metabolischen Parameter) die wesentliche Rolle, denen sich der Patient mit „guter Compliance" zu beugen hat. Der üblicherweise benutzte Begriff der „Patientenführung" zeigt auch im semantischen Feld deutlich das Gefälle zwischen chronisch krankem Patienten und dem Wahrheitsanspruch des Therapeuten und seiner aus diesem abgeleiteten superioren Position.

Denkstil der Berater: „Nachdenkenswert erscheint, daß die subjektive Zufriedenheit des Klienten keinen sehr hohen Stellenwert unter den Beratungszielen einnimmt [halten nur 20% für wichtig]. [...] Gründe, die den Erfolg beeinträchtigen, sind relativ gleichrangig der Zeitdruck, die Vorurteile der Klienten sowie die eigenen, zu hohen Erwartungen an die Möglichkeiten der Beratung" [Pudel, 1991, S. 23].

6.2 Die „Diät-Spirale" [Siebolds] als Zentralproblem der Ernährungsberatung

Die bisher gezeigten Mechanismen und Probleme klassischer, direktiver Adipositastherapie, in denen Patienten bis zu 20 gleichartige Diätversuche und

-kuren hinter sich bringen (mit immer dem gleichen Mißerfolg im Langzeitverlauf), kennzeichnet Siebolds mit dem Begriff der „Diät-Spirale" als dem Zentralproblem der Ernährungsberatung. Die Spirale zeichnet sich dadurch aus, daß alle Beteiligten (Patienten und Therapeuten) trotz offensichtlichen Scheiterns und offensichtlicher Sinnlosigkeit immer wieder das Gleiche tun. Durch das Phänomen der „gegenseitigen Fixierung" (Der Arzt denkt, der Patient denke, es handele sich um ein technisches Problem {Kalorienbilanz}; – Der Patient denkt, der Arzt denke, es handele sich um ein technisches Problem) werden beide daran gehindert, sinnvolle Fragen zu stellen und aus der Spirale herauszutreten. Statt sinnvollen Fragens (z. B. „Warum tun wir immer wieder etwas, daß doch nicht funktioniert? Was könnte an die Stelle der bisherigen Versuche treten?") herrscht allerwegen blinder somatologischer Aktionismus [Risse, Siebolds, 1995 ff.].

6.3 Ärztliche Reaktionen auf das Diätversagen: Gegenaggression

Durch den offensichtlichen Mangel an erfolgreichen Therapieoptionen bei gleichzeitigem Beharren der offiziellen Verlautbarungen auf der Möglichkeit, mit klassischen Verschlankungsmaßnahmen, Gewichtabnahme bei den Patienten erzielen zu können, geraten die Behandler, die täglich mit den realen Patienten umgehen müssen, in eine Selbstwertkrise ihres eigenen Tuns. Eine üblicherweise angewandte Praxis des Selbstschutzes ist das aggressive Gegenagieren mit einseitiger Schuldzuweisung an den Patienten, z. B. mittels des Begriffs der „schlechten Compliance". Eine zweite Variante des Gegenagierens besteht in sadistischem Ausagieren, entweder über Begriffsbildungen („Wohlstandssyndrom"), den Forderungen nach schärferer Kontrolle der angeordneten Diätmaßnahmen („Wiegen, unbekleidet, sich nicht auf die Angaben des Patienten verlassen"; Urinacetonkontrollen zum Beweis von „Diätsünden", ggf. mit Folge der Entlassung aus stationärer Behandlung), oder aber konkreten Maßnahmen u. a. der Vorenthaltung lebensnotwendiger Operationen durch das Rationalisierungsargument des zu großen Übergewichts, der Verordnung von Medikamenten mit unangenehmen Nebenwirkungen oder dem Ziel der sozialen Beeinträchtigung bei Ingestionsfehlern, Zunahme der Wiegefrequenz oder dem Vorschlag der „Kieferverdrahtung". Zusätzlich bestehen Rachephantasien durch die narzißtische Kränkung, z. B. in dem Vorschlag, die Versicherungsbeiträge für Adipöse zu erhöhen (Was ist mit den Motorradfahrern, den Skifahrern, oder den Fußballspielern; was mit der unbegreiflichen ärztlichen Toleranz gegenüber den gravierenden Folgekomplikationen des Hochleistungssport, z. B. bei jungen, unmündigen Turnerinnen?). Am Ende der Kette aggressiven Gegenagierens steht der ärztliche Kontrollverlust mit nackter verbaler Aggression (s. o.)

7 Deutungsversuche der Frustration

Die geschilderten Beispiele aus der alltäglichen diabetologischen Praxis sind vor dem Hintergrund der bereits aufgewiesenen minimalen Chancen für die Verschlankungsversuche großer Bevölkerungsgruppen [Forey, Goodrick, 1995] eigentlich unverständlich. Verschiedene Deutungsversuche seien jedoch erwähnt, um ggf. zu einer entspannteren Haltung eigenen Tuns zu kommen.

1. Die erste Möglichkeit der Enttäuschung besteht darin, den immer wieder geäußerten Behauptungen, Verschlankungsmaßnahmen seien dann erfolgreich, wenn man sich nur genug Mühe gebe [Mehnert, 1995], zu starken Glauben zu schenken. In diesem Fall muß der Therapeut zu der Auffassung gelangen, daß er sich eben nicht genug Mühe gegeben hat, die „Erfolge der naturwissenschaftlichen Medizin" nicht richtig zu nutzen wußte, er keine ernährungsphysiologischen Kenntnisse oder keine pädagogische Begabung besitzt.

2. Möglicherweise erklärt sich das Haften an den klassischen Diätversuchen einschließlich des aggressiven Gegenagierens auch aus einer Abwehr des eigenen Suchtpotentials (Geltungssucht: C_3, C_4, Nobelpreis, Arbeitssucht, Publikationssucht, Heroin, Kokain, Geschwindigkeitsrausch, Olympia als ärztlich-gesellschaftlich akzeptiertes Feld gesundheitsschädigenden, süchtigen und kriminellen (Doping-) Verhaltens). Die in breiten Bevölkerungsschichten habitualisierten Süchte werden zur Abwehr der notwendigen Introspektion und der hierdurch notwendigen Wertediskussion auf wenige Gruppen (in der Diabetologie: Adipöse, Raucher) verschoben.

3. Ein dritter Erklärungsversuch fokussiert um den (möglicherweise durch akademische Sozialisation und den vorherrschenden Denkstil der diabetologischen Fachgemeinschaft induzierten) zu hohen Anspruch, der Therapeut sei für die „Volksgesundheit" oder die Volksmoral durch „Disziplinierung" und Erzwingung einer „mäßigen und regelmäßigen Lebensweise" [Mehnert, 1995] „seiner" Patienten verantwortlich. In diesen Zusammenhang würde sich auch der Begriff des „Risikos eines Dammbruchs" nahtlos einfügen. Fühlt sich der Therapeut in diesem Sinn verantwortlich, so steht er in der Tat einer gigantischen Katastrophe mit zunehmendem Ausmaß [Foreyt, 1995] verantwortlich gegenüber und seine Verzweiflung über sein Versagen und sein blindes Agieren wären zwanglos verständlich.

4. Arbeitet der entsprechende Therapeut unter dem bereits im Studium ausschließlich vermittelten Leitbild technischer Beeinflußbarkeit der Körpermaschine durch die Erfolge naturwissenschaftlicher Medizin, einem Leitbild, das im Bereich der Notfall- und Intensivmedizin nicht zu unterschät-

zende Erfolge zu verzeichnen hat, und ist er nicht in der Lage, den kategorischen Unterschied zu dem Leitbild der Behandlung chronischer Patienten für sich zu verbalisieren, erklärt sich die Aggressivität möglicherweise durch eine tiefe Enttäuschung über die erhebliche Begrenztheit seiner therapeutischen Möglichkeiten. Eine Begrenztheit, die auch in der üblichen Selbstdarstellung medizinischer Erfolge in den Medien niemals offen zur Darstellung kommt. Kommen unbearbeitete Größen- und Allmachtsphantasien der eigenen Persönlichkeit hinzu, kann sich das aggressive Gegenagieren bis hin zu narzißtischer Wut steigern.

5. Die fünfte Überlegung greift auf Positionen der Neo-Phänomenologie zurück und kann wegen der weitreichenden Voraussetzungen zu ihrem Verständnis hier nur kursorisch erwähnt werden. Diabetologischer Denkstil im Horizont einer reduktionistischen Medizin setzt den anthropologischen Dualismus, d. h. die Auffassung, der Mensch sei aus einer Seele [Bewußtsein, ratio] und einer Körpermaschine zusammengesetzt, unhinterfragt voraus. In diesem Denkhorizont wird das Bewußtsein als konstante Größe mit definierten Denkfunktionen, ähnlich einem unendlich komplizierten Computer mit individuiert mannigfaltigen Denkoperationen, phantasiert. Aus dieser Phantasie leiten sich die entsprechenden pädagogischen Überlegungen zur Intervention in den Lebensstil der Patienten ab. Hierbei wird das durch die kognitiven Maßnahmen zu erreichende [idealerweise zu verändernde] Bewußtsein als konstante Größe gesetzt, in neo-phänomenologischer Diktion als in dauernder personaler Emanzipation verharrend. Das Fluktuieren verschiedener Individuationsgrade des Bewußthabens zwischen personaler Emanzipation und personaler Regression wird nicht ins Kalkül gezogen. Unter der Annahme eines konstanten Bewußtseins im Zustand der personalen Emanzipation aber muß das Versagen kognitiver Interventionen als unerklärlich oder gar ärgerlich, weil vom Patienten bewußt gewollt, erscheinen. Ein Ärger der, je nach individueller Prädisposition des involvierten Therapeuten, an den Patienten mehr oder weniger rationalisiert und mehr oder weniger aggressiv abgeführt wird.

Einen Hinweis auf die möglicherweise treffendere und der Sache dienlichere Sichtweise der Komplexität des Beratungszusammenhanges, in dem personale Bewußthaber unterschiedlichen Entfaltungsgrades zusammen mit den unterschiedlichen Ausprägungen ihrer persönlichen Fremd- und Eigenwelt über Einleibung [Schmitz, 1978, S. 73, S. 95; 1980, S. 96; 1980a, S. 24; 1990, S. 137] einen spontanen, übergeordneten Leib bilden, mit dem für eine gewisse Zeit Sachverhalte ausgetauscht werden, gibt das folgende Zitat aus dem „System der Philosophie" von Hermann Schmitz:

§ 287, d: Sozialapriorismus der Objektivierbarkeit: „Was Sartre behauptet, ist nicht der Fall; Objektivierung von Sachverhalten, die ursprünglich als subjektive zum eigenen Sosein beitragen, gehört von vornherein zur personalen Emanzipation und bringt das personale Subjekt überhaupt erst auf den Weg, aus primitiver Gegenwart aufzutauchen. Freilich kann man vermuten, daß eben dazu schon der Andere nötig wäre; wenn dieser, etwa als Erzieher in Fichtes Sinn, obendrein selbst schon ein personales Subjekt sein müßte, entstünde ein regressus ad infinitum. Indessen hat jene Vermutung nichts Triftiges für sich. Als Anstoß zu personaler Emanzipation, und damit zur Objektivierung von Sachverhalten, genügt vielmehr, wie ich in § 258a ausgeführt habe, das Vorkommen von Leibfremdem in der Wahrnehmung, speziell die Begegnung mit der Fläche. Dank solcher Objektivierung, indem ich mich z. B. auch nur momentan einmal gleichsam über mein Hier oder mein Jetzt stelle, werden mir und entsprechend jedem Anderen — dem Introvertierten freilich leichter als dem Extrovertierten — Eigenschaften meiner selbst objektiv, sobald ich überhaupt Person bin und das Erwachsenwerden einsetzt, also von einem Zeitpunkt an, der oft noch im ersten Lebensjahr liegen dürfte. Damit zugleich bildet sich die persönliche Fremdwelt: Nicht nur ich werde mir objektiv, sondern dank derselben Objektivierung entsteht mir auch eine objektive Welt, und so bedarf es des Anderen im Prinzip so wenig zur Objektivierung der äußeren Umgebung wie meiner selbst. [...] Ich kann mich aber nicht davon überzeugen, daß objektivierende spielerische Identifizierung ihrem Wesen nach überhaupt nur auf Grund der Anregung durch ein anderes Subjekt möglich wäre. Vielmehr genügt für sie im Prinzip, wie für spielerische Identifizierung überhaupt, schon die Emanzipation des Dieses in entfalteter Gegenwart" [Schmitz, 1978, 14/15].

Das hier zur Diskussion gestellte anthropologische Modell bedarf, um für den diabetologischen Diskurs nutzbar gemacht werden zu können, noch erheblicher Vertiefung und breiterer Darstellung. Allein hierzu fehlen die finanziellen und personellen Mittel, da diese durch somatologisch-reduktionistische und operationale Forschung völlig verbraucht sind. Erste Versuche zu einer Verschränkung anthropologischer Fundierung der Medizin mit neo-phänomenologischer Methodologie sind jedoch mit Hilfe der Pharmaindustrie, also außerhalb des etablierten Wissenschaftsbetriebes, schon möglich und erfolgreich praktiziert [Reike, 1994; 1994a; Risse, Siebolds, 1995 f.].

8 Neo-phänomenologische Deutung des gesteigerten Nahrungsappetits

Dem Autor des „System[s] der Philosophie" wurden die von Renner formulierten Fragen (Bedeutungsgehalt der Adipositas: Was macht die Aggressivität der Therapeuten aus?) vorgelegt, da sich im neo-phänomenologischen Schrifttum hierzu bisher keine Hinweise fanden. In seinem Brief vom 26. 3. 1996 antwortet Schmitz:

Adipositas und System der Philosophie
„[...] habe ich mich gleich daran gemacht, über Ihre Frage nach Gründen für die Hartnäckigkeit der Fettsucht nachzudenken. Geschrieben habe ich darüber nichts, nicht einmal bisher mich damit beschäftigt.

Eine Richtung, die mir für einschlägige Überlegungen aussichtsreich schiene, schält sich aber dabei heraus. Brückenqualitäten der Einleibung sind nach meiner Meinung, wie Sie wissen, Bewegungssuggestionen[35] und synästhetische Charaktere[36]. Den Schlüssel für eine dem Nahrungsappetit verwandte Appetitgestalt, dem sex appeal, habe ich im Gebiet der Bewegungssuggestionen aufzudecken versucht, ‚Die Liebe' S. 140–146. Das war mit einiger Genauigkeit möglich, weil sich mit Hilfe des Regenschirmprinzips[37] eine ziemlich bestimmte Zuordnung von Körperformen zu Bewegungssuggestionen [Gestaltverläufen[38]] und dieser zu Typen leiblicher Regung erreichen ließ."

Süßes, Fettes und Weiches: Weitung und protopathische Tendenz
„Für den Nahrungsappetit scheint es aber weniger auf Bewegungssuggestionen von Körperformen als auf synästhetische Charaktere anzukommen, sogar auf solche von Farben [„Das Auge ißt mit"]. Für Reize, die zu Handlungen, deren Folge chronische Verfettung ist, veranlassen, kommt aber wohl hauptsächlich das Weiche und das Süße in Betracht, beides sowohl als spezifische Sinnesqualität als auch als am eigenen Leibe spürbarer synästhetischer Charakter [Nahrungsfette mit hohem Brennwert sind fast ausnahmslos weich]. Nun besitze ich für die synästhetischen Charaktere leider keinen solchen Schlüssel ihrer Zuordnung zu Typen leiblicher Regungen, wie für die durch Gestaltverläufe in Körperformen abgespiegelten Regungstypen in Gestalt des Regenschirmprinzips [und entsprechender Deutungsmuster für eckige Winkelformen]. Mir scheint aber, daß sowohl das Süße wie auch das Weiche protopathische Tendenz und entspannende Weitung, etwa wie beim wohligen Ausstrecken der müden Glieder in liegender Haltung, nahelegen. Mir fällt dazu der Anfang des schönen Gedichts ‚Im Spätherbst' von Conrad Ferdinand Meyer ein:

---

[35] Bewegungssuggestionen [Schmitz, 1966, S. 38; 1978, S. 38, 40, 231, 236; 1980, S. 78; 1990, S. 282; 1993, S. 137; 1994, S. 18, 132]
[36] synästhetische Charaktere [Schmitz, 1978, S. 45, 53, 68, 69; 1980, S. 78, 90; 1990, S. 143; 1993, S. 138]
[37] Regenschirmprinzip [Schmitz, 1966, S. 46, 109, 112, 230]
[38] Gestaltverläufe [Schmitz, 1966, S. 52, 168, 230; 1978, S. 37, 40, 43, 236; 1980, S. 78, 100; 1980, S. 311; 1993, S. 138]

„Aus der Schiffbank mach ich meinen Pfühl.
Endlich wird die heiße Stirne kühl
O wie <u>süß</u> erkaltet mir das Herz!
O wie <u>weich</u> verstummen Leid und Schmerz!'

[Unterstreichungen natürlich von mir.] Einschlägig ist auch eine Diplomarbeit über den Schokoladengenuß, [...] {Cäcilia Klevinghaus, Untersuchung über Material- und Sinnesqualitäten beim Umgang mit Schokolade, 1987, S. 163} [...] Daraus ergibt sich für den raffinierten Schokolade-Genießer eines gewissen Typs sowohl die Macht und Feinheit intensiver Einleibung in sein Genuß-Objekt auf dem Weg über synästhetische Charaktere als auch die Zugehörigkeit dieser Charaktere zum Bereich des schmelzend Weichen. Genießer dieses speziellen Typs werden vielleicht nicht ohne Weiteres verfettende Schlemmer, aber bei diesen dürfte die Reizkonstellation hinsichtlich des schmelzend Weichen oft ähnlich sein.

Auf dieser Grundlage scheint mit folgende **Hypothese** vertretbar:
<u>Gewisse Nahrungsobjekte stimmen gewisse Menschen durch einseitige Einleibung mit mehr oder weniger unwiderstehlicher Suggestionskraft [wie oft bei einseitiger Einleibung, z. B. durch Hypnose oder Zirkuskünstler, die durch gewagte Kunststücke die Zuschauer in Atem halten] auf dem Weg über die synästhetischen Charaktere des Süßen und Weichen leiblich so um, daß sich ein süchtige Eßverhalten mit der Folge der Verfettung ergibt."</u>

Die Grausamkeit[39] der Enge und Einheit des Leibes
„Wenn hinzugenommen wird, daß das Weiche und das Süße den leiblichen Sinn protopathischer Tendenz und entspannender Weitung haben – vergleichbar der Wonne weichen Versinkens in die Kissen am Morgen, wenn man sich nach dem Aufwachen, statt aufzustehen, noch ein Nickerchen gönnt –, dann kann diese Sucht als Abwehr der Grausamkeit verstanden werden, die ich als die Einheit des Leibes bezeichnet habe [System § 74, vgl. § 269e]. Es handelt sich um die Grausamkeit leiblicher Engung, den Leib auf seine Enge hin spannend zusammenzuhalten und damit vom Zerfließen [mit lockerer Leibesinselbildung oder Verschwimmen der Leibesinseln ineinander] in das chaotisch-mannigfaltige Kontinuum des Dahinwährens abzuhalten. Der Fettsüchtige verfällt seiner süß-weichen Verführung demnach auf der Flucht vor solcher Grausamkeit."

Adipositas und Abneigung gegen aktive Eigenbewegung
„Dazu paßt eine weitere, die Verfettung begünstigende Einstellung des Fettsüchtigen, seine Abneigung gegen aktive Eigenbewegung, da diese immer mit

---

[39] Grausamkeit der Enge des Leibes: [Schmitz, 1965, S. 325–328; 1980, S. 279–283, 1980a, S. 192]

dem Erfordernis verbunden ist, einen Schwung, den man sich gegeben hat, wieder abzufangen und so einem Sturz oder einer instabilen Lage des Körpers vorzubeugen. Dieses Abfangen ist jeweils ein Dienst an der beschriebenen Grausamkeit."

Weiches, Süßes und Ekel
„Deren Anwalt [Anwalt der Grausamkeit leiblicher Engung] aber ist der Arzt, dem es um die Einheit des Leibes geht, der auch selbst wegen seines vom Beruf bedingten ständigen Zwangs zur Wachsamkeit gegen sich und des Ansichhaltens steht, so daß er, auch aus Neid, dem fettsüchtigen Patienten das protopathische Zerfließen im Weichen und Süßen nicht gönnt. Manche Züge dieses Zerfließens passen auch zum Ekelhaften gemäß „System" § 62. Der Arzt kann also auch durch Ekel an den fetten Patienten ambivalent gebunden sein."
[Kapiteleinteilung und fettgedruckte Überschriften jeweils von Risse]

9 Alternativen?

Betrachten wir die Ergebnisse der letzten 30 Jahre adiposologischer Forschung und insbesondere die Ergebnisse ihrer Anwendung in der Diabetologie, scheint die Lage hoffnungslos und Alternativen nicht in Sicht: Der Triumph des Übergewichts ist ultimativ [Foreyt, 1995], der Kampf verloren [Rodin, 1979]. Bei der Suche nach Alternativen stellt sich zunächst die Frage, ob die diabetologischen Ansprüche überhaupt richtig sind. Das vorgelegte Material hat gezeigt, daß der Anspruch klassischer Diabetologie, die Gesamtpopulation der Diabetiker durch kognitiv gesteuerte Aufklärung und „Patientenführung" oder durch moralisierende Apelle und Ermahnungen verschlanken zu können, nicht eingelöst werden kann. An die Stelle medizinisch kultivierter Größenphantasien über die Beherrschbarkeit des Patienten muß zunächst eine neue therapeutische Bescheidenheit treten, die bewußt die Begrenztheit der Möglichkeiten, den Lebensstil der Patienten zu ändern, artikuliert und in die Behandlung der Patienten einbezieht. Dies zu erreichen bedarf es einer öffentlichen, in der Diabetes — Gesellschaft geführten Grundsatzdiskussion über die anthropologischen und ontologischen Grundlagen der eigenen Fachdisziplin, eine Diskussion, die die praktische Basis der Gesellschaft längst, wenn auch unsystematisch, führt. Das starrköpfige Beharren auf dem Alleinigkeitsanspruch somatologischer Forschung zur Lösung psychosozialer Probleme, d. h. nicht-zählbares (chaotisches) Mannigfaltiges mit den Methoden zur Quantifizierung individueller Mannigfaltigkeit zu erfassen und zu beherrschen, hat in den letzten Jahren, zunächst unmerklich, bei der Jahrestagung der Deutschen Diabetes Gesellschaft 1996 in Basel offen zu einer tiefen, vielleicht schon nicht mehr zu überbrückenden Kluft zwischen mathematisch-naturwissenschaftlicher Papierdiabetologie (s. o.) und praktisch tätiger Anwenderbasis (Realdiabetologie) geführt, die die Gefahr eines Bruchs beider Gruppen mit beidseitigem Versinken in Bedeutungslosigkeit in sich birgt.

Vor dem Hintergrund der jetzt angespannten Situation ist, bezogen auf das Problem des Übergewichts, zunächst die öffentliche Anerkennung der Null-Option (extern induzierte Gewichtabnahme ist unmöglich) wesentlich. Diese würde zunächst zu einer Entlastung der praktischen Therapeuten führen, die dem Patienten durch Verbesserung der Beratungsatmosphäre zugute käme.

Die Anwendung kognitiver Beratungs- und Schulungsprogramme für die erste Intervention nach Diabetesmanifestation hat weiterhin den grundsätzlichen Stellenwert im Gesamtkontext der Diabetestherapie. Hier liegt derzeit die Aufgabe der Diabetes Gesellschaft in der politischen Durchsetzung einer flächendeckenden, qualitätsgesicherten Bereitstellung von Schulungsprogrammen, insbesondere auf dem Niveau von Allgemeinärzten und Diabetes-Schwerpunktpraxen. Hierdurch würden die Betroffenen in die Lage versetzt, eine für ihren eigenen Lebenskontext adäquate, durch Sachinformation gestützte Entscheidung über ihren weiteren Umgang mit ihrer Erkrankung zu treffen. Die Art der Entscheidung fällt allerdings ausschließlich in den Verantwortungsbereich des Patienten, es sei denn belangvolle Gründe (schweres hirnorganisches Psychosyndrom, schwere Charakterorganisationsstörungen etc. [Risse, 1995]) sprächen dagegen. In diesen Fällen wäre eine Übernahme der Verantwortung jedoch vom Therapeuten gezielt zu begründen.

Bezogen auf das Übergewicht ergäben sich im Fall der Patientenentscheidung gegen kalorienreduzierte Kost gewichtsunabhängige Therapieangebote (z. B. Fußinspektion etc.), die der Therapeut – entlastet vom offiziellen Verschlankungsanspruch – aggressionsfrei mit dem Patienten verhandeln könnte. Ein entsprechender Algorithmus der Therapieangebote resp. des hirnorganischen Psychosyndroms [Risse, 1995a, 1995b, 1996a] wurde von Siebolds bereits erarbeitet [Risse, Siebolds, 1995 ff.]. Ein weiterer Aspekt, der in der „Beratung" von Patienten bisher viel zu wenig Beachtung fand, ist der unterschiedliche Status und das z. Tl. erheblich unterschiedliche Interesse, mit dem Patienten mit Diabetes mellitus und Übergewicht den Arzt aufsuchen. Hierzu liefert De Shazer [1995] eine praktisch relevante Klassifikation der Patienten in „Besucher, Klagende, Kunden" [De Shazer, 1995, S. 59]: Nur „Kunden" haben ein Problem, welches sie zum Arzt bringt und gleichzeitig einen klaren Auftrag an den behandelnden Arzt [z. B. Patientenschulung mit Aufklärung über versteckte Fette]. „Klagende" haben ein Problem oder eine Beschwerde, aber keine Vorstellung, wie ihnen der Arzt helfen könnte. Hier ist der Arzt aufgerufen, sich „Mühe" zu geben und den Patienten über die „naturwissenschaftlichen" Möglichkeiten einer Behandlung aufzuklären, um ihm die Möglichkeit zu geben, einen Auftrag zu formulieren. „Besucher" sind solche Patienten, die zum Arzt gehen, weil es üblich ist, bei Diabetes mellitus den Arzt aufzusuchen. Besucher haben aber weder ein Problem noch eine Vorstellung, was der Arzt ihnen anbieten könnte. Hier sind sämtliche von der offiziellen Diabetologie als Interventionen vorgeschlagenen didaktischen und naturwissenschaftlichen Ansätze a priori zum Scheitern verurteilt. Nach Hausarztbefragungen von Siebolds [Risse, Siebolds, 1995 ff.] sind ca. 80 % − 90 % der Patienten in Hausarztpraxen aber Besucher(!).

Der Paradigmenwechsel von „Patientenführung" (diabetologischer Herrenreitermoral) zu „Beratung" erfordert neben einem Wechsel des offiziellen Denkstils, zusätzlich die Introspektion des Beraters über seine eigene Haltung zum Problem des Übergewichts. Introspektion und Selbsterfahrung gehören wiederum nicht zum klassischen Ausbildungsgang des Somatologen und müßten zusätzlich offiziell etabliert werden. Die organisatorischen Voraussetzungen sind in anderen Disziplinen (Psychotherapie, Industrie) bereits etabliert und könnten problemlos hier angeeignet und übernommen werden. Erste Ansätze im Bereich der Diabetologie, wiederum nicht durch die Diabetesgesellschaft, sondern durch eine Initiative der pharmazeutischen Industrie induziert, existieren bereits [Risse, Siebolds, 1995 ff.].

Nach der vollzogenen Änderung der Selbstauffassung der Therapeuten ergeben sich erste Möglichkeiten, über die Art und den Sinn von „Beratung" nachzudenken.

9.1 „Beratung" statt „Führung"

Ziel der Beratung: Ziel der Beratung ist nicht, dem Patienten rational begründete und pathogenetisch stringente Verhaltensmaßregeln zu vermitteln, denen er mit „guter Compliance" nachkommen muß, sondern „Ernährungsinformation und Ernährungsverhalten in Übereinstimmung zu bringen." [Pudel, 1991: 6]. Ziel ist es, daß „Wissen und Kenntnisse vom Klienten widerspruchsfrei in seine Vorstellungen eingebaut und in seinem Alltag umgesetzt und angewendet werden können" [Pudel, 1991: 9].

Befreit vom moralischen Anspruch einzuhaltender Verschlankung, wird der Blick frei auf die anzubietenden Techniken [wenn vom Patienten gewünscht]: „Der Klient braucht weniger Zielvorgaben als mehr konkrete Maßnahmen" [Pudel, 1991, 13].

Gemäß der o. g. Änderung des Selbstverständnisses über seine eigene Funktion, ändern sich die Bewertungen der durchgeführten Beratung und der eigenen Stellung im Gesamtkontext der Beratung (und werden hierdurch leider auch komplizierter), insbesondere dann, wenn das vom Therapeuten intendierte Ziel der Intervention nicht gelingt:

Selbstverständnis des Beraters: „Mißlingt das Beratungsziel, dann wird vom Selbstverständnis her der Berater keine Schuldzuweisung an den Klienten vornehmen dürfen. Uneinsichtige Klienten, willensschwache Personen oder beratungsresistente Patienten wird es also nicht geben [Pudel, 1991, S. 19]. [...] Das einfache Abschieben des Mißerfolgs auf die – wie es fachlich- vornehm heißt – mangelhafte Compliance (Therapiewilligkeit) des Klienten entfällt dann. [Pudel, 1991, S. 19]. [...] die eigenen Einstellungen, Wünsche und persönlichen Möglichkeiten des Beraters gehen als wichtige Faktoren in jedes Beratungsgespräch ein" [Pudel, 1991, S. 20].

9.2 Diabetiker-Gruppensprechstunde [Siebolds]

Das im diabetologischen Diskurs einzige Modell zur Beratung von Patienten mit DM und Adipositas, das strukturiert nach den o. g. Voraussetzungen konzipiert ist, wurde von Siebolds [1994] vorgestellt: Die „Diabetiker-Gruppensprechstunde". Es ist zudem das einzige Modell, das dezidiert die kontinuierliche Betreuung der Therapeuten impliziert und hiermit den Introspektionsgedanken als wesentlich für die durchzuführende Therapie miteinbezieht. Mit Hilfe des therapeutischen Instrumentariums der systemischen Familientherapie wird ein strukturierter Umgang mit übergewichtigen Patienten im Bereich der ambulanten Versorgung etabliert. Das Programm geht von Grundannahmen aus, die sich im Wesentlichen mit den in diesem Artikel dargestellten Erfahrungen decken (Tab. 5).

Tab. 5 Diabetiker-Gruppensprechstunde (Siebolds)

Grundannahmen:
1. Adipositasbehandlung der klassischen Diabetologie ist gescheitert
2. Nutzung der Ressourcen des Hausarztes [Beziehungsaspekte]
3. Nutzung des Potentials der systemischen Familientherapie
4. Verzicht auf Diätetische Interventionen

[Risse, 1995]

Ohne die Voraussetzung weitreichender psychotherapeutischer oder systemtherapeutischer Kenntnisse, verläuft die Gruppensprechstunde nach einer für den Arzt leicht zu erlernenden, von Medien gestützten, immer gleichen Dramaturgie ab (Tab. 6).

Tab. 6 Dramaturgie der Diabetiker-Gruppensprechstunde (Siebolds):

1. Eröffnungsrunde: Behandlungserfahrungen und größtes Problem des Patienten. Ansprechen der Erfahrungen in der bisherigen Diabetesberatung und Betreuung. Verstärkung des „Alles-aussprechen-Könnens" ohne wertende Konsequenz.
2. Größter Wunsch zum jeweiligen Thema:
Machen Sie dem Patienten klar, daß Sie manche Wünsche erfüllen, viele Wünsche jedoch nicht erfüllen können, und das ist auch okay so.
3. Wissensvermittlung:
Hier gelten die Grundsätze der praktischen Pädagogik
4. Ideen, das Erlernte praktisch umzusetzen:
Nehmen Sie dabei die Anregungen der Patienten ernst und lassen Sie ruhig auch etwas „skurrile Vorschläge" durchgehen. Ihre Patienten fühlen sich enorm ernstgenommen von Ihnen. Hier können Sie die Ressourcen der Patienten am besten nutzen.

[Risse, 1996]

Die praktische Erfahrung in der Umsetzung dieses Programms zeigt, daß technische Probleme nahezu nicht auftreten, daß es aber auch für bereits interessierte Therapeuten sehr schwierig ist, den Veschlankungsgedanken als, wenn auch geheimes Endziel ihrer Arbeit, aufzugeben, und sich auf die verbleibenden, vom Patienten eröffneten therapeutischen Möglichkeiten zu konzentrieren. Trotz des hochstrukturierten Programmes und der flankierenden Hilfen wird es in der nächsten Zeit darauf ankommen, inwieweit sich die offizielle Diskussion ändert und mit ihr das „Denkstilmilieu", in dem diabetologische Therapeuten auch vorsprachlich, habituell Beratungen durchführen und Therapien zusammen mit dem Patienten planen können.

Das Programm stellt eine konkrete Alternative zur bisherigen Beratungspraxis dar, ist in seinem Erfolg und in seiner Akzeptanz jedoch auch wesentlich abhängig von übergeordneten soziodynamischen und sozioökonomischen Entwicklungen, die bisher nur schwer einzuschätzen sind.

10 Konkrete Adiposologie für somatologische Diabetologen

Der in den vorangegangenen Kapiteln entfaltete Horizont diabetologischer Probleme und Möglichkeiten greift tief auf sozialanthrologische, individualpsychologische, strukturalistische und ontologische Grundpositionen zurück. Die wesentlichen Inhalte beziehen sich, mit Rücksicht auf den Diabetologen, bewußt auf die seit Demokrit, Platon und Aristoteles (Pseudo-Aristoteles) habitualisierten Vergegenständlichungsweise abendländischer Intellektualkultur und argumentieren somit in dem – zumindest dem akademisch sozialisierten Rezipienten – gewohnten Argumentationszusammenhang. Auch unter diesen zugegebenermaßen konventionellen Bedingungen zeigen sich erhebliche Schwierigkeiten, den klassischen, autokratischen diabetologischen Therapievorschlägen einen nachvollziehbaren Sinn, zumindest in Bezug auf den Erfolg der vorgeschlagenen Maßnahmen, abzugewinnen. Erste Versuche innerhalb dieses Denkhorizontes (der möglicherweise in den nächsten Jahren als absurd und anachronistisch auf den Abfall der Intellektualgeschichte geworfen werden wird), Änderungen zu inaugurieren, wurden vorgestellt. Dem zum jetzigen Zeitpunkt gesellschaftlich bestimmenden diabetologischen Somatologen sind Gedankenoperationen der vorgestellten Art, die sich auf geisteswissenschaftliche Positionen beziehen, aufgrund ihres Komplexitätsgrades jedoch ungewohnt. Am Ende seien die erzielten Ergebnisse nochmals in somatologisch perzipierbarer Form dargestellt, also unter Verzicht auf die eigentlich notwendigen philosophischen Grundprobleme (Tab. 7).

Tab. 7 Praktische Adiposologie für Diabetologen/Schlußfolgerungen

1. Der Diabetologe hat zum Problem der Adipositas nichts zu sagen.
2. Die erste derzeit relevante Maßnahme besteht in Enthaltung:
   „Diätverbot + Wiegeverbot für Patienten und Diabetologen" [Siebolds]
3. Die zweite mögliche Maßnahme besteht in:
   Bearbeitung der eigenen Aggressivität, um einen klareren Blick auf die Dinge zu erlangen.

11 Synopsis

Die Zusammenfassung beschränkt sich unter Umgehung der dem Problemgegenstand eigentlich angemessenen neo-phänomenologischen Differenzierungen auf die im diabetologischen Diskurs üblichen, einfachen Aussagesätze (Tab. 8).

Aus den o. g. Schlußfolgerungen ergibt sich eine Schärfung, die ggf. dem Diabetologen, der seine Existenzberechtigung aus immer wiederkehrenden Verschlankungsversuchen zieht, unangenehm ist:

Diabetologische Beschäftigung mit Ernährung stellt (über eine erste Aufklärung des Patienten hinaus) unter sozio-ökonomischen und teleologischen Gesichtspunkten reine Zeitverschwendung dar, die auch gesellschaftlich als Vergeudung von Ressourcen betrachtet werden sollte.

Tab. 8 Diabetologische Adiposologie: Zusammenfassung

1. Die Genese der Adipositas ist komplex und geht weit über den Verständnishorizont des Somatologen hinaus.
2. Die Therapie der Adipositas war bisher trotz erheblicher (finanzieller und personeller) Anstrengungen frustran:
    Die (industrialisierte) Menschheit wird unaufhaltsam immer dicker!
3. Die einzige konkrete (und sinnvolle) Alternative besteht derzeit in völligem Verzicht auf Deutung und Therapie und in Beschränkung auf eine (ein- bis max. zweimalige) Ernährungsberatung auf kognitiver Ebene (andere Ebenen stehen zumindest dem Diabetologen ja nicht zur Verfügung).
4. Ärzte müssen lernen, ihre Aggressivität anders als durch Ausagieren an ihren Patienten zu kompensieren.

Genauso zwecklos wie der gesamtgesellschaftliche Verschlankungsversuch durch Schulungsprogramme und unendliche Diätschleifen wäre eine Initiative, z. B. der Deutschen Diabetes Gesellschaft, mittels „Gesundheitsaufklärung" und strukturierter Schulungsprogramme, die — adäquat dem Zusammenhang von Adipositas und Typ-II-Diabetes — den Zusammenhang von Alkoholkonsum am Steuer, überhöhter Geschwindigkeit und erhöhter Mortalität durch Autounfälle erklären zu wollen und zusätzlich hieraus das Behandlungsprimat zu ziehen, daß der therapeutische Imperativ die Einhaltung von 30 km/h insbesondere auf Autobahnen sei. Der Geschichte der Deutschen Diabetes Gesellschaft und der Deutschen Gesellschaft für Ernährung wäre dann noch adäquat ein Verhalten permanenten Beharrens auf der Durchsetzbarkeit solcher Maßnahmen, wenn man sich nur genug „Mühe" geben würde.

Trotzdem bleibt zur schnellen Verbesserung der Situation der adipösen Patienten ein großer Spielraum der Intervention, der hier, einem Algorithmus von Siebolds folgend, noch einmal skizziert werden soll:

1. Strukturierte [qualitätsgesicherte] Intervention i. S. der Patientenschulung und Ernährungsinformation
2. Auftragsklärung über den Spielraum, den der Patient dem Therapeuten zu weiteren Schritten läßt
   2.1 Differentialdiagnose des Hirnorganischen Psychosyndroms
   2.2 Klärung des Patientenstatus: „Besucher", „Klagender", „Kunde"
3. Rechtzeitiges Abbrechen der „Diätschleife"
4. Erneute Auftragsklärung
   4.1 Psychosoziale, systemtherapeutische Intervention
   4.2 Behandlung der Risikofaktoren
   4.3 Adäquate BZ-Senkung durch adäquate Therapie
5. Aggressionsfreie Behandlung von Folgekomplikationen.

Dieses weite und in großen Teilen bisher systematisch nicht berabeitete Feld könnte eine lohnende Aufgabe für Deutsche Diabetologen darstellen. Anstatt sich in wiederholten Kämpfen um das Schulungsprimat bei Typ-I-Diabetes zu erschöpfen, wäre dies eine auch epidemiologisch sinnvolle Arbeit.

Anhang 1
Reduktionistische Deutungsmodelle der Adipositasgenese

(Die Literaturstellen werden mit Titel angegeben, da sich in diesen häufig entweder die Zentralaussage findet oder der Denkstil der Arbeit/Arbeitsgruppe spiegelt. Kommentare zu den einzelnene Ergebnissen werden zitert nach Logue [1995] unter Angabe der entsprechenden Seitenzahl).

Konzept der Homöostase:
Vorläufer: „milieu intérieur" [Claude Bernard]; Erste Beschreibung des Homeostasekonzeptes; 1929: Walter B. Cannon [Cannon, W. B.: Organization for Physological Homeostasis; Physiol.Rev. (1929) 9: 399–431]

Hungerkontraktionstheorie:
Cannon, W. B.; A. L. Washburn: An Explanation of Hunger; Am.J. Physiol. (1912)29: 441–454; [Logue, 46]; „Augenscheinlich fielen seine [des Hundes] Hungermeldungen jeweils mit dem Höhepunkt der Hungerkontraktionen zusammen und nicht mit deren Anfang, was dafür spricht, daß die Magenkontraktionen die Hungergefühle verursachten, und nicht umgekehrt. [...] Kritische Überprüfungen der peripheren Hungertheorie von Cannon deuteten aber darauf hin, daß weder Magenkontraktionen noch ein Magen selbst notwendige Vorbedingungen für das Empfinden von Hunger sind. Neueren Forschungen zufolge, in denen verbesserte Methoden wie das Messen der Magenkontraktionen über Katheter anstelle von Ballons angewendet wurden, ist der Zusammenhang zwischen Hunger und Magenkontraktion tatsächlich äußerst schwach. Die Magenkontraktionstheorie scheint heute von kaum mehr als historischem Interesse zu sein." [Logue 46 ff.]

Ösophagotomie, Scheinfütterung, intragastrische Fütterung:
[Janowitz, H. D.; M. I. Grossman: Some Factors Affecting the Food Intake of Normal Dogs and Dogs with Esophagostomy and Gastric Fistula; Am. J. Physiol. (1949) 63: 143–148]; „[...] zeigten erstens, daß scheingefütterte Hunde schließlich zwar aufhörten zu fressen, aber erst nachdem sie zuvor viel mehr als gewöhnlich gefressen haben [...] Anders ausgedrückt tragen orale Faktoren zwar zur Beendigung des Fressen bei, können aber allein die Nahrungsaufnahme nicht genau regulieren. [...] Wurde anstelle von Nahrung ein Ballon

verwendet, so hatte das keinen Einfluß auf die Scheinfütterung, außer wenn der Ballon so weit aufgeblasen wurde, daß er Übelkeit und Brechreiz erzeugte. Daraus zogen Janowitz und Grossmann den Schluß, daß die Magendehnung mit der Beendigung einer Eßphase wenig zu tun hat. [...] das Einbringen eines aufgeblasenen Ballons in den Magen kaum Auswirkung auf orale Fütterungen hat." [Logue 51]; [**Ratten mit gastrischen Fisteln**]: „Die Magendehnung allein hat keinen Einfluß auf die Beendigung der Nahrungsaufnahme, es sei denn, die Dehnung ist extrem. Die durch Nahrung verursachte Magendehnung dagegen beeinflußt die Beendigung einer Mahlzeit." [Deutsch, J. A.: Dietary Control and the Stomach; Prog. Neurobiol. (1983) 20: 313–332] [Logue 52]

Zentrale Mechanismen – Hypothalamus:
[Hethering, A. W.; S. W. Ranson: Hypothalamic Lesions and Adiposity in the Rat; Anatom. Rec. (1940) 78: 149–172; Hethering, A. W.; S. W. Ranson: The Spontaneous Activity and Food Intake of Rats with Hypothalamic Lesions; Am. J. Physiol (1942) 136: 609–617; Stellar, E.: The Physiology of Motivation; Psychol.Rev. (1954) 61: 5–22]: Zusammenfassung Logue [69]: „Läsionen im ventromedialen Hypothalamus sind nicht die einzigen Läsionen, die zu Hyperphagie führen können. Auch Läsionen an anderen Orten in unmittelbarer Umgebung können sämtliche Symptome des VMH-Syndroms hervorrufen" [Logue 69].

Endorphinhypothese:
Streßbedingtes Essen wird durch Endorphine induziert und kann durch den Opiatantagonisten Naloxone aufgehoben werden [Morley, Levine (1980)] Battegay, 1982, S. 30]

Serotoninmangelhypothese:
[Silverstone, T.: Mood and Food: A Psychopharmacological Enquiry; in: Wurtmann, R. J.; Sjöström, L. [1978]: „Wird durch irgendwelche Stoffe Serotonin mobilisiert, kommt es zur Anorexie, werden intraventrikulär Serotoninantagonisten gegeben, so wird diese Wirkung aufgehoben, und es tritt Hyperphagie ein." [Battegay, 1982, S. 31];

Lipostatische Theorie:
„beruht auf der Beobachtung, daß die Menge des Depotfettes, bezogen auf das Körpergewicht, bei ewachsenen Säugetieren bis ins hohe Alter konstant bleibt". [Battegay, 1982, S. 32]

Energieverbrauchsmodelle: parabiotische Ratten + Glukostatische Theorie + Lipostatische Theorie
Fleming, D. G.: Food Intake Studies in Parabiotic Rats; Ann. N. Y. Acad. Science (1969) 157: 985–1003]; Meyer, J.: The Glucostatic Theory of Regulation of Food Intake and the Problem of Obesity; Bull. N. Engl. Med. Centr

(1952) 14: 43–49; Meyer, J.: Regulation of Energy Intake and the Body Weight: The Glucostatic Theory and the Lipostatic Hypothesis; Ann. N. Y. Acad. Sci. (1955)65: 15–43]: „Allen Energieverbrauchsmodellen zufolge paßt der Organismus die Energiezufuhr dem Energiebedarf an. Er nutzt also eine effiziente homöostatische Methode zur Regulation der Nahrungsaufnahme." [Logue, 56f]; **Parabiotische Ratten:** [Fleming, D. G.: Food Intake Studies in Parabiotic Rats; Ann. N. Y. Acad. Science (1969) 157: 985–1003]: „Wenn man über mehrere Wochen hinweg die beiden Ratten jeweils drei Stunden lang fütterte und die erste zwei Stunden früher zu füttern anfing als die zweite, so fraß diese zweite Ratte bedeutend weniger als die erste. Es ist ersichtlich, daß zwischen dem Organismus der beiden Ratten Informationen darüber, was gefressen wurde, ausgetauscht worden sein muß" [Logue, 56].

„Eine der Theorien, die **glucostatische Theorie des Hungers**, geht davon aus, daß die Information durch den Blutzuckerspiegel übermittelt wird. Diese Theorie wurde 1952 von dem international bekannten Physiologen und Ernährungswissenschaftler Jean Mayer aufgestellt. Mayer zog die Schlußfolgerung, daß der zirkulierende Blutzucker als Signal an das Gehirn fungiert, das diesem die unmittelbar verfügbare oder benötigte Energiemenge anzeigt. Der Blutzucker steigt nach der Nahrungsaufnahme schnell an und sinkt dann langsam ab bis zur nächsten Nahrungsaufnahme. Es ist ebenfalls bekannt, daß der Blutzucker die einzige Energiequelle für das Gehirn ist. Zumindest einige spezielle Fälle von Nahrungsregulation kann die glucostatische Theorie jedoch nicht ausreichend erklären. Mayer war sich darüber im klaren, daß Diabetiker noch immer ein Bedürfnis nach Süßem haben können, selbst wenn ihr Blutzuckerspiegel infolge unangepaßter Insulinproduktion sehr hoch ist. Um dieses Problem zu lösen, wurde die Theorie von Meyer dahingehend spezifiziert, daß sie sich auf den effektiven Blutzucker bezieht, der sich als Differenz zwischen der Blutzuckerkonzentration in den Venen und in den Arterien, auch als arteriovenöse Blutzuckerdifferenz oder A.-V. Differenz bekannt, messen läßt." [Meyer, J.: The Glucostatic Theory of Regulation of Food Intake and the Problem of Obesity; Bull. N. Engl. Med. Centr (1952)14: 43–49; Meyer, J.: Regulation of Energy Intake and the Body Weight: The Glucostatic Theory and the Lipostatic Hypothesis; Ann. N. Y. Acad. Sci. (1955)65: 15–43] [Logue 56–60]

Genetische Modelle:
[Gurney, R.: The Hereditary Factor in Obesity; Arch.Int.Med.(1936)57: 557–561; Sorensen, I. L. A.; A. J. Stunkard: Does Obesity Sum in Families because of Genes?; Acta Psychiat. Scand. (1993)370: 67–73]: „Es steht außer Frage, daß übergewichtige Eltern oft übergewichtige Kinder haben. Nur zehn Prozent der Kinder, die keine adipösen Eltern haben, werden selbst adipös. Ungefähr 40% der Kinder mit einem adipösen Elternteil und 70% der Kinder

mit zwei adipösen Eltern werden stark übergewichtig" [Gurney, R.: The Hereditary Factor in Obesity; Arch. Int. Med.(1936) 57: 557–561] [Logue 295]; „[..] daß das Gewicht eineiiger Zwillinge sich stärker ähnelt als das zweieiiger und daß zwischen leiblichen Eltern und ihren Nachkommen eine größere Ähnlichkeit hinsichtlich ihres Körpergewichts besteht als zwischen Adoptiveltern und deren Kindern. Wenn man auch Kritik an den meisten dieser Untersuchungen finden kann, stützen die Ergebnisse doch den Schluß, daß es eine genetische Komponente bei der Entstehung von Adipositas gibt [Sorensen, I. L. A.; A. J. Stunkard: Does Obesity Sum in Families because of Genes?; Acta Psychiat. Scand. (1993) 370: 67–73] [Logue 296]

Rolle der Fettzellmasse:
[Sjöström, L.: The Contribution of Fat Cells to the Determination of Body Weight; in: Stunkard, A. J.: Symposium on Obesity: Basic Mechanisms and Treatment; Philadelphia 1978; Sjöström, L.: Fat Cells and Body Weight; in: Stunkard, A. J.: Obesity, Philadelphia 1980]: „Die Menge des im Körper gespeicherten Fettes steht, wie man annimmt, in Beziehung zum Körpergewichts-Sollwert, dem auf lange Sicht durch den Körper aufrechterhaltenen Gewicht. Das Fett wird in Fettzellen gespeichert. Sind die Fettzellen gefüllt, empfindet man weniger Hunger, sind sie leer, empfindet man mehr Hunger. Aus diesem Grund würde sich jemand, der eine bestimmte Menge Fett in einer großen Anzahl von Fettzellen gespeichert hat, allgemein hungriger fühlen als jemand, dessen Körper die gleiche Menge Fett in weniger Fettzellen gespeichert hat. [Sjöström, L.: The Contribution of Fat Cells to the Determination of Body Weight; in: Stunkard, A. J.: Symposium on Obesity: Basic Mechanisms and Treatment; Philadelphia, 1978; Sjöström, L.: Fat Cells and Body Weight; in: Stunkard, A. J.: Obesity; Philadelphia 1980]. „Vererbung spielt sowohl bei der Anzahl als auch bei der Verteilung der Fettzellen und somit bei der Fähigkeit, Appetit zu verspüren, eine Rolle. Zudem ist inzwischen erwiesen, daß die Anzahl der Fettzellen zwar vermehrt werden kann, wenn jemand an Gewicht zunimmt, daß sie jedoch niemals abnehmen kann. Eine Vermehrung der Fettzellen erfolgt offenbar am leichtesten in der Kindheit, einer Periode raschen Wachstums, kann jedoch während anderer Lebensphasen ebenfalls vorkommen. Deshalb haben Menschen, die zu irgendeiner Zeit ihres Lebens übergewichtig waren, ob sie es nun derzeit sind oder nicht, eine relativ größere Anzahl von Fettzellen. Diese Menschen müssen deshalb einen ständigen Kampf führen, wenn sie weniger essen möchten, als zur Aufrechterhaltung ihres maximal erreichten Gewichts notwendig ist." [Logue 297]

Grundumsatz:
„Individuen mit gleichem Körpergewicht können sich im Grundumsatz durchaus unterscheiden. Je kleiner der Grundumsatz einer Person ist, umso größer

die Neigung, übergewichtig zu werden. [Geissler, C.: Genetic Differences in Metabolic Rate; in: Birch, G. G.; M. G. Lindley: Low-Calorie Products; New York, 1988] [...] Ein Faktor, der den Grundumsatz senken kann, ist ein niedriges Niveau der Nahrungszufuhr [...] diese Verringerung des Grundumsatzes [ist] (heute) kontraproduktiv; sie wirkt den Auswirkungen des Diäthaltens entgegen [Steen, S. N.; R. A. Opplinger; K. D. Brownell: Metabolic Effects of Repeated Weight Loss and Regain in Adolescent Wrestlers; JAMA (1988) 260: 1–50]. Der Grundumsatz kann sogar noch Monate, nachdem das Fasten beendet wurde, verringert bleiben [„dieters dilemma" [Pudel]], [Elliot, D.; L. Goldberg, K. S. Kuehl, W. M. Bennett: „Sustained Depression of the Resting Metabolic Rate After Massive Weight Loss"; Am. J. Clin. Nutr. (1989) 49: 93–96]

Verhaltenstheoretischer Ansatz:
„Die einen essen bei Spannung und Kummer viel [Kummerspeck], die anderen weniger, wobei es bisher unbekannt ist, weshalb diese unterschiedlichen Verhaltensweisen vorkommen." [Battegay, 1982, S. 33 f.]

Verhaltenstheoretische Modelle des Essens:
„Verhaltenstheoretische Modelle versuchen, den Hunger zu erklären, ohne auf irgendwelche inneren Variablen zurückzugreifen. Statt dessen basieren die Prinzipien, die Hunger erklären und vorhersagen sollen, vorrangig auf Verhalten, vor allem operantem Verhalten, das durch Aktivitäten des Muskel-Skelett-Systems zustande kommt und willkürlich steuerbar ist." [Logue, 79]; „J. E. R. Staddon nimmt in seinem Modell vier Faktoren an: „Das Körpergewicht (die Größe des Energiespeichers), das Stoffwechselniveau (Energieumsatz), die Eßhäufigkeit (Energiezufuhr) und den Geschmack (als entwicklungsbedingten Indikator der Nahrungsqualität)." [Staddon, J. E. R.: Obesity and the Operant Regulation of Feeding; In: Toates, F. M.; T. R. Halliday: Analysis of Motivational Processes; London, 1980; Staddon, J. E. R.: Adaptive Behavior and Learning; Cambridge 1983]

Außenreizabhängigkeit: „Judith Rodin stellte fest, daß es in jeder Gewichtsgruppe viele außenreizabhängige Menschen (Menschen, deren Eßverhalten stärker durch Umweltsignale gesteuert wird) gibt, von denen einige Mittel finden, um ihre Nahrungsaufnahme so einzuschränken, daß sie nicht adipös werden. Ob sie ihre Nahrungsaufnahme einschränken oder nicht, außenreizabhängige Menschen zeigen allgemein besondere physiologische Reaktionen beim Anblick von Speisen. Rodin zufolge steigt der Insulinspiegel außenreizgesteuerter Menschen, wenn sie Nahrungsmittel sehen. Dies wiederum steigert den Hunger und die Wahrscheinlichkeit, daß aufgenommene Nahrung als Fett gespeichert wird" [Logue 304/305]. [Rodin, J.: Obesity: Why the Losing Battle?; Cat. Sel. Doc. Psychol (1979)9: 17, Nr. 1839; Rodin, J.; The Externality Theory Today, In: Stunkard, A. J.: Obesity; Philadelphia 1980; Rodin,

J.: Insulin Levels, Hunger, and Food Intake: An Example of Feedback Loops in Body Weight Regulation; Health Psychol. (1985) 4: 1−24; Rodin, J.; J. Wack, E. Ferrannini, R. A. DeFronzo: Effect of Insulin and Glucose on Feeding Behavior" Metabolism (1985) 34: 826−831]

Nahrungstypen und Ingestionsverhalten: „Wie man in Experimenten mit der beschriebenen Versuchsanordnung feststellte, führt eine Verminderung des Kaloriengehalts einer Speise nicht dazu, daß die Versuchsperson mehr ißt. Es werden also in diesem Fall insgesamt weniger Kalorien zugeführt. Die Versuchspersonen essen jedoch mehr bei süßen als bei nicht süß schmeckenden Lebensmitteln, unabhängig davon, ob der süße Geschmack durch Zucker oder durch künstlichen Süßstoff hervorgerufen wird. Dieses Ergebnis könnte damit zusammenhängen, daß der süße Geschmack zu einer erhöhten Freisetzung von Insulin [und damit einer Absenkung des Blutzuckerspiegels] und/oder einer vermehrten Einlagerung metabolischer Brennstoffe führt, wodurch diese nicht mehr so leicht verfügbar sind" [Blundell, J. E.; A. J. Hill: Paradoxical Effects of an Intense Sweetener (aspartame) on Appetite; Lancet (1986)I: 1092−1093] [Logue 52−54].

Verhaltenstheoretische Modelle des Essens:
„Verhaltenstheoretische Modelle versuchen, den Hunger zu erklären, ohne auf irgendwelche inneren Variablen zurückzugreifen. Statt dessen basieren die Prinzipien, die Hunger erklären und vorhersagen sollen, vorrangig auf Verhalten, vor allem operantem Verhalten, das durch Aktivitäten des Muskel-Skelett-Systems zustande kommt und willkürlich steuerbar ist." [Logue 79]; J. E. R. Staddon nimmt in seinem Modell vier Faktoren an: „Das Körpergewicht (die Größe des Energiespeichers), das Stoffwechselniveau (Energieumsatz), die Eßhäufigkeit (Energiezufuhr) und den Geschmack (als entwicklungsbedingten Indikator der Nahrungsqualität)" [Staddon, J. E. R.: Obesity and the Operant Regulation of Feeding; In: Toates, F. M.; T. R. Halliday: Analysis of Motivational Processes; London 1980; Staddon, J. E. R.: Adaptive Behavior and Learning; Cambridge 1983], [Logue 79].

Anhang 2
Reduktionistische Therapieansätze

Chirurgische Methoden:

Magenbypass: Beim Magenbypass wird der untere Magenabschnitt umgangen, indem er zunächst vom oberen Teil getrennt wird, der dann direkt mit dem Dünndarm verbunden wird [Bray, G. A.: Intestinal Bypass Surgery for Obese

Patients; in: Stunkard, A. J.: Symposium on Obesity: Basic Mechanisms and Treatment; Philadelphia 1978]. Gelegentlich können potentiell gefährliche Nebenwirkungen dieser Operation auftreten [Bray, G. A., D. S. Gray: Obesity. Part II. – Treatment; West. J. Med. (1988) 149: 555–571].

Magenresektion: Bei der Magenresektion wird das Volumen des Magens chirurgisch verkleinert. [Bray & Gray 1988 (s. o.)].

Kieferverdrahtung: Nach Entfernung der Verdrahtung jedoch kehrt das alte Gewicht meist zurück [Munro, J. F.; I. C. Stewart, P. H. Seidelin, H. S. Mackenzie, N. G. Dewhurst: Mechanical Treatment for Obesity; in: Wurtman, R. J.; I. J. Wurtman: Human Obesity; New York 1987

Applikation von Magenballons: [Brody, J. E.: Stomach Balloon for Obesity Gains Favour amid Concerns. N. Y. Times, 29. 4. 1986; S. C1, C6]. [...] die Magendehnung den Appetit nur dann beeinflußt, wenn sie durch einen Nährstoff bewirkt wurde, eine Bedingung, die der Ballon nicht erfüllt. Es ist vielleicht nicht überraschend, daß die Anwendung eines Magenballons in einer ausgefeilten Doppelblindstudie von Reed B. Hogan und seinen Kollegen (1989) nicht wirksamer bei der Gewichtsreduktion war als die scheinbare Einführung eines Ballons." [Hogan, R. B.; J. H: Johnston, B. Long, S. O. Sones, L. A. Hinton, J. Burge, S. A. Corrigan: A Double-Blind, Randomized, Sham-Controlled Trial of the Gastric Bubble for Obesity; Gastroint. Endoscopy (1989) 35: 381–385]

Medikamentöse Behandlung:
Amphetamin: „Zudem ist der mit Amphetamin erzielte Gewichtsverlust im allgemeinen nur vorübergehend" [Blundell, J. E.; P. J. Rogers: Pharmacologic Approaches to the Understanding of Obesity; In: Stunkard, A. J.: Symposium on Obesity: Basic Mechanisms and Treatment; Philadelphia 1978]

Appetitzügler: „Zudem steigt das Gewicht nach Absetzen des Medikaments häufig wieder an" [Sullivan, A. C.; S. Hogan, J. Triscari: New Developments in Pharmacological Treatment; New York 1987]

Serotonin-Agonisten: Für Patienten mit KH-Hunger [Carbohydrate-Cravers] und Adipositas durch Winter-Depression: Dex-Fenfluramin [Wurtmann, R. J.; J. J. Wurtmann: Do Carbohydrates Affect Food Intake via Neurotransmitter Activity?; Appetite (1988) 11: Suppl. 42–47; Wurtmann, R. J.; J. J. Wurtmann: Carbohydrates and Depression; Scientific American (1989) 260: 68–75]

Sportliche Aktivitäten: Der Hauptnachteil der Anwendung von sportlichen Übungen als einer Behandlungsmethode der Adipositas ist die Schwierigkeit der Patienten, sich an ein Sportprogramm zu halten. [Brownell, K. D.; A. J. Stunkard: Physical Activity in the Development and Control of Obesity; in: Stunkard, A. J.: Obesity; Philadelphia 1980; Stern, J. S.: Is Obesity a Disease of Inactivity?; Stunkard, A. J.; E. Stellar: Eating and Its Disorders; New York 1984]

Diätetische Maßnahmen:
„Die Gewichtabnahme mag nicht andauern, weil der Betreffende durch die leeren Fettzellen einen gesteigerten Appetit hat" [Logue, 1995].

„**Erhöhtes coronares Risiko durch Gewichtsfluktuation:** „[...] ist das Risiko, an einer koronaren Herzkrankheit zu sterben, bei Männern, deren Gewicht im frühen Erwachsenenalter starken Schwankungen unterlag, doppelt so hoch wie bei Männern, deren Gewicht in dieser Zeit relativ konstant blieb [Hamm, P.; R. B. Shekelle, J. Stammler: Large Fluctuations in Body Weight during Young Adulthood and Twenty-Five-Year Risk of Coronary Death in Man; Am. J. Epidemiol. (1989) 129: 312−318].

„**gezügelte Esser** [Diäthalter] haben eine stärkere Speichelbildung, wenn sie mit Nahrung in Kontakt kommen" [Legoff, D. B.; M. N. Spiegelman: Salivary Response to Olfactory Food Stimuli as a Function of Dietary Restraint and Body Weight; Appetite (1987) 8: 29−35];" [...] kann Nahrungsentzug den **Energieumsatz** verringern, und diese Reduktion kann andauern, selbst wenn die Diät beendet ist. Der Energieumsatz kann bei wiederholten Diäten sogar noch weiter gesenkt werden [Blackburn, G. L.; G. T: Wilson, B. S. Kanders, L. J. Stein, P. T. Lavin, J. Adler, K. D. Brownell: „Weight Cycling: the Experience of Human Dieters"; Am. J. Clin. Nutr. (1989) 49: 1105−109]. „Letztlich kann eine Vorgeschichte von Diätverhalten, auch gezügeltes Eßverhalten genannt, jemanden anfällig machen gegenüber **Bulimie** und Phasen von übermäßigem Essen im allgemeinen" [Rudermann, A. J.: Dietary Restraint: A Theoretical and Empirical Review; Psychol. Bull. (1986) 99: 247−262].

Verhaltenstherapie:
„Die allgemeine Schlußfolgerung aus diesen Studien ist, daß die Verhaltenstherapie zu einem kurzfristigen Gewichtsverlust führt von 5 bis 15 Kilogram in einem Zeitraum von mehreren Wochen bis Monaten. Nur wenige Experimente haben jedoch die langfristigen Wirkungen der zur Gewichtsreduktion angewendeten Verhaltenstherapie untersucht. Diese Experimente scheinen darauf hinzuweisen, daß bestenfalls das abgenommene Gewicht nicht wieder zugenommen wurde." [Logue 331]

Literatur

Blackburn, G. L.; G. T. Wilson; B. S. Kanders; L. J. Stein; P. T. Lavin; J. Adler; K. D. Brownell: Weight Cycling: the Experience of Human Dieters; Am. J. Clin. Nutr. (1989) 49: 1105–109

Battegay, R.: Die Hungerkrankheiten – Unersättlichkeit als krankhaftes Phänomen; Bern, 1982

Blundell, J. E.; P. J. Rogers: Pharmacologic Approaches to the Understanding of Obesity; In: Stunkard, A. J.: Symposium on Obesity: Basic Mechanisms and Treatment; Philadelphia, 1978

Blundell, J. E.; A. J. Hill: Paradoxical Effects of an Intense Sweetener (aspartame) on Appetite; Lancet (1986)I: 1092–1093

Bray, G. A.: Intestinal Bypass Surgery for Obese Patients; in: Stunkard, A. J.: Symposium on Obesity: Basic Mechanisms and Treatment; Philadelphia, 1978

Bray, G. A., D. S. Gray: Obesity. Part II. – Treatment; West. J. Med. (1988) 149: 555–571

Broad, W.; N. Wade: Betrayers of the Truth; Oxford, 1985

Brody, J. E.: Stomach Balloon for Obesity Gains; N. Y. Times, 29.4.1986; S. C1, C6

Brownell, K. D.; A. J. Stunkard: Physical Activity in the Development and Control of Obesity; in: Stunkard, A. J.: Obesity; Philadelphia, 1980;

Bruch, H.: Eating Disorders; New York 1973; dt.: Eßstörungen. Zur Psychologie und Therapie von Übergewicht und Magersucht; Frankfurt, 1992

Cannon, W. B.; A. L. Washburn: An Explanation of Hunger Am.J. Physiol. (1912) 29: 441–454

Cannon, W. B.: Organization for Physiological Homeostasis; Physiol.Rev. (1929) 9: 399–431

Chantelau, E.: Diät (?) bei Diabetes Mellitus; in: Berger, M: Diabetes Mellitus; München 1995; S. 126–158

DeShazer, S.: Der Dreh – Überraschende Wendungen und Lösungen in der Kurzzeittherapie; Heidelberg, 1995

Deutsch, J. A.: Dietary Control and the Stomach; Prog.Neurobiol. (1983) 20: 313–332

DSM III: Diagnostisches und Statistisches Manual Psychischer Störungen; Hrsg: American Psychiatric Association; dt. von K. Koehler; H. Saß; Weinheim, 1984

Elliot, D.; L. Goldberg; K. S. Kuehl; W. M. Bennett: Sustained Depression of the Resting Metabolic Rate after Massive Weight Loss; Am.J. Clin.Nutr. (1989) 49: 93–96

Fehm, H. L. et al.: Ernährung und Stoffwechsel, in: Ziegler, R. et al.: Rationelle Diagnostik in der Endokrinologie; Stuttgart, 1993; S. 222–232

Fleming, D. G.: Food Intake Studies in Parabiotic Rats; Ann. N. Y. Acad. Science (1969) 157: 985–1003

Foreyt, J.; K. Goodrick: The Ultimate Triumph of Obesity; Lancet (1995) 346: 134–135

Geissler, C.: Genetic Differences in Metabolic Rat; in: Birch, G. G.; M. G. Lindley: Low-Calorie Products; New York, 1988

Gurney, R.: The Hereditary Factor in Obesity; Arch.Int.Med.(1936) 57. 557 561

Hamm, P.; R. B. Shekelle, J. Stammler: Large Fluctuations in Body Weight during Young Adulthood and Twenty-Five-Year Risk of Coronary Death in Man; Am.J. Epidemiol. (1989) 129: 312−318

Hethering, A. W.; S. W. Ranson: Hypothalamic Lesions and Adiposity in the Rat; Anatom.Rec. (1940) 78: 149−172

Hethering, A. W.; S. W. Ranson: The Spontaneous Activity and Food Intake of Rats with Hypothalamic Lesions; Am.J. Physiol. (1942) 136: 609−617

Hogan, R. B.; J. H: Johnston; B. Long; S. O. Sones; L. A. Hinton; J. Burge; S. A. Corrigan: A Double-Blind, Randomized, Sham-Controlled Trial of the Gastric Bubble for Obesity; Gastroint.Endoscopy (1989) 35: 381−385

Jahnke, K.: Diät bei Typ II in: Metabolisches Syndrom: 16. Wissenschaftliche Tagung der Deutschen Arbeitsgemeinschaft für klinische Ernährung und Diätetik Neunkirchen/Saar: 27.−28.9.1991 Wiss. Leitung: Prof.Dr.H. Liebermeister; Neunkirchen; in: Akt. Ernährungsmedizin (1992) 17: Suppl. 2

Janowitz, H. D.; M. I. Grossman: Some Factors Affecting the Food Intake of Normal Dogs and Dogs with Esophagostomy and Gastric Fistula; Am.J. Physiol.(1949) 63: 143−148

Kernberg, O. F.: Schwere Persönlichkeitsstörungen − Theorie, Diagnose, Behandlungsstrategien; Stuttgart, 1991

Kernberg, O. F.: Psychodynamische Therapie bei Borderline-Patienten; Bern, 1992

Knick, B.; J. Knick: Diabetologie; Stuttgart, 1994

Legoff, D. B.; M. N. Spiegelman: Salivary Response to Olfactory Food Stimuli as a Function of Dietary Restraint and Body Weight; Appetite (1987) 8: 29−35

Logue, A. W.: Die Psychologie des Essens und des Trinkens; Heidelberg, 1995

Mehnert, H.: Bewährtes in der Diättherapie des Typ-II-Diabetes; in: Drost, H.; F. A. Gries; K. Jahnke: Der nicht insulinabhängige Diabetes mellitus (Typ II); Stuttgart, 1985

Mehnert, H.; K. Schöffling; E. Standl; K.-H. Usadel: Diabetologie in Klinik und Praxis; Stuttgart, 1994

Meyer, J.: The Glucostatic Theory of Regulation of Food Intake and the Problem of Obesity; Bull.N. Engl.Med.Centr (1952) 14: 43−49

Meyer, J.: Regulation of Energy Intake and the Body Weight: The Glucostatic Theory and the Lipostatic Hypothesis; Ann.N. Y. Acad.Sci. (1955)65: 15−43

Müller, M. J.: Weiterbildung: Adipositas; Internist (1996) 37: 101−118

Munro, J. F.; I. C. Stewart; P. H. Seidelin; H. S. Mackenzie; N. G. Dewhurst: Mechanical Treatment for Obesity; in: Wurtman, R. J.; I. J. Wurtman: Human Obesity; New York, 1987

NIDDM − Policy − Group: Gries, F. A., K. G. M M.Alberti; J. P. Assal et al.: A Desktop Guide for the Management of the Non-Insulin Dependent Diabetes Mellitus (NIDDM); IDF Bulletin, 1990 (35): 1

Pudel, V.: Praxis der Ernährungsberatung; 2.Auflg., Berlin, 1991

Pudel, V.; J. Westhöfer: Ernährungspsychologie; Göttingen, 1991; S. 10

Reike, H.; K.-H. Steinmann, A. Risse: Praktische Übungen zur Leibesinselbildung; München-Dortmunder-Symposium: Das Diabetische Fuß-Syndrom; München, 1994

Reike, H.; K.-H. Steinmann; S. Bauer; A. Risse: Die Leibesinsel; in: 6. Dortmunder Symposium: Diabetes mellitus und Angiologie: Das Syndrom des Diabetischen Fusses; Delecke, 1994a

Risse, A.; M. Siebolds: Psychodynamische und interaktive Probleme in der Diabetologie: Ein zweitägiges Seminar für Schulunggsteams: Seminarreihe der Firma *lilly*-Deutschland, 1995 ff.

Risse, A.: Die Bedeutung der Psychopathologie und Dynamischen Psychiatrie für die Behandlung des Diabetischen Fuß-Syndroms; in: Risse, A: Phänomenologie und Psychopathologie der Diabetologen; lilly Deutschland, Bad Homburg, 1995a

Risse, A: Interaktive Probleme der Behandlung des Diabetischen Fuß-Syndroms; Diabetes-Dialog (1995b)2: 16−19

Risse, A.: Phänomenologie und Diabetologie; in: Großheim, M.: Leib und Gefühl; Akademie Vlg.; Berlin, 1995c; S. 241−270

Risse, A.: Didaktische Konzepte der Diabetikerbetreuung und Beratung; Z. Gastroenterol. (1996) Suppl. 2: 66−68

Rodin, J.: Obesity: Why the Losing Battle?; Cat.Sel.Doc.Psychol (1979)9: 17, Nr. 1839;

Rodin, J.: The Externality Theory Today; In: Stunkard, A. J.: Obesity; Philadelphia, 1980

Rodin, J.: Insulin Levels, Hunger, and Food Intake: An Example of Feedback Loops in Body Weight Regulation; Health Psychol. (1985) 4: 1−24

Rodin, J.; J. Wack, E. Ferrannini, R. A. DeFronzo: Effect of Insulin and Glucose on Feeding Behavior; Metabolism (1985) 34: 826−831

Rudermann, A. J.: Dietary Restraint: A Theoretical and Empirical Review; Psychol. Bull. (1986) 99: 247−262

Schmitz, H.: Der Leib; System der Philosophie, Band II, 1.Teil; Bonn, 1965

Schmitz, H.: Der Leib im Spiegel der Kunst; System der Philosophie, Band II, 2.Teil; Bonn, 1966

Schmitz, H.: Die Wahrnehmung; System der Philosophie, Band III, 5.Teil; Bonn, 1978

Schmitz, H.: Die Person; System der Philosophie, Band IV; Bonn, 1980

Schmitz, H.: Die Aufhebung der Gegenwart; System der Philosophie, Band V; Bonn, 1980a

Schmitz, H.: Der unerschöpfliche Gegenstand; Bonn, 1990

Schmitz, H.: Die Wahrnehmung; System der Philosophie, Band III, 5. Teil; Bonn, 1978

Schmitz, H.: Die Liebe; Bonn, 1993

Schmitz, H.: Neue Grundlagen der Erkenntnistheorie; Bonn, 1994

Schmitz, H.: Brief an den Autor; 1996

Silverstone, T.: Mood and Food: A Psychopharmacological Enquiry; in: Wurtmann, R. J.; Sjöström, L.: The Contribution of Fat Cells to the Determination of Body Weight; in: Stunkard, A. J.: Symposium on Obesity: Basic Mechanisms and Treatment; Philadelphia, 1978

Sjöström, L.: Fat Cells and Body Weight; in: Stunkard, A. J.: Obesity; Philadelphia, 1980

Sorensen, I. L. A.; A. J. Stunkard: Does Obesity Sum in Families Because of Genes? Acta Psychiat. Scand.(1993) 370: 67−73

Steen, S. N.; R. A. Opplinger; K. D. Brownell: Metabolic Effects of Repeated Weight Loss and Regain in Adolescent Wrestlers; JAMA (1988) 260: 1–50

Staddon, J. E. R.: Obesity and the Operant Regulation of Feeding; In: Toates, F. M.; T. R. Halliday: Analysis of Motivational Processes; London 1980; Staddon, J. E. R.: Adaptative Behavior and Learning; Cambridge, 1983

Stellar, E.: The Physiology of Motivation; Psychol.Rev. (1954) 61: 5–22

Stern, J. S.: Is Obesity a Disease of Inactivity?, in: Stunkard, A. J.; E. Stellar: Eating and Its Disorders; New York, 1984

Stunkard, A. J.; V. Pudel: Adipositas; in Uexküll, T.v.: Psychosomatische Medizin; 5. Auflg., München, 1996; S. 581–598

Sullivan, A. C.; S. Hogan, J. Triscari: New Developments in Pharmacological Treatment; New York, 1987

Toeller, M.: Gewichtsreduktion und Complianceprobleme; in: Waldhäusl, W.; F. A. Gries: Diabetes in der Praxis; Berlin, 1993

Wurtmann, R. J.; J. J. Wurtmann: Do Carbohydrates Affect Food Intake via Neurotransmitter Activity?; Appetite (1988) 11: Suppl. 42–47

Wurtmann, R. J.; J. J. Wurtmann: Carbohydrates and Depression; Scientific American (1989) 260: 68–75

Ziegler, R.: Rationale Stufendiagnostik in der Endokrinologie; Internist (1996) 37: 140–147

Naturwissenschaften vs. „gesunder Menschenverstand"
oder:
Wie gelangt die Diabetologie von Sachverhalten zu Tatsachen?

> *„In einer Zeit des ungehemmten Durcheinanderredens wie heute muß man ganz genau sein wollen, um nicht durch Abgleiten ins Beliebige die Besinnung zu betrügen."*
> [Schmitz, 1994a, 5. XIV].

1 Einleitung

Diabetologie als (nicht unumstrittener, von „Endokrinologen" dezidiert negierter) autonomer Teilbereich der Humanmedizin organisiert sich am Leitbild der sog. „exakten" Naturwissenschaften und mißt ihre Erfolge mit naturwissenschaftlichen Methoden [Gerok, 1995; Schmidt, 1995]. Für einen kleinen Teil von Patienten (Notfälle, Polytraumen, Operationen mit gesicherter Indikation etc.) kann dieses Leitbild sinnvoll sein und zeitigt unbestreitbar positive Ergebnisse. Je chronischer jedoch eine Erkrankung verläuft, desto unsinniger wird dieses naturwissenschaftliche Paradigma für Diagnostik und Therapie. Diabetes mellitus ist eine chronische Erkrankung.

Die abendländische Kultur wiederum organisiert sich am Leitbild der „Vernunft als technischem Verstand (ratio)" und hat mit ihm, im Gegensatz zu Kulturen mit anderen Vernunftbegriffen, wesentlich größere (technische) Erfolge vorzuweisen. Diabetologie ist ein Teil der abendländischen Kultur und benutzt unhinterfragt deren Vergegenständlichungsweise. Hier wie allerwegen ist das Ausmaß technischen Könnens schneller gewachsen als das moralisch-ethische Können [Heidegger, 1976]. Das Problem, welches durch die Überbewertung des technischen Verstandes mit zunehmendem Unbehagen entsteht, beschreibt H. Schmitz wie folgt:

> „Das menschliche Lebenkönnen steht in zunehmender Ratlosigkeit, ermächtigt durch die organisierende, disziplinierende und kritisierende, aber eigener Zwecksetzung nicht fähige Vernunft, die das aus unwillkürlicher Ergriffenheit stammende Bescheidwissen, was man will, abgearbeitet hat, vor einem unübersehbaren Haufen von Mitteln für beliebige Zwecke, die

eben diese **Vernunft als technischer Verstand** ihm darreicht, entfremdet der Führung durch gewachsene Lebensart und entfremdet der Fühlung mit den unter sich disparaten Fachleuten, die den Bedarf der intellektuellen Orientierung des menschlichen Selbst- und Weltverständnisses geschäftsführend verwalten, nachdem die Philosophie von diesem Amt zurückgetreten zu sein scheint" [Schmitz, 1994a, S. XII/XIII].

Die innerhalb der europäischen Kultur benutzte Abstraktionsbasis, sowohl organisiert artifiziell (Naturwissenschaften) als auch unorganisiert habituell (Alltagsbewußtsein), unterliegt wesentlichen Mißverständnissen über die Welt („Ding an sich", objektive Realität, Innenwelt − Außenwelt etc.), die sich in einer zufälligen Entwicklung der Intellektualkultur gründen (Platon, Aristoteles, Demokrit etc.; [Schmitz, 1994a, S. 285−345]) und die bis heute perpetuiert wurden. Diabetologie ist Teil dieser Kultur und unterliegt konsekutiv diesen gleichen Mißverständnissen.

Diese sind:

1. die Introjektion der Gefühle, Gedanken und Empfindungen,
2. der anthropologische Dualismus (die Aufteilung des Menschen in einen Körper und eine Seele (Bewußtsein)),
3. das Kleben an einem einzigen Mannigfaltigkeitstypus,
4. die Negation subjektiver Tatsachen,
5. die sensualistische Reduktion und der Physiologismus,
6. die hochaufwendige Abwehr der Gefühle als abgründige, unvorhersehbar ergreifende Atmosphären.

Im Bereich der Humanmedizin bleiben die hier aufgeführten, die Praxis wesentlich bestimmenden Probleme und Denkstile unartikuliert und wirken somit als ungehinderte Kontaminationen, denen die diabetologischen Protagonisten (vulg.: „Meinungsbildner") ungeschützt ausgeliefert sind.

Neben dem zunehmenden, bisher nur gelegentlich artikulierten Unmut einer praktizierenden Basis über die für die Praxis irrelevante Diskussion über sog. Forschungsergebnisse kommt es im akademischen Überbau zu Diskussionen über den Wert verschiedener mittels technischer Vernunft und naturwissenschaftlich-mathematischem Instrumentarium gewonnener Ergebnisse. Da dasselbe Datenmaterial zu häufig diametral entgegengesetzten Interpretationen und konsekutiven Handlungsanweisungen führt, scheint die Aussagekraft beliebig zu sein und von anderen Faktoren als den immer wieder beschworenen „harten" Daten der Wissenschaft abzuhängen: Möglich wären hier Denkstile und Paradigmata von Gruppen und Individuen, die z. B. durch platte ökonomische Mechanismen, durch gruppendynamische oder individuelle psychodynamische Prozesse (Charakterstruktur, -pathologie) bedingt sind.

1996 hat sich im Streit um die Interpretation wissenschaftlicher Daten als Korrektiv zum panmathematischen Vorgehen der Ruf nach dem „gesunden Menschenverstand" etabliert. Nur der gesunde Menschenverstand sei in der Lage, die für die Therapie mit oralen Antidiabetika wesentlichen Entscheidungshilfen zu geben, da die durch Studien generierte Datenlage eine solche Entscheidung nicht möglich mache. „Gesundheit" des Verstandes wird hierbei immer für die eigene Person/Gruppe und deren Argumentation reklamiert und „Krankheit" jeweils dem Gegenüber attribuiert. Das Argument „gesunder Menschenverstand" scheint somit genauso beliebig wie die Aussagekraft wissenschaftlicher Studien. Was der gesunde Menschenverstand sei, ist bisher von keinem der ihn als Argument benutzenden Protagonisten erklärt worden.

Da es unterschwellig immer um „Wahrheit" und „Erkenntnis" geht (in Deutschland immer mit einer näselnden moralisch-ethischen Konnotation), könnte eine genauere Betrachtung des diabetologischen Perzeptionshorizontes für alle Beteiligten entspannend wirken und hierdurch sogar ggf. für die Patienten nützlich sein.

Der hier vorgelegte Versuch einer Begriffsklärung benutzt das Instrumentarium der „Neuen Phänomenologie" [Schmitz, 1964–1995] und kann somit in seiner Argumentation bis an die Wurzel der gemachten Annahmen und Definitionen nachvollzogen werden.

Es soll versucht werden − nach einer Einführung in die derzeit virulente Vergegenständlichungsweise europäischer Intellektualkultur −, die notwendigen fundierenden Begriffsbildungen zu klären, um auf dem Boden der so gewonnenen Begriffsklärungen eine Definition und Umfangsbeschreibung des Begriffes „gesunder Menschenverstand" zu gewinnen. Mit Hilfe dieser Begriffsschärfung wäre es dann möglich, die jeweils gemeinte Bedeutung der jeweiligen Argumentation zu verstehen und die hinter ihr liegenden Denkstile mit dem vordergründig als Diskussionsgegenstand vorgetragenen Argumenten zu korrelieren. Damit ließe sich ggf. entscheiden, ob und − wenn ja − wann der „gesunde Menschenverstand" zur Wahrheitsfindung in der Diabetologie nützlich sein kann.

2 Ontologische Grundlagen und klassische Vorurteile der Erkenntnistheorie

Die Deutung der Welt („Ding an sich"; „objektive" Realität; „Tatsachen" etc.) mit dem Anspruch auf „Wahrheit", bzw. „realer Erkenntnis" unter den in der Einleitung bereits erwähnten Mißverständnissen, wie sie den diabetologischen

Denkstilbildnern – unartikuliert und somit auch nicht in Frage gestellt – als Grundlage ihrer eigenen Wissenschaft vorschwebt, stellt sich nach Schmitz wie folgt dar:

> Schmitz beginnt mit einem Zitat von Kleist: „Wenn alle Menschen statt der Augen grüne Gläser hätten, so würden sie urteilen müssen, die Gegenstände, welche sie dadurch erblicken, *sind* grün – und nie würden sie entscheiden können, ob ihr Auge ihnen die Dinge zeigt, wie sie sind, oder ob sie nicht etwas zu ihnen hinzu tun, was nicht ihnen, sondern dem Auge gehört. So ist es mit dem Verstande. Wir können nicht entscheiden, ob das, was wir Wahrheit nennen, wahrhaft **Wahrheit** ist, oder ob es nur so scheint." [H. v. Kleist an Wilhelmine v. Zenge, 22. März 1801]. Schmitz weiter: „So kraß der Vergleich auch ausfällt, ebenso treffsicher wirft er ein Schlaglicht auf die Verstrickungen der Vorurteile, in denen sich die reflektierende Erkenntnistheorie der großen und kleineren Philosophen – mit den Naturwissenschaftlern im Gefolge – und die naive des Mannes auf der Straße von den klassischen Tagen der Griechen bis zur Gegenwart unseres Zeitalters verfängt. Die **Erkenntnis der Wahrheit**, eine Aufgabe des Verstandes, mißt sich demnach an sogenannten Dingen, mit den handfesten und sinnfälligen Dingen unserer Umgebung als Modellen oder Metaphern der Veranschaulichung; der **Verstand** hat diese Dinge aber nicht an sich und kann nicht unmittelbar auf sie zurückgreifen, sondern ist auf Signale angewiesen, die ihm durch ein Medium zukommen, dessen Fähigkeit zum Trügen undurchschaubar ist. Dieses Medium ist nicht bloß auf immer verdächtig, sondern auch hilfreich, indem es den Blick des Verstandes führt wie die zeigende Hand: Die Augen zeigen dem Erkenntniswilligen die Dinge, nur daß er nicht ermitteln kann, ob sie ihm diese so zeigen, wie sie sind; dabei bleibt unerschüttert das Vertrauen, daß die Dinge überhaupt irgendwie sind, d. h. an sich eine feste, verläßliche Bestimmtheit haben. In diesem Rahmen bewegt sich die herkömmliche Problemstellung der Erkenntnistheorie. [...] Die Rolle des Mediums, das die Intentionalität des Verstandes kanalisiert, weist Kleist in seinem Vergleich den Augen zu. Damit spricht er eines der wirksamsten Mißverständnisse unter den leitmotivischen Vorurteilen der europäischen Erkenntnistheorie an: den **Physiologismus**. [...] Der Physiologismus überdehnt diesen Schluß durch das empirisch unbegründete Dogma, daß die betreffenden Körperteile die Kanäle der Wahrnehmung seien, die die dem Wahrnehmenden zufließenden Informationen auf das beschränken, was durch solche Kanäle Durchlaß findet. [...] Die Auseinandersetzung mit dem Physiologismus ist keine scholastische Spitzfindigkeit, weil dieses Dogma zu einer phänomenwidrigen Beschneidung des Spektrums des Wahrnehmbaren verführt, überdies zu einer falschen Sub-

sumtion der Wahrnehmung unter die Rezeptivität oder Affektion [Kant], den Empfang von Signale" [Schmitz, 1994a, S. 1 ff.].

Wahrnehmung: „Der Mensch [wenn er z. B. sehend oder hörend wahrnimmt] nimmt aber mehr wahr, als er sieht, und sein Sehen ist in dieses größere Ganze integriert, weil es **leibliche Kommunikation** ist, die den eigenen spürbaren Leib mit dem wahrgenommenen Objekt von vorn herein zusammenschließt. Ebenso springt beim Hören rhythmischen Schalls spontan Bewegung auf den Leib über, und die Musik zeichnet diesem, wenn er sich nur überläßt, z. B. als Tanzmusik durch leibliche Kommunikation ganz spezifische Bewegungsweisen vor, obwohl sie selbst sich nicht im Raum bewegt. Die **Auffassung des Wahrnehmens als Affiziertwerden in rezeptiver Haltung** verwechselt sie leibliche Kommunikation mit der physiologischen Begleitmusik, die in der Tat im Empfang physischer Reize durch anatomische Rezeptoren mit anschließenden Kaskaden von Reiz-Rezeptionsfolgen und schließlichem Verebben dieser Erregung in elektrischen Potentialschwankungen des Gehirns besteht. Der Physiologismus zersetzt die Wahrnehmung, die leibliche Kommunikation in gemeinsamen Situationen mit inhaltlich unwesentlicher, faktisch aber unvermeidlicher Begleitung durch mehr oder weniger darauf abgestimmte elektrische und chemische Vorgänge im Nervensystem ist. [...]. Die **Legitimierung der Reduktion durch den Physiologismus** dient zugleich einem − in der europäischen Neuzeit überhand nehmenden − Interesse an Beherrschung und Übersicht, das darauf dringt, nur wenige standardisierte Klassen gut [intermomentan und intersubjektiv] identifizierbarer, manipulierbarer und quantifizierbarer Merkmale als [...] objektiv gelten zu lassen; daher müssen auch die spezifischen Sinnesqualitäten der Reduktion weichen, wozu schon Demokrit und Platon [Timaios] ausgiebige Vorschläge machen. [...] Dem **Verstand** wird durch solches Auskehren der diffusen, ganzheitlichen und ambivalenten Züge aus der „objektiven Außenwelt" einerseits die Arbeit leicht gemacht; andererseits wird er vor eine außerordentlich schwierige Aufgabe gestellt, weil er sich aus dem schmalen und zerstückelten Stoff der Sinnesdaten, die die Kapazität der physiologisch interpretierten Informationskanäle zu ihm durchdringen läßt, ein einigermaßen − wenigstens zum Überleben − hinreichendes Bild der Außenwelt zurechtlegen soll. [...] Der Verstand, der das Material der Wahrnehmung verwaltet, muß nun durch kluge Zusätze die Verluste wettmachen, die ihm der Physiologismus durch Verarmung dieses Materials zugefügt hat. Daher ruft der Physiologismus als Kompensation den Rationalismus herbei, bezeichnend dafür ist Platon *Theätet,* in dem durch Einführung der Rede von Sinnes-*Organen* der Physiologismus stabilisiert und andererseits der Seele selbst, unabhängig von diesen Organen, die denkende Bearbeitung des sinnlichen Stoffes mit ihr eigentümlichen Kategorien wie Sein, Identität, Gegensatz übertragen wird. Erst dadurch etabliert sich in der Empfangsstation des wahrnehmenden Menschen der Verstand als obere Etage über der bloß aufnehmenden Sinnlichkeit; [...] Der ganze Apparat des **Rationalismus** mit Werkzeugen und Halterungen wie Kategorien, Synthesen, Apperzeption [Kant], Satz vom Grund und unbewußte [...] Schlüsse [Fichte, Schopenhauer, Helmholtz], synthetische Auffassungsakte über hyletische Daten und Abschattungen [Husserl] dient nur der Reparatur des Physiologismus durch eine Verkünstelung, die eine andere wettmacht. (...) [...]. Für den **Abfall der Reduktion**, die vom Physiologismus legitimiert und vom Herrschaftswillen in Dienst genommen wird, bedarf es eines Behälters, in den alles hineingesteckt werden kann, was zwar dem Menschen widerfährt, aber nicht in den vom Physiologismus zugestandenen Kanälen für Informationen transportiert werden kann, weil physische Reizquellen und Kanäle entweder schon vom Begriff her fehlen [Dunkelheit, Stille, leerer Raum, Zeit] oder dem sehr diffusen und ganzheitlichen Charakter der Widerfahrnisse [Atmosphären und Situationen mit zugehörigem ‚Hof' der Bedeutsamkeit, bestehend aus Sachverhalten, Programmen und Problemen] nicht gewachsen sind. Dieser Abladeplatz ist die **Seele** oder anders bezeichnete Innenwelt des einzelnen Menschen, in der die betreffenden Bestandteile der Lebenserfahrung als Privatangelegenheiten, die ‚bloß subjektiv' und für das Urteil über die Tatsachen als unverläßlich suspekt sind, abgelegt werden, in Pflege gegeben bei Priestern, Dichtern und Frauen usw., die damit eine Kultur der Gefühle und Ahnungen treiben" [Schmitz, 1994a, S. 5 ff.].

„[...] zu den **klassischen Vorurteilen der Erkenntnistheorie** [gehört] ganz besonders die Meinung, daß es für jeden menschlichen Bewußthaber eine solche Innenwelt als abgegrenzten Bereich gibt, in dem und von dem nach außen er auf Jagd nach Erkenntnis gehen kann. [...] In **archaischen und exotischen Kulturen**, einschließlich der Kulturen der unpassend ‚Primitive' oder ‚Naturvölker' genannten kulturellen Schwellenvölker, steht der Mensch als Bewußthaber [deutsche Übersetzung für „Subjekt"] ohne die Hausmacht einer konsolidierten Innenwelt inmitten eines Konzerts relativ autonomer Regungsherde, die ihm viel von seiner Initiative und Betroffenheit abnehmen. Ein Rest dieses altertümlichen menschlichen Selbstverständnisses hat sich bei uns in Gestalt des **Gewissens** erhalten. Seiner **Seele** ist noch niemand begegnet, aber mit seinem Gewissen hat es fast jeder einmal zu tun. Das Gewissen beißt, es spricht mit einer Stimme, es warnt, treibt und richtet wie ein Fremdkörper in der privaten Innenwelt, als eigenständiger Regungsherd," [Schmitz, 1994a, S. 8].

„Im Zuge dieses von Homer bis zur Stoa ansteigenden Strebens nach personaler Selbstermächtigung, Zentralisierung und Abgrenzung gewinnt das griechische Wort für ‚Seele' [...] seine vom 5. Jahrhundert v. Chr. an überragende Bedeutung für das menschliche Selbstverständnis, die es bei Homer noch keineswegs besitzt. [...] Als Gestalt der Organisation eines zentralisierten, abgegrenzten Erlebens ist die Seele nicht plötzlich um 500 da, sondern sie erstarkt im Lauf des 5. Jahrhunderts allmählich gegen die homerischen Regungsherde, namentlich den wichtigsten unter diesen, den Thymos. [...] Erst bei Platon aber können wir, da Demokrits Schriften verloren sind, eine fein und breit ausgearbeitete Gestalt des menschlichen Selbstverständnisses fassen, dem der Seelengedanke zum Leitmotiv der maßgeblichen Bestrebens wird, alle unwillkürlichen Regungen unter die Botmäßigkeit der zur Besonnenheit emanzipierten Vernunft zu bringen. [...] Die Seele imponiert zugleich als das Haus, in dem sie Herr ist, und als Herr in diesem Haus. Bezeichnend ist dafür Platons Charakteristik des Denkens: Es ist ‚innerhalb der Seele Dialog mit ihr selbst ohne Stimme' und ‚Dialog der Seele selbst mit sich selbst'. Das kann doch nicht wahr sein: die Seele als das Zimmer [Innenwelt, in dem das Denken als Gespräch sich abspielt, und zugleich als der Sprecher und der Angesprochene dieses Gespräches.] [...] Die unvereinbare Doppelrolle der Seele ist auch von großer Bedeutung für die klassische Erkenntnistheorie, der sie Scheinprobleme und Scheinargumente beschert. Ein solches Scheinproblem ist die ‚allgemeine Aporie der Erkenntnis' nach Nicolai Hartmann: ‚Vom Subjekt aus gesehen ist Erkenntnis ein Erfassen des Objekts. Nun kann das Subjekt seine eigene Sphäre nicht bis auf das Objekt erweitern, kann es nicht selbst umfassen und in sich einbeziehen Es muß vielmehr über seine Sphäre hinaustasten nach ihm, muß aus sich heraustreten und außer sich sein, um es erfassen zu können.' [Hartmann, 1949]. Wie man über seine Sphäre hinaustastet, macht dem Menschen jede Schnecke vor, die aus ihrem Haus hervorkriecht, da ist kein Anlaß zur Aporie, aber außer sich zu geraten und aus sich selbst herauszutreten, das ist allerdings unmöglich, und die Belastung der Erkenntnis mit einer so paradoxen Aufgabe entsteht nur durch die Verwechslung des Hauses mit dem Herrn im Haus im Zuge der von der Seelenvorstellung ererbten Vermengung" [Schmitz, 1994a, S. 1 ff.].

„Die Kehrseite dieses Gewinns für das den Erkenntniswillen leitende praktische Interesse war ein Problem, das der Erkenntnistheorie aufgeladen wurde, nämlich das Rätsel, wie das personale Subjekt über seine abgeschlossene Domäne, die private Innenwelt erkennend hinausgelangen könne. [...] Zwischen Einmauerung in die Innenwelt und Ausgriff des Erkennens in die Außenwelt sucht sich die klassische Erkenntnistheorie durch den faulen Kompromiß der **Repräsentationstheorie** durchzuhelfen, wie Nicolai Hartmann und die Scholastiker mit ihren Konstruktionen der intentiones, species [intentionales] und similitudines, aus denen bei Descartes, Locke, Leibniz, Hume die ideas geworden sind. [...] Damit rundet sich die klassische Erkenntnistheorie in einem Axiom ab, das als selbstverständliches Dogma bis in unser Jahrhundert hinein auch noch ihren umständlichsten Konstruktionen – wie denen von Husserl – zu Grunde liegt, von mit aber vorsichtig nur als **Innenwelthypothese** bezeichnet wird, um das Künstliche darin zu markieren" [Schmitz, 1994a, S. 14 ff.].

„Der **physiologistisch legitimierte Reduktionismus** reinigt die Außenwelt von Atmosphären, Situationen und vielsagenden Eindrücken, die in die Seele oder anders benannte private Innenwelt verwiesen werden, dort aber nur in einer bis fast zur Unkenntlichkeit entstellten Gestalt – als **Seelenzustände**, etwa Gefühle, konfuse Vorstellungen, Ahnungen oder dergleichen – ein unklar bestimmtes Asyldasein führen und im Übrigen den Dichtern zur theoretisch nicht ernst genommenen Erbauung dienen. In der **objektiven Außenwelt** bleiben, nachdem auch noch die spezifischen Sinnesqualitäten den Atmosphären und Situationen hinterhergeworfen worden sind, wenige standardisierte Klassen primärer Qualitäten übrig, die noch heute in der von Demokrit und Aristoteles angegebenen Fassung die einzigen Parameter sind, auf deren Beobachtung die Begriffsbildung der Physik aufbaut. Es handelt sich um Gestaltmerkmale, die an der Oberfläche fester Körper optisch abgelesen werden können, z. B. Striche mit bestimmter Größe, Form, Zahl, Lage, Anordnung, Bewegung oder Ruhe. Die Begriffsbildung wird daher durch das **Leitbild fester Körper im zentralen Gesichtsfeld** bestimmt. Feste Körper, wie sie in leiblicher Kommunikation bei unbefangener Wahrnehmung und in unverkünsteltem Umgang mit ihnen begegnen, sind allerdings viel reicher als das, was im Leitbild des Reduktionismus von ihnen übrig bleibt, nicht nur durch einen ‚Hof' der Bedeutsamkeit, beladen u. a. mit Programmen [der Anziehung und Abstoßung, der Verführung, des Prestiges, der Schicklichkeit, der Brauchbarkeit usw.] und Problemen, sondern auch durch drastisch sinnfällige Merkmale, die in der normalen Wahrnehmung maßgeblich im Vordergrund stehen, in der Theorie aber von den alten Griechen an bis zur heutigen Psychologie gar nicht erst zur Kenntnis genommen worden sind. Ich denke an die [...] Gestaltverläufe, die Bewegungssuggestionen, [...] ferner an synästhetische Charaktere. [...] Maßgeblich für die normale, ungekünstelte Wahrnehmung sind die Gestaltverläufe und synästhetischen Charaktere hauptsächlich als Brücken der leiblichen Kommunikation, da sie ebenso gesehen, gehört und getastet wie am eigenen Leib ohne Beistand dieser spezifischen Sinnesleistungen gespürt werden können. [...] Mit den reduktionistisch zersetzten und in private Innenwelten ausgeschiedenen Massen erlebter Wirklichkeit geht den als objektiv real in der Außenwelt zurückgelassenen Merkmalen die natürliche Einbettung verloren; sie erhalten einen Ersatz durch die Anlehnung an Träger, zu denen die reduktionistisch verarmten Körper im Sinne des Festkörpermodells der Begriffsbildung stilisiert werden, und so kommt es zur Gliederung der Welt in Substanzen mit ihnen anhaftenden oder inhärierenden Eigenschaften [Akzidentien]. Sie wird zuerst förmlich aufgestellt in der Schrift *Kategorien*, die durch eine folgenschwere Unterschiebung in das Corpus der aristotelischen Schriften gelangt ist und durch [...] ihre Brauchbarkeit zu Rezepten für ein bequemes Denken [...] Einfluß auf die Markierung der Eckpunkte der Begriffsbildung im Abendland geübt hat. {über den Beweis der Unechtheit der *Kategorien* im Corpus Aristoticum: Schmitz: Ideenlehre des Aristoteles; Bd. II, S. 1–26; 1985} [...] Die Zehnzahl der [in oberste Gattungen umgedeuteten] Kategorien mit der ersten, d. h. einzeldinglichen, Substanz, ohne die nichts von den anderen sein könnte, im Mittelpunkt wird von Xenokrates und Andronikos auf die Zweizahl der Ansichseienden und der Relativa reduziert [...] die modernere, mit drei Typen [Substanz, Qualität als Inbegriff ‚innerer' Eigenschaften, Relationen] auskommende Einteilung [Schmitz, 1994a, S. 19] wird von Occam vorgeschlagen. Locke hat dieses neue Kategorienschema mit den Titeln „Substanz, Modus, Relation" kanonisiert und dafür die Zustimmung Leibniz' gefunden. Diese Einteilung hat eine Schlagseite durch Abwertung der Relation, die von Aristoteles als beiläufiger Auswuchs am Seienden und Seiendes im geringsten Maß denunziert wird; dazu mag das die Begriffsbildung leitende Modell des festen Körpers, der in wechselnder Umgebung ungerührt stehen bleiben kann, verführt haben" [Schmitz, 1994a, S. 18 ff.].

Die hier vorgestellte Problematik besitzt Relevanz für die Erkenntnis naturwissenschaftlicher Probleme, somit für eine diabetologische Grundlagenforschung. Klinische Praxis erfordert darüber hinaus die Berücksichtigung [und ggf. Aufhebung] des anthropologischen Dualismus mit einer kategorischen Einbeziehung der leiblichen Ökonomie [Risse, 1995a; Risse, 1995b; Schmitz, 1965, 1987, 1989, 1990].

Ist schon Erkenntnis im definierten Horizont naturwissenschaftlicher Forschung schwierig, so wird sie im Bereich der Humanwissenschaften zudem komplizierter, insbesondere dann, wenn – wie in der Medizin – für den Patienten entscheidende Handlungsrichtlinien oder Therapieentscheidungen aus ihr abgeleitet werden sollen. Spätestens hier kommt der rein naturwissenschaftliche Verstand an seine Grenzen und bedarf der Hilfestellung aus anderen Gebieten.

3 Der „gesunde Menschenverstand" als Korrektiv des panmathematischen Aktionismus?

3.1 Der diabetologische Diskurs

Diabetologie versteht sich bei allen Anstrengungen zum Nachweis der Eigenständigkeit als Teil der Humanmedizin. Obgleich in ihren Konsequenzen und

Problemstellung „Handlungswissenschaft" [Gerok, 1995], betont die Humanmedizin (und gerade auch ihre diabetologischen Protagonisten) ihre naturwissenschaftliche Grundlage [Schmidt, Thews, 1995] und problematisiert daher ihre Ergebnisse anhand der in den Naturwissenschaften üblichen, quantifizierbaren und operationalisierbaren somatologischen Parameter. Therapieerfolge oder -mißerfolge werden ebenfalls mittels derartiger Parameter ausgedrückt [Gerok, 1995]. Wissenschaftliche Karrieren in der Diabetologie sind konsekutiv ausschließlich von der geschmeidigen Beherrschung und möglichst hochfrequenten Publikation quantifizierter somatologischer Daten abhängig und beeinflussen wiederum hiermit durch personelle Selektion das, was offiziell als Gegenstand der wissenschaftlichen Diskussion und somit als diabetologische Wahrheit gelten darf (Zur allgemeinen Dynamik der Wissenschaftsgesellschaft siehe auch Fleck [1980] u. Kuhn [1976]). Der „Wahrheitsbegriff" (neuerdings durch semantische Strömungsbildung vermehrt „Evidenz" genannt) orientiert sich unhinterfragt an den Vorurteilen tradierter Erkenntnistheorie. Das Erkenntnisinstrumentarium basiert auf der in der europäischen Intellektualkultur als unveränderlich richtig geltenden aristotelischen Logik (binäre Logik), obwohl nunmehr 2000 Jahre alt und in diesem Jahrhundert in den strengen Wissenschaften [Physik, Mathematik etc.] bereits weitgehend verlassen [Kahlert, 1994; Kosko, 1993; McNeill, 1994; Zimmermann, 1993].

Der Patient als Zielgröße des medizinischen Bestrebens ist, bis auf seine Funktion als Träger somatologischer Daten, bzw. rein körperliches Objekt der ebenfalls rein somatologischen Intervention, vollkommen aus dem Blickfeld geraten [Risse, 1995]. Das Paradigma des anthropologischen Dualismus (Subjekt-Objekt-Spaltung) reduziert den Leib des Patienten (wie den des Therapeuten) auf einen bloß manipulierbaren „Körper" und setzt die überbleibende Seele (modern: „Bewußtsein") der Willkür in der Interaktion mit dem zufällig vorhandenen Therapeuten und dessen irrationalen Vorstellungen über das „Ding-an-sich" der Medizin, wie etwa Therapieziele, gesundheitsbewußtes Verhalten etc., aus. Dieser irrationale Umgang mit dem Patienten gründet sich auf der Annahme einer „Seele" oder eines „Bewußtseins" als privatem Zustand des Menschen, der wissenschaftlicher Forschung nicht zugänglich sei.

Wie in der Einführung bereits geschildert, unterliegt die Diabetologie gleich anderen humanmedizinischen Disziplinen erheblichen Verzerrungen durch denkstilgebundene Gestaltwahrnehmung mit konsekutiver Wahrnehmungsverarmung [Kuhn, 1976]. Der ihr immanente Reduktionismus [Schmitz, 1990, S. 216] mit ausschließlicher Akzeptanz sog. „objektiver" Tatsachen [Schmitz, 1995, S. 8 ff.] schließt große Bereiche der Welt von der wissenschaftlichen Betrachtung a priori aus: so z. B. alle nicht-individuierten Sachverhalte, Halbdinge, Situationen, Bewegungssuggestionen, synästhetische Charaktere, die leibliche Dynamik und insbesondere die subjektiven Tatsachen [Schmitz, 1990; 1994] als die wesentlichen Einflußgrößen der Therapie chronischer Krankheiten. Stattdessen operiert die Diabetologie, dort wo sie in Publikationen und Vorträgen offiziell wird, ausschließlich auf der Ebene verarmter Wirklichkeit, die auch durch noch größere und schnellere Ansammlung von Daten immer der gleichen Qualität nicht reicher wird. Wichtigste Bereiche der ärztlichen Lebenserfahrung und der Lebenserfahrung des Patienten werden durch diesen „Panmathematismus" [Schmitz, 1964] bis zur Unkenntlichkeit zerrissen [Schmitz, 1994, S. 11]. Hierdurch entsteht eine unüberbrückbare Kluft zwischen der den Patienten angehenden Therapie, die von anderen Gesetzmäßigkeiten bestimmt wird, als die im Circulus vitiosus der Labormedizin aufgestellte virtuelle Realität zu erfassen vermag. Die gleiche Kluft besteht zwischen dem Patienten in seinem je eigenen Vergegenständlichungskontext, der ihn betrifft [Siebolds, 1995] und der ihm nahegeht, und dem Arzt, wenn er sich in der Interaktion mit dem Patienten überwiegend auf dem Boden der verarmten Realität sog. objektiver Tatsachen bewegen muß, einem Boden, der dem Patienten gerade nicht nahegeht. In Bezug auf den realen Patienten hilft der wissenschaftliche, diabetologische Verstand nicht weiter.

Wenn der naturwissenschaftliche Verstand nicht in der Lage ist, Therapieoptionen für Patienten zu klären – z. B. eine zwanzigjährige Diskussion über den Sinn oraler Antidiabetika klärend zu beenden – und alle publizierten Ergebnisse von ernsthaften und ernstzunehmenden Forschern jeweils gegenseitiger vernichtender Kritik unterzogen werden, bietet ggf. die Anwendung des „gesunden Menschenverstandes" einen Ausweg? Ist es möglich, auch gegen die offizielle [natur-]wissenschaftliche Datenlage, Handlungsanweisungen auf dem Boden dieses „gesunden" Menschenverstandes zu geben?

„Erfahrung" und „gesunder" Menschenverstand könnten einer voraristotelischen und vorsokratischen Abstraktionsbasis entsprechen [Schmitz, 1990; 1994], die einen realeren Zugang zur Welt des chronisch Kranken ermöglicht: Gefolge dieses gesunden Menschenverstandes werden „Begriffe aus vollständigen, vielsagenden Eindrücken [...] abgezogen und zu einem System von Analogien verarbeitet, das dem an Subsumtion unter abgeschliffene Merkmale gewöhnten modernen europäischen Denken befremdlich entgegensteht" [Schmitz, 1994, S. 10]. Diese Abstraktionsbasis ist in der Lage, die Verzerrungen durch Reduktionismus [Schmitz, 1993, S. 9; 1994, S. 10 f.], Innenwelthypothese [Risse, 1995, S. 10] und Panmathematismus [Schmitz, 1964, S. 397] zu revidieren und einer reicheren Erfahrung als durch diesen diabetologischen Reduktionismus [Schmitz, 1990, S. 216] Platz zu machen, einer Erfahrung, die es dann auch erlaubt, wissenschaftliche Ergebnisse im etablierten diabetologischen Diskurs, als untergeordnet (weniger real) anzusehen. (Zum Realitäts- und Tatsachenbegriff, siehe: Schmitz [1994; 1995, S. 8]).

Neben dieser Gewichtung vollständiger und vielsagender Eindrücke [Schmitz, 1990, S. 21, S. 215; 1993, S. 67; 1994, S. 13] vollzöge sich auch eine Revision der aristotelischen Logik [Kosko, 1993] als ausschließlichem Instrument diabetologischen Operationalisierens. Wenn eben die alleinige Aufarbeitung komplett individuierter Daten nicht zu exakten Ergebnissen mit nachzuvollziehenden Alternativen führt, dann spricht das nicht gegen die gewählte mathematische Methode an sich, sondern ist Ausdruck einer <u>kategorischen Inkompatibilität der Methode mit dem Forschungsgegenstand</u>, d. h. diabetologische Forschungsmethode und reale Patienten passen nicht zueinander (Äquivalent: Logik und angewandte Wissenschaften, siehe Kosko[1993] u. McNeill [1994]). Die Folge dieses Mißverhältnisses besteht in dem Problem, daß die bisherigen Studien die wesentlichen Parameter des Therapieergebnisses nicht richtig zu erfassen in der Lage sind. Diese Aporie einer in sich logischen und stimmigen mathematischen Methode und der hierzu inkompatiblen Realität hat in den angewandten Naturwissenschaften, in denen die Qualitätskontrolle durch sichtbare Ergebnisse [u./o. ökonomischen Erfolg] schneller erfolgt, dazu geführt, daß die mathematischen Theoreme radikal geändert wurden [Kosko, 1993; McNeill, 1994; Zimmermann, 1993]. Hier erfährt die Forderung, klinische Erfahrung und gesunden Menschenverstand den artifiziellen Ergebnissen reduktionistischer Studien in Bezug auf therapeutische Konsequenzen zu bevorzugen, eine starke Stütze durch die von der Humanmedizin so bewunderten exakten Naturwissenschaften. Allein fehlt der Diabetologie zum jetzigen Zeitpunkt noch das geeignete wissenschaftliche Instrumentarium. Hinzu kommt, daß „subjektive" Tatsachen – härter als objektive Tatsachen, die nur durch „Abschälung von Subjektivität" entstehen [Schmitz, 1964, S. 23; 1969, S. 47; 1990, S. 6 f.] –, vom offiziellen diabetologischen Diskurs bisher komplett negiert wurden: „Das moderne Leitbild der Tatsache ist die wissenschaftliche, die ihr besonderes Ansehen der Objektivität verdankt, daß jeder, der genug von der Sache versteht und eine geeignete Sprache beherrscht, sie mit gleichem Recht aussagen und vertreten kann, so daß es auf das einzelne Subjekt gar nicht ankommt. Tatsachen und Sachverhalte, die nicht so objektiv und dennoch gegebenenfalls äußerst hart und konkret sind, nehmen sich in dieser Perspektive unglaublich aus. Es gibt sie aber" [Schmitz, 1995, S. 8]. Auf ihre Beweisbarkeit kann an dieser Stelle nicht näher eingegangen werden; sie findet sich ausführlich an anderer Stelle [Schmitz, 1964, S. 23; 1969, S. 47; 1990, S. 6 f.; 1994].

3.2 Notwendige Begrifflichkeiten zur Definition des „gesunden Menschenverstandes"

Zur weiteren Klärung könnte die eingehende Beschreibung des technischen Verstandes der Naturwissenschaften dienen, um später, in Abgrenzung hiervon, den „gesunden" Menschenverstand zu definieren. Die notwendigen Inhaltsbestimmungen und begrifflichen Schärfungen für die der naturwissenschaftlichen Vergegenständlichungsweise wesentlichen Positionen („positive" Wissenschaft – Der „Gegenstand" („Ding an sich") der Physikalisten – Physiologismus – Sensualistische Reduktion) finden sich in Tabelle 1 und in den folgenden Absätzen.

Tab. 1 Die Naturwissenschaften (Positive Wissenschaften)

„Messen fester Körper im zentralen Gesichtsfeld"
„Beschäftigung mit fixierbaren Objekten in methodisch geregelter Weise"
„Die Objekte solcher Wissenschaft sind immer schon ‚Präparate',
denn sonst wären sie objektivierenden, fixierenden Erkennens nicht zugänglich.
Die positive Wissenschaft ‚verzaubert' alle Gegenstände,
so daß sie Bestandteil der äußeren Umgebung werden,
wie dem Midas, dem alles, was er berührt, zu Gold wird [...]
In wissenschaftlichen Leistungen fühlt sich der menschliche Drang nach Verewigung befriedigt"

[Schmitz, 1964, S. 16 f.]

3.2.1 Der Gegenstand und das Problem der naturwissenschaftlichen Vergegenständlichungsweise

„**Das Ideal der Physikalisten**, denen totale Entschiedenheit hinsichtlich Identität und Verschiedenheit selbstverständlich scheint, als ob alles einzeln wäre (jedes Ding, jedes Ereignis usw.), so daß man darauf vertrauen könnte, daß es dieses oder jenes ist, ein wohlbestimmter Gegenstand, für den nur noch z. B. der Naturwissenschaftler zu ermitteln hätte, was für ein Gegenstand es sei, ist die Individuation in entfalteter Gegenwart ohne Platz für chaotisch-mannigfaltige Dauer. **Dieses Ideal ist ein Irrtum.** Die Dynamik und Labilität der Individuation läßt sich nicht ausschalten, die Gegenwart nicht entbehren. Daher bleibt die zeitliche Individuation in entfalteter Gegenwart sozusagen auf halber Strecke liegen: Sie wird vom Quellen des Neuen in der reinen Modalzeit eingeholt, und die Folge ist das immerwährende Neusein der Gegenwart, das nun aber, da diese im Zeichen des emanzipierten Dieses nicht mehr als principium individuationis, sondern als Individuum unter eben solchen Individuen (Einzelnes unter Einzelnen) in Frage kommt, die Gestalt der Verschiebung und Verdrängung eines zufällig gerade gegenwärtigen Augenblicks durch andere solche Augenblicke annimmt.

Tab. 2 Grundannahmen der Naturwissenschaften: der Physiologismus

„Der **Physiologismus** zieht aus der Tatsache, daß ohne fein abgestimmte Mitwirkung gewisser Körperteile [z. B. Sinnesorgane, Nervensystem] keine Wahrnehmung zu Stande kommt und Variationen jener Mitwirkung entsprechende Variationen der Wahrnehmung nach sich ziehen, den voreiligen Schluß, daß die Wahrnehmung als einzige Quelle von Information aus der sogenannten Außenwelt durch die betreffenden Körperteile wie durch Schleusen oder Werkzeuge erfolge,

so daß deren Kapazität darüber entscheide, was als Information eingeht. Von der faktisch wahrgenommenen Welt bleiben dann für die empfangene Information nur Fragmente aus wenigen standardisierten Klassen von Qualitäten als Korrelate physischer Reize übrig; die Welt wird zerschlagen und muß aus den dürftigen Resten in der sogenannten Innenwelt nachgebaut werden, z. B. durch Kategorien, Synthesen, Apperzeptionen, unbewußte Schlüsse u. dgl. mehr.

Die Zerschlagung ist der **Reduktionismus**; dessen Abfall wird in der Innenwelt als Seelenbestandteil, Bewußtseinsinhalt oder dgl. abgeladen, so daß z. B. ergreifende Atmosphären in seelische Gefühle, Sachverhalte in Gedanken oder Urteile, Programme in Willensakte, leibliche Regungen in Organempfindungen oder Kinästhesien umgedeutet werden.

Diese **Introjektion** wird forciert durch die der Seele oder dem Bewußtsein aufgeladene Aufgabe, mit synthetischen Operationen aus dem fragmentarischen, vom Physiologismus zugestandenen Sinnesmaterial eine Welt, in der man sich orientieren kann, zu rekonstruieren.

Die Zerreißung der erlebten Welt in eine verarmte Außenwelt und aufgeladene Innenwelten wird von der Ontologie,
die den grundlegenden Gegenstandstyp der Situation verkennt, konsolidiert."

[Schmitz, 1995, S. 340 f.]

Die Irritation dieser zur Verschiebung herabgekommenen Erneuerung wird auf dem Weg zur überall gleichmäßigen Individuation in reiner Lagezeit durch eine Modalzeit zweiter Stufe usw. ad infinitum abgefangen, sodaß der eben beschriebene Regressus entsteht. Das Mißlingen der modalen Lagezeit auf dem Weg zum erreichbaren Ideal ist also eine Spur des unentschiedenen Kampfes, als der die Individuation des chaotischen Mannigfaltigen geschieht. Die Ambivalenz und Labilität des Menschseins in schillernder, changierender Fluktuation primitiver und entfalteter Gegenwart ist der Tradition philosophischen und erbaulichen Denkens unter anderen Begriffsbildungen nicht fremd […]. Die Welt als Hintergrund des Menschseins ist genauso fluktuierend und ambivalent wie dieses, nämlich so wie es (das Menschsein) auf dem Weg der Individuation des chaotischen Mannigfaltigen; und deren Vollendung durch totale und stabile Entschiedenheit über Identität und Verschiedenheit

Tab. 3 Grundannahmen der Naturwissenschaften: die Sensualistische Reduktion

„Die **traditionelle Ontologie**, die auf dem physiologistisch-introjektionistischen Reduktionismus aufbaut, ersetzt die Situationen zunächst durch ein Schema mit drei absteigenden Rängen [Substanzen, innere Eigenschaften, Relationen auf dem untersten Rang], seit Hume und in der modernen Physik auch durch ein zweistufiges Schema [Ereignisse mit immer noch degradierten Relationen].

Demgemäß wird Erkenntnis so aufgefaßt, daß Systeme so aufgebauter Gegenstände als ihr Gegenstand gelten [erkenntnistheoretischer Realismus], entweder so, daß diese Sachen als solche erkannt werden sollen [Realismus im strengen Sinn], oder so, daß beschreibend Züge an ihnen abgelesen werden [erkenntnistheoretischer Deskriptivismus]; sie soll sich in der Weise einer Kontaktnahme vollziehen, indem das Subjekt die zu erkennenden Gegenstände besucht oder diese es besuchen.

Eine verhängnisvolle Naivität der traditionellen Ontologie mit der Folge grober Mißverständnisse in Theorie und Praxis der Erkenntnis ist die leichtsinnige Voraussetzung, daß alles selbstverständlich und von vorn herein einzeln sei, z. B. ein einzelner Blitz, ein einzelner Schmerz, eine einzelne Zahl, Gattung oder Menge; das chaotische Mannigfaltige wurde ignoriert und die Kette der Voraussetzungen dafür, daß überhaupt etwas einzeln sein kann, nicht in Betracht gezogen" [Schmitz, 1995, S. 341].

Sensualistische Reduktion und systematischer Fehler der Wahrnehmungslehre:
„Die sensualistische Reduktion nimmt den Gegenständen die Eindrücke und Situationen weg und transferiert sie auf die Seite einer Seele: Auf der Seite der Dinge bleiben nur die intermomentan und intersubjektiv identifizierbaren und manipulierbaren Merkmale zurück. Erkenntnis wird nicht mehr als Explikation aus Situationen verstanden, sondern auf Dinge bezogen. Der Hauptfehler (der einer Aufklärung der Dinggegebenheit in der Wahrnehmung im Wege steht) ist die zu simple Dichotomie: Substanz und Akzidenz, Ding und Eigenschaft. Ein Gegenstandstypus, der ebenso stark wie die Dinge in der Wahrnehmung hervortritt, ist damit verlorengegangen: die **Halbdinge**: Die Wahrnehmungslehre bleibt grob unzulänglich, solange sie nicht die Wahrnehmung der Halbdinge mit einem eigenen Kapitel bedenkt". [Schmitz, 1990, S. 216].

---

ist nur ein Ideal, das mit Entfaltung der Gegenwart zwar unvermeidlich vorgezeichnet wird, durch Einmischung in die Modalzeit aber den paradoxen Schein erzeugt, daß die jeweilige Gegenwart fließend neuen Gegenwarten weiche, während sie doch selbst das Geschehen der Ankunft des Neuen in Eindeutigkeit (Entschiedenheit hinsichtlich Identität und Verschiedenheit) ist" [Schmitz, 1990, S. 261 f.] (Tab. 2+3).

Zusätzlich wesentlich zur späteren Inhaltsbestimmung des Begriffes „gesunder" Menschenverstand und zur Einschätzung seiner Tauglichkeit für die Diskussion zwischen Reduktionisten ist die Klärung des Begriffes „Erkenntnis", d. h. der Erforschung der „Wahrheit" (Ding an sich, „objektive" Realität etc.)

Tab. 4 Erkenntnis

Definition „Erkenntnis":
„Explikation von Tatsachen aus Situationen (oder deren unganzheitlichen Kümmerformen)", [Schmitz, 1990, S. 223]

Explikation von Sachverhalten, Programmen und Problemen aus chaotischer Mannigfaltigkeit durch Rede (Schrift) [Schmitz, 1990, S. 73]:

1. Prosaischer Typ:
   − Problemlösung
     zersetzende Explikation
   − Hervorspringen der harten Tatsachen mit abschließender Evidenz (hierdurch wird das chaotische Mannigfaltige unwichtig)

2. Poetischer Typ:
   − z. B. Dichtung (= geschickte Sparsamkeit der Rede)
     Der Dichter hebt aus der vielsagenden,
     chaotisch-mannigfaltigen Ganzheit der Situation
     einige Sachverhalte, Programme und Probleme
     so vorsichtig und sparsam heraus,
     daß das Ganze der Situation ungebrochen durchschimmert

Tab. 5 Intelligenz

Typen der Intelligenz = Akzentsetzungen der Explikation von Sachverhalten aus Situationen:

1. Analytische Intelligenz: (esprit de géometrie)
   Explikation eines Maximums relevanter Sachverhalte
   und Kombination der Explikate zur Problemlösung

2. Augenmaß (Fingerspitzengefühl) (esprit de finesse)
   setzt bei der Ausübung bei Eindrücken an, die Situationen sind;
   gelangt durch geschmeidige Korrektur solcher Eindrücke
   mit Hilfe sparsamer Explikation
   an Hand von Erfahrungen, die bei Umgang mit diesen Eindrücken gemacht werden,
   zu einem „Bild" der Situation,
   das nur mehr oder weniger, aber nie vollständig expliziert werden kann.

„Dieses Verfahren liefert weniger einzelne Aufschlüsse, hat aber größere Aussicht, der Gefahr zu entgehen, daß, wie man sagt, der Wald vor lauter Bäumen nicht mehr gesehen, d. h. die Situation in ihrer Ganzheit vernachlässigt wird [...] Ärzte, Politiker, Demagogen, Kaufleute, erotische Verführer, gute Familienmütter [...] sind ohne intelligente Eindrucksverarbeitung die mit spärlicher Explikation aus Situationen auskommt, fehl am Platze"

[Schmitz, 1990, S. 214 f.]

des Gegenstandes diabetologischer Wissenschaft und des hierzu benutzten „Intelligenzbegriffes", da Intelligenz Vorraussetzung von „Erkenntnis" ist (Tab. 4+5).

Diabetologische Forschung orientiert sich an alleiniger prosaischer Explikation mittels operationaler Intelligenz (esprit de mathematique). Diese Vorgehensweise ist dem Problemfeld der chronischen Erkrankung offenbar völlig unangemessen, da die hiermit gewonnenen Daten unterschiedlich, ja beliebig, interpretiert werden. In Anlehnung an Kosko [1993] stellt sich das Problem wie folgt dar: Während die Diabetologie unablässig und mit bewundernswert hohem Kraftaufwand versucht, mittels ausgefeilter, in sich schlüssiger Methodologie vorauszusagen, wann ein Wasserglas zu 100% voll (schwarz) oder zu 100% leer (weiß) ist, sehen praktisch tätige Diabetologen im Umgang mit realen Patienten immer nur mehr oder weniger halbvolle, teilgefüllte oder halbleere, teilgeleerte Wassergläser (Graustufen). Während Praktiker (Realärzte) längst das Grau als Wirklichkeit akzeptiert haben, versuchen Wissenschaftler, die Welt in ein klares Schwarz oder Weiß zu zwingen, und klassifizieren Grau entweder als mindere Wirklichkeit, „Therapieversagen", oder moralische Versagen des Patienten („schlechte Compliance").

3.2.2 Das Alltagsbewußtsein

Privat, wenn er nicht offiziell und würdig ist [Stendhal, 1975, S. 37], fällt auch der Forscher dem Alltagsbewußtsein anheim; er läßt der „Seele" freien Lauf, widmet sich der Kunst/Dichtung oder der gehobenen Lebensart. Ist er aufgrund seiner persönlichen Charakterstruktur (-pathologie) [Risse, 1995c] nicht in der Lage zu personaler Regression [Schmitz, 1990; S. 156 ff.], poetischer Explikation und esprit de finesse, scheitern seine sozialen Bezüge, seine Ehe zersetzt sich zu einem System von enervierenden Regeln, seine soziale „Gemeinschaft" verkümmert zum „Verein" [Schmitz, 1990, 421 ff.], „seine" Klinik verkommt zum Gruselkabinett des Machtgefälles und narzißtischer Begehrlichkeiten [Kernberg, 1988, S. 289 ff.].

Das Alltagsbewußtsein expliziert nur wenig aus chaotischer Mannigfaltigkeit und garantiert somit das sicherheitsspendende Eingewachsensein in gemeinschaftliche Situationen, in denen Sachverhalte, Programme und Probleme nur so weit individuiert werden, wie sie zu einer „ausreichend genauen" Problemlösung erforderlich sind; ausreichend genau, um einem individuellen Erklärungsbedarf zu genügen und bruchlos in der je bedeutungsvollen sozialen Gemeinschaft (Freunde, Familie, Reiterverein, sogar Kollegen etc.) zu verbleiben.

Durch natürliche Annahme subjektiver Tatsachen [Schmitz, 1969, S. 2, S. 47 ff., S. 68 ff.; 1990, S. 7 f.; 1994b; S. 9, S. 15; 1995, S. X] als realer gegenüber den objektiven [Schmitz, 1990, S. 5 ff.; 1995, S. IX, 1 ff.; 6 ff.;] ist sich das Alltagsbewußtsein des absoluten Ortes der eigenen primitiven Gegenwart sicher [Schmitz, 1980]. Archaische Schichten von Raum und Zeit [Schmitz, 1969, 1988], der Leiblichkeit [Schmitz, 1965; zit. Rappe, 1995], sowie Gesetzmäßigkeiten von Einleibung [Schmitz, 1965, S. 343 ff.; 1978, S. 73 f., S. 95 ff.; 1990, S. 148, S. 289; 1993, S. 130 ff.] und affektivem Betroffensein [Schmitz, 1969, § 143, S. 53 ff.; § 148, 91 ff.; § 150, S. 136 ff.; § 151, b, S. 155 ff.; 1993, S. 35ff] sind ebenso wesentlich und selbstverständlich wie die Grundlagen des elaborierten Rechtsraumes, Zorn und Scham.

Je weniger Explikationen vorgenommen werden, je restringierter der benutzte Code [Schmitz, 1980b, S. 120 ff.], desto unflexibler wird die Stellungsänderung gegenüber differenten Explikationsmodi. Sowohl im privaten als auch im sozialen Alltag des Forschungsbetriebes kommt es zu Strategien „nach Art des Hauses" (Sonntagsspaziergang, Theaterabonnement, *„Stoffwechsel, Musik und was sonst dazugehört"* [Hasche, 1996], „Paradigma der großen Zahlen", „statistische Evidenz" etc.), zu dämmerndem Dahinwähren in mehr oder weniger subjektiver Tatsächlichkeit, der Verfallenheit an das MAN [Heidegger, 1976, § 27, S. 126 ff.]:

> „Das Wer ist nicht dieser nicht jener, nicht man selbst und nicht einige und nicht die Summe aller. Das ‚Wer' ist das Neutrum, DAS MAN. [...] Wir genießen und vergnügen uns wie MAN genießt. Wir lesen, sehen und urteilen über Literatur und Kunst, wie MAN spricht und urteilt; wir ziehen uns aber auch vom großen Haufen zurück, wie MAN sich zurückzieht, wir finden empörend, was MAN empörend findet. Das MAN, das kein bestimmtes ist und das alle, obzwar nicht als Summe, sind, schreibt die **Seinsart der Alltäglichkeit** vor. [...] Das MAN ist überall dabei, doch so, daß es sich schon immer davongeschlichen hat, wo das Dasein auf Entscheidung drängt [...] Jeder ist der Andere und keiner er selbst. Das MAN, mit dem sich die Frage nach dem wir des alltäglichen Daseins beantwortet, ist das Niemand, dem alles dasein im Untereinandersein sich je schon ausgeliefert hat" [Heidegger, 1976, S. 126 f.].

Je nachdem wie das diabetologische MAN je zufällig konstituiert ist, ergibt sich das dämmernde Dahinwähren im „Tabletten-MAN" (OAD-MAN), im „Thioctacid-MAN", im „Insulin-MAN, oder im „Gegen-ACE-MAN" (dem „Scepticemia-MAN").

Die deutsche Diabetologie bleibt für alle MAN-Differenzierungen jedoch gekennzeichnet durch die unhinterfragte Akzeptanz der sensualistischen Reduktion, des Reduktionismus und anthropologischen Dualismus sowie des Panmathematismus („Wuchern des Vermessungs- und Berechnungsgeistes" [Schmitz,

1964, S. 387]), mit dem Leitbild des technisch versierten Mediziners (anstelle des Leitbildes des traditionellen Arztes), der zwischen sich und den Patienten immer schon einen Apparat geschoben hat, womit sich ihm die therapeutische Realität, gleich dem Midas zu Gold [Schmitz, 1964, S. 17], immer schon zu einem kalten, leblosen Artefakt verwandelt.

3.3 Der „gesunde Menschenverstand"

Der „gesunde Menschenverstand" bewegt sich zwischen den Polen der Naturwissenschaft mit analytischer Intelligenz und rein prosaischer Explikation von Tatsachen aus Situationen und dem Alltagsbewußtseins. Trotz dieses notwendigen Eingewachsenseins in gemeinsame Situationen ist der „gesunde Menschenverstand", im Fall der Gesundheit, in der Lage, geschmeidig zwischen prosaischer und poetischer Explikation zu wechseln mit Hilfe des esprit de finesse, der der Ganzheitlichkeit der Situationen ihre vielsagenden Eindrücke beläßt und damit allein in der Lage ist, mit diesen umzugehen (Tab. 6).

Tab. 6 Der „gesunde Menschenverstand"

Er steht zwischen
naturwissenschaftlichem Reduktionismus
mit systematischer, dezidiert prosaischer Explikation unter Benutzung des esprit de mathematique

und:

Alltagsbewußtsein mit Eingewachsensein in situative Ganzheiten
und zufälliger, mehr oder weniger weitgehender poetischer Explikation
unter Benutzung des esprit de finesse u./o. de mathematique.

„Gesunder Verstand" bedeutet
geschmeidige, ggf. gleichzeitige Benutzung beider Explikationstypen auf dem Boden von Wahrnehmung als leiblicher Kommunikation.

„Gesunder Menschenverstand" = Fähigkeit zu intelligenter Verarbeitung von Eindrükken:

„Es verhält sich damit nicht anders als mit der **intelligenten Verarbeitung von Eindrücken** überhaupt,
die der normale Wahrnehmungsstoff, aber alles andere als Humesche „impressions",
sondern vielmehr Situationen sind,
in denen Sachen niederer Stufe mit Protentionen, Programmen, Problemen usw. eine absolut oder relativ chaotisch-mannigfaltige Ganzheit bilden,
die mehr ahnen läßt,
als sich einzeln zeigt."

[Schmitz, 1980b, S. 72]

Tab. 7 Kriterien des „gesunden Menschenverstandes"

1. nur unvollkommene Individuation aus primitiver Gegenwart (Hier-Jetzt-Dasein-Dieses-Ich)
2. konsekutiv (durch mäßige Emanzipation des ‚Dieses'): ergossenes Dahinleben und Dahinwähren in einer Atmosphäre nebelhafter, chaotisch-mannigfaltiger Verflochtenheit, worin die Dinge gewöhnlich gebadet sind
3. gelegentlich und zufällig durch ‚Schreck' in leibliche Enge getrieben und hierdurch – transient – aus dem in das vage Kontinuum von Dauer und Weite, ohne Scheidung von Raum und Zeit ergossene Dasein herausgerissen
4. sich zufrieden gebend und der Auffassung, alles erklärt zu haben, wenn [es] die wechselseitigen Beziehungen zwischen den einzelnen Tatsachen der Umgebung erklären [kann], anstatt sich zu fragen, ‚Wie komme ich überhaupt zu dieser ganzen Gesellschaft?' [Schopenhauer]

aber:

5. mit einem Unbehagen an der Vernunft als technischem Verstand,
6. fähig zu geschmeidiger Perzeption und Handhabung situativer Ganzheiten (intelligente Verarbeitung von Eindrücken) und komplexer Integration der darin enthaltenen Sachverhalte, Programme und Probleme, ohne auf deren sofortige und definitive Individuation zu bestehen,
7. unter Benutzung des ésprit de finesse (Augenmaß) immer dort, wo der ésprit de mathematique nicht ausreicht

mit dem Vorteil:

weniger einzelne Aufschlüsse zu erzielen, aber mit größerer Aussicht, der Gefahr zu entgehen, daß der Wald vor lauter Bäumen nicht mehr gesehen, d. h. die Situation in ihrer Ganzheit vernachlässigt wird.

Ohne analytische Intelligenz und prosaische Explikation mit reduktionistischer Verarmung kommt der „gesunde" Menschenverstand nicht aus. Im alleinigen Festhalten an technischer Intelligenz (d. h. der Hoffnung, durch noch mehr Daten unzählbares Mannigfaltiges zählbar zu machen) – gerade im Versuch, auch Zwecke zu setzen – wird er krank.

Aus den in den vorhergehenden Kapiteln gewonnenen Begriffsschärfungen lassen sich die Kriterien des „gesunden Menschenverstandes" nun näher angeben (Tab. 7).

4 Zusammenfassung

Das derzeit benutzte wissenschaftliche Instrumentarium der deutschen Diabetologie gründet sich, gerichtet durch das Leitbild der Naturwissenschaften, auf den Grundannahmen der demokritisch-platonisch-aristotelischen Vergegenständlichungsweise und setzt deren Positionen als selbstverständlich voraus. Die auf dem Boden sensualistischer Reduktion und dem Paradigma des Panmathmatismus erzielten „Forschungs"-ergebnisse führten in der jüngsten Vergangenheit zu Diskussionen zwischen einzelnen wissenschaftlichen Protagonisten, in denen differente Ergebnisse vor allem durch die unkorrekte oder gar falsche Benutzung mathematisch-naturwissenschaftlicher Methoden erklärt wurden (falsche statistische Methode, zu geringe Patientenzahl, sog. „bias" etc.). Im letzten Jahr wurde von einigen medizinischen Forschern dieses Argumentationsniveau verlassen, indem konzidiert wurde, daß die diabetologische Methodologie für bestimmte Fragestellungen (z. B. Sinnhaftigkeit bestimmter Medikamente etc.) gar nicht ausreiche, sondern der sog. „gesunde Menschenverstand" zur Entscheidung über entsprechende Zwecksetzungen bemüht werden müsse. Eine Definition dieses „gesunden Menschenverstandes" ist bis heute ausgeblieben. Es stellten sich somit in dieser Arbeit die Fragen: 1. Was denn der „gesunde" Menschenverstand überhaupt sei, und 2. Ob mit diesem strittige Ergebnisse der naturwissensschaftlichen Medizin in Bezug auf ihre klinische Relevanz besser beurteilt werden können als mit den zuvor benutzten reduktionistisch-mathematischen Methoden.

Die Analyse des Bedeutungshofes und der darin relevanten Begriffe mit Hilfe der Neuen Phänomenologie ergibt, daß sich der „gesunde Menschenverstand" zwischen den Positionen des sog. Alltagsbewußtseins mit hochgradigem Eingewachsensein in situative Ganzheiten (auch der der Deutschen Diabetologie als Denkstilgemeinschaft) und des naturwissenschaftlichen Reduktionismus mit alleiniger Betonung scharfer Individuation mit Hilfe mathematischer Intelligenz bewegt. „Gesundheit" des Verstandes in diesem Kontext bedeutet die Möglichkeit eines geschmeidigen Oszillierens, bzw. der geschmeidigen Benutzung verschiedener Individuationsinstrumente zur Beschreibung eines Sachverhaltes, der nur in wenigen Fällen den Rang einer Tatsache erhält. Da aber die begriffliche Durchdringung innerhalb der Deutschen Diabetologie nicht gelungen ist (weil nicht als essentiell anerkannt), bleibt auch die Art der Individuation aus chaotischer Mannigfaltigkeit für die einzelnen konkurrierenden Denkstilgruppen zufällig. Das Ergebnis der Forschungstätigkeit – auf mathematisch-reduktionistischem Niveau bereits von jeher in weiten Problembereichen zufällig – bleibt auch in seiner Wertung durch den sog. „gesunden Menschenverstand" beliebig, bzw. von der jeweiligen Charakterstruktur des Protagonisten abhängig, wenn nicht – z. B. nach der oben vorgenommenen Art – geklärt wird, welcher Vergegenständlichungsmodus im spezifischen Fall des „gesunden Menschenverstandes" gemeint ist. Zur „Wahrheitsfindung" (modern und falsch: „Evidenz") ist er ohne eine scharfe Definition dann ebenso wenig geeignet wie das zuvor benutzte Zahlenspiel. Die Anrufung des „gesunden Menschenverstandes" durch viele operationale Forscher in kurzer Zeit zeigt jedoch, daß er sehr wohl geeignet ist, in Fällen der Übertragung naturwissenschaftlicher Ergebnisse auf die klinische Praxis, hilfreich zu sein. Darüber hinaus zeigt sich, daß ohne eine außerhalb des mathematischen Denkhorizonts angesiedelte Entscheidungsinstanz klinische Praxis nicht patientenrelevant diskutiert und formuliert werden kann. Wie diese Entscheidungsinstanz generiert werden kann und auf welchem Boden man sich hiermit befindet, sollte Gegenstand einer breiten Diskussion in der Diabetes Gesellschaft werden. Das gebannte Starren auf statistisch signifikante P-Werte hilft dem Patienten nicht per se. In den trotzdem häufig verbleibenden ungeklärten Fällen bietet der „gesunde Menschenverstand" hier mehr Aussicht auf Erfolg, denn: „Die Welt, in der wir leben, ist nicht die Welt, mit der wir rechnen" [Schmitz, 1997].

Literatur

Berger, M. (Hrsg.): Diabetes Mellitus; München, 1995
Bothe, H.-H.: Fuzzy Logic − Einführung in Theorie und Anwendungen; Berlin, 1993
Fleck, L.: Entstehung und Entwicklung einer wissenschaftlichen Tatsache − Einführung in die Lehre vom Denkstil und Denkkollektiv; Frankfurt/Main, 1980
Gerok, W.: Grenzen des Wissens und des Handelns in der Medizin; DMW (1995) 120: 1015−1021
Hasche, H.: Betrachtungen eines Schülers anläßlich des 60. Geburtstages von Berend Willms; Diabetes & Stoffwechsel (1996) 4: 448
Hartmann, N.: Grundzüge einer Metaphysik der Erkenntnis; Berlin, 1949
Heidegger, M.: Sein und Zeit; 13. unveränderte Auflg.; Tübingen, 1976
Kahlert, J.; H. Frank: Fuzzy-Logik und Fuzzy-Control; 2. Auflg., Braunschweig, 1994
Kernberg, O. F.: Innere Welt und äußere Realität; München, 1988
Kosko, B.: Fuzzy Thinking, The New Science of Fuzzy Logic; New York, 1993
Kuhn, T. S.: Die Struktur wissenschaftlicher Revolutionen; Frankfurt/M., 1976
Mehnert, H.: Buchbesprechung: Diabetes mellitus, Hrsg.M. Berger; Internist (1995) 36: 935
Merton, R. K.: Social Theory and Structure; dt. in: E. Topitsch (Hrsg.): Die Logik der Sozialwissenschaften; Frankfurt/Main, 1965
McNeil, D.; P. Freiberger: Fuzzy-Logic; München, 1994
Rappe, G.: Archaische Leiberfahrung; Berlin, 1995
Risse, A.: Die Bedeutung der Phänomenologie für die Behandlung des diabetischen Fuß-Syndroms; in: E. Chantelau (Hrsg.): Amputation? − Nein Danke!; Mainz, 1995a
Risse, A.: Phänomenologie und Diabetologie; in: M. Großheim: Leib und Gefühl; Berlin, 1995b
Risse, A.: Phänomenologie und Psychopathologie der Diabetologen; Bad Homburg, 1995c
Podiumsdiskussion: Danken die Denker ab?; Podiumsdiskussion am Kieler Kongreß: Leib und Gefühl; IV/1994; Information Philosophie (1995) 4: S. 80−86

Schmidt, R. F.; G. Thews; U. K. Lindner: Klinische Grundlagen und ärztliche Entscheidungsfindung; Internist (1995) 36: 734–736
Schmitz, H.: Die Gegenwart; System der Philosophie, Band I; Bonn, 1964
Schmitz, H.: Der Leib; System der Philosophie; Bd.II, Tl.1; Bonn, 1965
Schmitz, H.: Der Gefühlsraum; System der Philosophie, Band III, Tl. 2; Bonn, 1969
Schmitz, H.: Die Wahrnehmung; System der Philosophie, Band III, Tl. 5; Bonn, 1978
Schmitz, H.: Die Person; System der Philosophie, Bd. IV; Bonn, 1980
Schmitz, H.: Neue Phänomenologie; Bonn, 1980a
Schmitz, H.: Die Aufhebung der Gegenwart; System der Philosophie, Bd. V; Bonn, 1980b
Schmitz, H.: Der Leib im Spiegel der Kunst; System der Philosophie, Band II, Tl. 2, 2. Aufl.; Bonn, 1987
Schmitz, H.: Der Ursprung des Gegenstandes – Von Parmenides bis Demokrit; Bonn, 1988
Schmitz, H.: Der leibliche Raum; System der Philosophie, Bd. III, Tl. 1, 2. Auflg.; Bonn, 1988
Schmitz, H.: Leib und Gefühl – Materialien zu einer philosophischen Therapeutik; Paderborn, 1989
Schmitz, H.: Der unerschöpfliche Gegenstand; Bonn, 1990
Schmitz, H.: Die entfremdete Subjektivität – Von Fichte zu Hegel; Bonn, 1992
Schmitz, H.: Die Liebe; Bonn, 1993
Schmitz, H.: Neue Grundlagen der Erkenntnistheorie; Bonn, 1994a
Schmitz, H.: Wozu neue Phänomenologie?; in: M. Großheim (Hrsg.): Wege zu einer volleren Realität; Akademie – Verlag; Berlin, 1994; S. 7–19
Schmitz, H.: Der gespürte Leib und der vorgestellte Körper; in: M. Großheim (Hrsg.): Wege zu einer volleren Realität; Akademie-Verlag; Berlin 1994; S. 75–91
Schmitz, H.: Selbstdarstellung als Philosophie – Metarmorphosen der entfremdeten Subjektivität; Bonn, 1995
Schmitz, H.: Neo-Phänomenologische Epikrise; Internationaler Postgraduate Kurs in klinischer Diabetologie, Gut Höhne 1997
Siebolds, M.: Diabetikergruppen-Sprechstunde in der Praxis – Arbeitshandbuch für niedergelassene Ärzte; Berlin, 1995
Stendhal: Über die Liebe; Frankfurt, 1975
Zimmermann, H.-J.: Fuzzy Technologien – Prinzipien, Werkzeuge, Potentiale; Düsseldorf, 1993